内科重症模拟救护

石姝梅 著

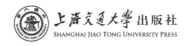

上海交通大学出版社
SHANGHAI JIAO TONG UNIVERSITY PRESS

内容提要

  本书以医院实际工作任务为主线,利用虚拟培训系统——高端智能模拟人及其教学设备与软件系列,创建临床内科常见危急重症的模拟患者,模拟临床接诊、救护情境。按情境模拟案例设计要求,指导学生完成相应的临床接诊、救护患者的工作任务,并实时记录护理病历。这种教学是一种强化综合实践技能的趣味教学,新颖独特、挑战性大,能极大地提高学生的临床思维能力,并使学生在实际的护理技能实践中受益匪浅。

图书在版编目(CIP)数据

  内科重症模拟救护/石姝梅著.—上海:上海交通大学出版社,2018
  ISBN 978 - 7 - 313 - 20767 - 8

  Ⅰ.①内… Ⅱ.①石… Ⅲ.①内科-险症-诊疗②内科-险症-护理
Ⅳ.①R505.97②R473.5

  中国版本图书馆 CIP 数据核字(2018)第 289786 号

内科重症模拟救护

著 者:石姝梅				
出版发行:上海交通大学出版社		地 址:上海市番禺路 951 号		
邮政编码:200030		电 话:021 - 64071208		
出 版 人:谈 毅				
印 制:常熟市大宏印刷有限公司		经 销:全国新华书店		
开 本:710mm×1000mm 1/16		印 张:18.25		
字 数:334 千字				
版 次:2018 年 12 月第 1 版		印 次:2018 年 12 月第 1 次印刷		
书 号:ISBN 978 - 7 - 313 - 20767 - 8/R				
定 价:48.00 元				

前　言

本人在前期出版教材《临床情景模拟教程》中,将内科疾病情境案例模拟救护课程以入院记录书写的形式,精心设计并编辑了七大常见危重病例患者的详细病例资料和每一个情境病例的生理参数,并对"生理驱动"技术的智能模拟人及其软件创设的真实救护系统的参数指标作了具体说明,方便教师在模拟救护中应用。

本书是对以上七大经典病例进行模拟救护教学实践的成果。全书内容丰富,涵盖了课程设计框架、教学设计思路、实施步骤、过程细节、教学互动、实践反馈等课程建设的资源。教学活动以医院实际工作任务为主线,利用虚拟培训系统——智能模拟人及其教学设备与软件系列,创设典型病例模拟患者,模拟临床接诊、救护情境,按情境模拟案例设计要求,学生完成相应临床接诊、救护患者的工作任务,并实时记录护理病历。教师以教师活页方式反馈,促使学生在实践过程中提前学习、充分讨论、思考和纠错,学会举一反三、触类旁通,并可在强化临床思维的前提下反复训练模拟案例救护的正确实施过程,用于回顾性教学。与课程宗旨一致,本书强调学生在充分运用丰富的医学背景知识基础上的强化技能实践,以争取宝贵的救护时机,在有限的时间内完成对患者的临床评估,培养救护思维和实践能力。

全书分两大篇。第一篇是内科护理课程设计,共分课程设置、岗位护士核心能力层级培训、内科岗位任务与学习情境设计和教学设计四章。第一章课程设置分课程定位、课程设计、课程标准四节;第二章岗位护士核心能力层级培训分各层级临床岗位护士培训方案,呼吸内科、心内科、消化内科、肾内科、血流内科、神经内科等各大内科层级培训和临床各大内科护士核心能力考核评价手册八节;第三章内科岗位任务与学习情境设计分内科护士岗位任务分析、学习领域情境设计两节;第四章教学学设计分教学设计思路、教学内容选取、教学内容组织、教学方法、教学手段、网络教学环境、教学资源开放形式、校内外实训环境和教学特色与创新等九个小节的内容。

第二篇是模拟救护,共分学习情境设计、活动导航、技术要求、项目考核和项目任务五章。七个临床典型项目任务要求对以上七大经典病例进行模拟救护,每一个项目按内科护理岗位工作八大任务和十四个子任务要求,按"资讯-计划-决策-

实施-检查-评估"学习情境六步骤活页设计、完成,教师活页对活动过程进行过程评价、回顾性反馈与考核。完全模拟临床程序进行的工作过程系统化教学活动在第五章——项目任务中展示,小组任务按接诊患者→汇报医生→护理资料采集→护理体查→处理医疗病历→执行医嘱并对患者进行整体护理→病历汇报与分析→护理病历资料书写的步骤,以各小组分工合作的形式完成。

　　模拟医学是当今医学教育研究的前沿领域。本人自2009年主持《内科护理》广东省精品课程建设十余年来,基于内科职业能力与岗位任务技能要求进行课程标准设计,不断糅合国际先进的模拟教育理念,以"生理驱动技术"创设真实救护环境的智能模拟人系统为依托,创建典型救护病例,率先展开工作过程实践,并将内容资料加以研究、整理,向读者展示模拟案例救护项目的教学研究成果,致力于将其凝聚、编辑成为模拟医学领域实践性高、实用性强的新型教材。有赖于顺德职业技术学院对精品课程开发的支持,项目资源建设过程中有幸得到国家职业技能发展中心姜大源、赵志群等高职高专专家的点拨、启发和指导,本人才得以将当今国际最先进的模拟教育的理念、方法融入现代职业教育活动中。作为教育专家与行业精英,高等教育学博士、顺德职业技术学院教学校长罗丹教授和中国医学救援会军民融合发展分会副会长、广州硕氏医疗科技有限公司王政先生,对本书的出版给予了极大的关心和真挚的支持,敬表谢忱!书中第二章——行业要求-护士职业核心能力层级培训内容由南方医科大学顺德医院(原顺德第一人民医院)陈琼芳主任护师,护理部教学科主任龚颜欢、欧阳合意副主任护师,ICU梁慧开主管护师,各大内科护士长黄惠琨、刘兴丽、房洁新、黄兴副主任护师等专家组成员提供基本信息资源,课程组团队教师林静、黄敏娟、肖春晓、胡宪法、吴华碧和实训教师张群参与了教学贡献,在此一并致谢!所有章节内容均由著者编撰、统稿。

　　如前所述,本书是本人十余来进行模拟教育探索与改革的经验成果总结,著作注重实践性,将十余年来充分运用虚拟化智能模拟人系统进行一体化教学的心得体验加以收集、整理和研究并撰写成书,介绍给同行医学教师、学生以及有共同志趣的同道们。书中内容可供高职高专医教人员、医疗与护理专业学生、临床医务与护理工作者、广大医学教育工作者、临床带教医生或老师和医院管理者阅读与思考,对于为促进学生专业技能和就业竞争能力、实现医学技能型人才可持续发展而正在进行和即将开展医学护理课程改革与建设的教师们具备实用的参考价值。

　　由于编者水平之限,书中存在的疏漏、错误及不足之处,至祈学者先进不吝赐教,以匡正之,敬请同行、读者惠予指正。

著者

石姝梅谨识

2018年12月

目　录

第一篇　内科护理课程设计

第二篇　模拟救护

第一篇

内科护理
课程设计

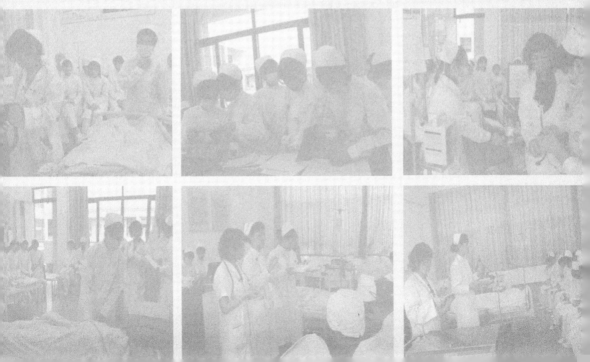

第一章

课程设置

第一节　课程定位

　　内科护理是高职护理专业的一门核心课程,主要培养学生综合运用内科疾病知识及护理技术服务于内科患者,解决内科护理岗位中常见病、多发病的护理问题,对患者及家庭实施针对性的系统化整体护理的职业能力,使他们成为医院和社区医疗单位的技能型护理专业人才。

　　课程对应的职业岗位(群)是医院、社区和康复医疗单位。其中医院临床岗位主要有内科病房护士、门诊护士、重症监护室(ICU)护士和急诊护士,也可分布到医院感染科、护理部及各医技科室,以及社区和康复医疗单位的护士岗位(见图1-1)。

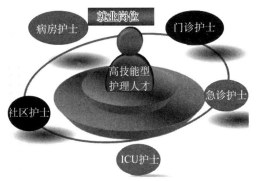

图1-1　课程对应主要职业岗位分布

　　内科护理课程是以对各种典型内科疾病患者的护理为线索,将内科护理专业知识、专业实践知识、内科治疗护理技术以及基础护理技术相联系,集成内科护理课程内容,从而培养护生依据护理程序的工作方法,为常见、多发性内科疾病患者提供整体护理以促进其身心健康,以及向个体、家庭、社区开展健康教育和健康服务的职业能力,是一门综合技术应用性课程(见图1-2)。

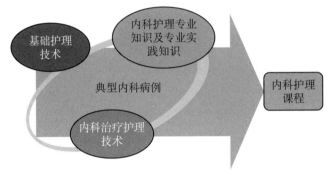

图1-2　内科护理课程基本内容框架

先修课程与后续课程的关系(见图1-3):

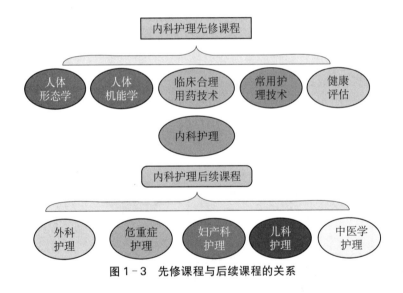

图1-3　先修课程与后续课程的关系

内科护理课程在外科护理,妇科、儿科护理和急救护理等各门临床护理课程中是最早开设的,是护理专业学生学习临床疾病知识和专科技能的先修课,对护生职业能力培养和职业素养养成起主要的支撑作用。该课程同时也是国家护士执业资格认证考试的重要内容,在整个护理专业课程体系中具有举足轻重的作用。

课程设置——课程定位依据:不断完善中的护理专业改革与建设方案,护理专业人才培养方案。

第二节 课程设计

一、理念与思路

课程内容设计是在内科护理岗位需求调研的基础上，与护理行业专家、骨干共同开发，依据内科护理岗位职责要求，进行内科护理工作任务与职业能力分析；以国家护士职业资格认证考试大纲为依据，以医院内科岗位护理工作任务为主线，将完成对临床常见疾病患者的内科护理服务的职业过程转化为以内科护理技能集成的教学内容。这些教学内容按职业特征分解为相应的学习领域，然后以案例化学习情境的方式展开。

二、教学方法

教学方法主要采用情境教学。教学活动强调真实的临床实践，强化模拟救护实践，采用工作过程系统化学习的全新方式，实施"教-学-做"一体化教学。以下是内科护理课程改革与模拟救护实训——临床情境模拟救护项目任务开发过程（见图1-4）。

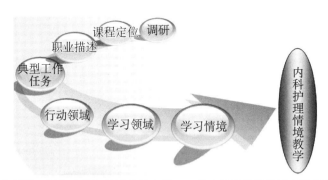

图1-4 内科护理课程改革与模拟救护实训——临床情境模拟救护项目任务开发过程

以下是将医院内科护理工作任务进行行动领域和学习领域分析，并将其转换为学习情境教学内容的过程（见图1-5）。

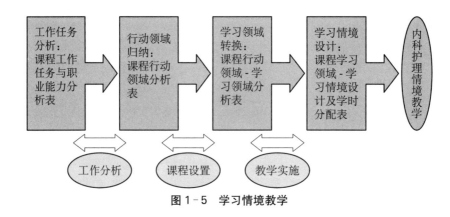

图 1-5　学习情境教学

经过以上分析与论证,确定了内科岗位护理工作过程中的 8 个任务。这些任务同时也是内科护理课程护理实践教学的典型工作任务。课程教学以此为线索,将对内科临床常见、多发的典型疾病患者的护理知识,按人体 8 个系统的生理规律构建学习领域。对每个典型疾病患者的护理专业知识与专业实践知识的学习都以内科护理的真实病例展开,实施情境教学。学习环境为医院真实的工作环境或构建的模拟情境,采取案例教学、床边教学、情境教学、角色扮演等教学方法,实施一体化教学(见图 1-6)。

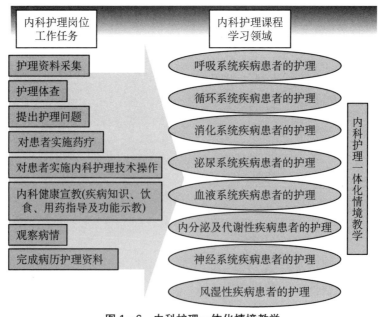

图 1-6　内科护理一体化情境教学

通过内科护理课程的学习,学生应掌握常见内科疾病的理论背景知识、熟悉内科患者的病例分析方法和步骤,能够进行常见的内科护理技术操作,将理论知识与技术通过基本的临床分析、判断综合应用于内科常见病、多发病患者的整体护理活动中(见表1-1)。

表1-1 基于岗位需求分析与岗位任务分析的课程设置背景依据

内科护理岗位需求与 人才培养质量调研	内科岗位护理任务分析与 内科护理课程学习情境转换
护理专业市场调查报告	内科护理工作任务与职业能力分析表
护理专业人才需求与专业改革调研报告	内科护理行动领域分析表(内科护理岗位职业 能力定位)
护理专业人才培养质量调研报告	行动领域与学习领域分析表
护理专业毕业生跟踪调查问卷数据反馈	学习领域-学习情境设计及学时分配表

第三节 课程整体设计——课程标准

课程内容设计是在护理专业市场调研的基础上,与护理行业专家、骨干共同开发,依据内科护理岗位要求,对临床内科护理工作任务与职业能力进行分析,将完成对临床常见疾病患者的内科护理服务的职业过程转化为以内科护理技能集成的教学内容,这些教学内容按照职业特征分解为相应的学习领域,然后以案例化学习情境的设计展开。

课程标准制定的要素见下(见表1-2～表1-7)。

一、基本信息

表1-2 基本信息

课程名称	内 科 护 理	学分	8学分
课程类型	护理专业核心课程	学时	144学时
制定人员	课程负责人(行业骨干)	授课对象	护理专业二年级学生
参加人员	课程组专、兼职教师,校外同行专家	审核人	专业负责人、教学主任

二、课程目标设计

表1-3　内科护理课程教学目标

知识目标	能力目标	素质要求	依据	达到标准
掌握内科常见疾病的护理知识、方法和临床护理特点,学习疾病临床表现、护理问题、护理措施和健康指导内容,熟悉内科患者的病例分析方法和步骤	● 具备收集患者健康资料的能力; ● 具备及时发现患者现存的和潜在的护理问题的能力; ● 具备对患者进行病情监测和观察的能力; ● 具备诊疗和护理内科患者所需的临床常用医疗仪器、设备的使用能力; ● 具备护理患者所需的内科护理技术操作的能力; ● 具备配合医师参与救护内科常见、多发病患者的能力; ● 具备对内科患者及家属、社区进行健康教育的能力	在整个护理工作活动中: ● 养成科学的思维方式,体现出一定的临床思维素养,即初步的临床分析与判断能力; ● 医护沟通、护患沟通能力; ● 良好的护理人文素质与修养及慎独精神	● 护理工作行业标准 ● 护理制度与护理人员岗位职责 ● 广东省医疗病历书写规范第六章:护理文书	国家执业护士资格认证要求

三、课程内容设计

以内科护理岗位工作过程的护理任务为主线,采用任务驱动与项目导向相结合的设计方法组织教学内容,实施一体化教学。

教学内容设计及学时分配如下。

(1) 专业:护理专业。

(2) 职业领域:内科护理。

(3) 职业岗位:护士(临床、社区、保健方向,本专业对应的主要工作岗位或岗位群)。

(4) 职业岗位说明:临床方向指门诊、急诊、病房、监护室、手术室、医院感染科、护理部及各医技科室护士(社区、保健方向指社区、康复护士)。

内科护理课程每一个学习子领域又为一个课程单元,共8个课程单元的学习。其中8个模拟救护学习情境实践教学活动设计如表1-5所示:

表1-4 内科护理工作任务（行动领域）—学习领域—学习情境设计及学时分配（总学时：144学时）

内科护理典型工作任务	内科护理工作过程任务分解（编号 rw）	行动领域（编号 xd）	学习领域	学习子领域（编号 xx）	学习情境（编号 qj）	学时	累计学时	工学结合说明
内科患者来诊，请按护理程序，接诊，评估，护理患者。具体内容： 1. 进行护理资料采集	rw1 收集患者资料，一般情况的入院评估，填写入院评估单	xd1 按护理程序，接诊，评估呼吸系统疾病患者	内科护理	xx1 呼吸系统常见疾病患者的护理	qj1.1 慢性支气管炎，慢性阻塞性肺气肿患者的护理	6	26	校内一体化教学＋课间医院见习同步教学
2. 进行护理体查					qj1.2 慢性肺源性心脏病患者的护理	4		综合模拟救护实训
3. 提出患者存在的护理问题	rw2 熟悉患者目前的病情				qj1.3 支气管哮喘患者的护理	4		综合模拟救护实训
4. 对患者实施药疗	rw3 遵医嘱实施内科患者大体治疗情况，进行专科护理体查				qj1.4 肺炎患者的护理	4		校内一体化教学＋课间医院见习同步教学
5. 对患者实施内科护理技术操作					qj1.5 肺结核患者的护理	2		综合模拟救护实训
6. 对患者进行健康教育（包括疾病知识、饮食、功能示教、用药护理指导）	rw4 对患者实施特殊检查前的护理评估，正确运送患者，并跟踪检查后情况	xd2 按护理程序，接诊，评估循环系统疾病患者	内科护理	xx2 循环系统常见疾病患者的护理	qj1.6 呼吸衰竭患者的护理	6	32	综合模拟救护实训
7. 动态观察患者病情变化	rw5 对患者实施心理护理，躯体疾病护理，解除病痛，促进病情缓解				qj2.1 心力衰竭患者的护理	6		综合模拟救护实训
					qj2.2 心律失常患者的护理	6		校内一体化教学（心律失常模拟器同步实践）

（续表）

内科护理典型工作任务	内科护理工作过程任务分解（编号 rw）	行动领域（编号 xd）	学习领域	学习子领域（编号 xx）	学习情境（编号 qj）	学时	累计学时	工学结合说明
8. 完成护理记录及护士交班报告，建立完整的病历内护理资料	rw6 遵医嘱对患者实施药疗，观察疗效，发现并处理不良反应				qj2.3 风湿性心脏瓣膜病患者的护理	4		校内一体化教学（心肺听诊仿真模拟系统同步实践）
	rw7 使用内科病房常见的仪器、设备并进行临床专科护理技术操作				qj2.4 冠心病、心绞痛、心肌梗死患者的护理	12		综合模拟救护实训（两个学习情境）
	rw8 动态监测患者病情变化，及时报告医生，在许可范围内进行处理并作护理记录				qj2.5 高血压病患者的护理	4		校内一体化教学+课间医院见习同步实践教学
	rw9 熟知内科疾病的特殊程序、接诊、评估消化系统疾病患者	内科护理	xx3 消化系统常见疾病患者的护理	xd3 按护理	qj3.1 消化性溃疡患者的护理	2	20	校内一体化教学+课间医院见习同步实践
					qj3.2 肝硬化患者的护理	4		
	rw10 护理组长正确评估病情，制订护理措施并指导下一级护士				qj3.3 肝性脑病患者的护理	4		
	rw11 配合医师参与抢救配合，在抢救中各司其职				qj3.3 原发性肝癌患者的护理	2		
	rw12 对患者进行疾病康复期的健康教育				qj3.4 急性胰腺炎患者的护理	2		
					qj3.5 上消化道大出血患者的护理	4		综合模拟救护实训

（续表）

内科护理典型工作任务	内科护理工作过程任务分解（编号 rw）	行动领域（编号 xd）	学习领域	学习子领域（编号 xx）	学习情境（编号 qi）	学时	累计学时	工学结合说明
	rw13 与医师、其他工作人员团队协作，检查、评价，总结，分析工作结果，并且提出改进措施的建议　　rw14 规范书写护理记录及交班报告，保证患者病历护理资料内容完整、正确，进行病区床旁交接班，主管护士掌握患者情况	xd4 按护理程序，接诊，评估泌尿系统疾病患者	内科护理	xx4 泌尿系统常见疾病患者的护理	qi4.1 慢性肾小球肾炎患者的护理	4	18	校内一体化教学+课间医院见习同步实践
					qi4.2 原发性肾病综合征患者的护理	4		
					qi4.3 尿路感染患者的护理	4		
					qi4.4 慢性肾功能衰竭患者的护理	6		
		xd5 按护理程序，接诊，评估血液系统疾病患者	内科护理	xx5 血液系统常见疾病患者的护理	qi5.1 贫血患者的护理	6	8	校内一体化教学+课间医院见习同步实践
					qi5.2 出血性疾病患者的护理	6		
		xd6 按护理程序，接诊，评估内分泌系统疾病患者	内科护理	xx6 内分泌与代谢性疾病患者的护理	qi5.3 白血病患者的护理	6	8	校内一体化教学+课间医院见习同步实践
					qi6.1 甲亢患者的护理	4		
					qi6.2 糖尿病患者的护理	4		综合模拟救护实训

（续表）

内科护理典型工作任务	内科护理工作过程任务分解(编号 rw)	行动领域(编号 xd)	学习领域	学习子领域(编号 xx)	学习情境(编号 qj)	学时	累计学时	工学结合说明
		xd7 按护理程序、接诊、评估神经系统疾病患者	内科护理	xx7 神经系统常见疾病患者的护理	qj7.1 脑血管疾病患者的护理	6	12	校内一体化教学＋课堂同步医院见习同步实践
					qj7.2 帕金森氏病患者的护理	4		
					qj7.3 癫痫患者的护理	2		
		xd8 按护理程序、接诊、评估风湿性疾病患者	内科护理	xx8 典型风湿性疾病患者的护理	qj8.1 类风湿关节炎患者的护理	2	6	校内一体化教学＋课堂同步医院见习同步实践
					qj8.2 系统性红斑狼疮患者的护理	4		
机动学时		4						备注：模拟救护指以智能模拟人虚拟模拟系统护创设情境的综合实践教学，共8个学习情境，占44学时。
合计学时		144						

一体化教学的学习环境说明：护理示教室、技能实训室、护理示教室、模拟病房、医院内科各临床科室病房及监护病室。模拟与真实相结合的环境。

教学方法说明：案例教学、床边教学、情境教学、角色体验、情境剧表演、内科护理专题研讨等教学方法

表1-5 内科护理综合模拟救护——利用智能模拟人系列及其虚拟仿真培训系统项目课程设计

序号	学习领域	学习情境	活 动 设 计	工作任务分解	知识与技能要求	参考课时
1	xx1 呼吸系统疾病患者的护理	qj1.3 支气管哮喘患者的救护	活动一： 患者李××，男，60岁，自诉气急、呼吸时胸部发沉，心悸，有疼未诊。 任务一：护理资料采集、护理实施整体护理。 活动二： 患者起身小便后突然出现大口端气、表情痛苦、面色青紫，出汗 任务二：观察病情，配合救护	① 采集患者病史资料； ② 进行护理体检； ③ 汇报护理病历，提出患者存在的护理问题及需要采取的护理措施； ④ 遵医嘱对患者采取药疗护理及其他技术护理； ⑤ 对患者进行健康教育（包括疾病知识、饮食、功能示教，用药护理指导）； ⑥ 书写患者的护理文书资料包括各类治疗卡，护理记录单	① 能评估支气管哮喘患者； ② 能对支气管哮喘患者实施整体护理； ③ 能观察病情变化，判断哮喘持续状态，并配合医师救护； ④ 能为患者建立医疗病历护理文书资料，治疗卡，护理记录单内容完整，书写规范、正确	4
2	xx1 呼吸系统疾病患者的护理	qj1.4 重症肺炎并感染性休克患者的救护	活动一： 患者赵××，男，60岁，农民，自诉发热，咳嗽，咳多量黄脓痰，气短不适来诊。 任务一：护理资料采集、护理实施整体护理。 活动二： 患者仍高热，呼吸困难持续加重。凌晨3:00出现尿少、眼花、肢端湿冷、肢冷，血压下降，脉细弱、肢端黏膜发绀。 任务二：观察病情，配合医师救护	① 采集患者病史资料； ② 进行护理体检； ③ 汇报护理病历，提出患者存在的护理问题及需要采取的护理措施； ④ 遵医嘱对患者采取药疗护理及其他技术护理； ⑤ 对患者进行健康教育（包括疾病知识、饮食、功能示教，用药护理指导）； ⑥ 书写患者的护理记录单，护理记录单计划	① 能评估肺炎患者； ② 能对肺炎患者实施整体护理； ③ 能及时判断感染性休克并对患者实施救护； ④ 能为患者建立医疗病历护理文书资料，治疗卡，护理记录单内容完整，书写规范、正确	4

（续表）

序号	学习领域	学习情境	活动设计	工作任务分解	知识与技能要求	参考课时
3	xx1 呼吸系统疾病患者的护理	qj1.6 慢性阻塞性肺病(copd)急性加重伴呼吸衰竭患者的救护	活动一：患者霍××，男，78岁，因"反复咳嗽、气促，再发十余天"来院。任务一：护理资料采集、遵医嘱对患者实施整体护理。活动二：患者因昨夜睡眠时呼吸不畅自行调高给氧流量，今晨出现神志模糊，呼吸浅慢。查体：眼睛潮润明显，面色潮红，皮肤温暖多汗。任务二：观察病情，配合医师救护	①采集患者病史资料；②进行护理体检；③汇报护理病历，提出患者存在的护理问题及需要采取的护理措施；④遵医嘱对患者采取药疗护理及其他技术护理；⑤对患者进行健康教育（包括疾病知识、饮食、功能示教、用药护理指导）；⑥书写患者的护理文书资料包括各类治疗卡、护理记录单、护理计划	①能评估COPD患者；②能为COPD患者提供正确的护理措施；③COPD患者合并呼衰时能够观察患者病情；④能够配合医师救护Ⅱ型呼吸衰竭患者；⑤能为患者建立医疗病历护理文书资料、治疗卡、护理记录单内容完整、书写规范、正确	6
4	xx2 循环系统疾病患者的护理	qj2.1 慢性充血性心力衰竭(CHF)并发急性肺水肿患者的救护	活动一：患者郭××，男，65岁，因"反复胸闷、胸痛，心悸5年，气促1周"来院。任务一：护理资料采集、遵医嘱对患者实施整体护理。活动二：患者用力小便后出现呼吸明显急促，面色发绀，跌倒在地，家属急呼护士。任务二：观察病情，配合医师救护	①采集患者病史资料；②进行护理体检；③汇报护理病历，提出患者存在的护理问题及需要采取的护理措施；④遵医嘱对患者采取药疗护理及其他技术护理；⑤对患者进行健康教育（包括疾病知识、饮食、功能示教、用药护理指导）；⑥书写患者的护理文书资料包括各类治疗卡、护理记录单、护理计划	①能评估CHF患者；②能为CHF患者实施整体护理；③能观察急性水肿患者的病情；④能够配合医生抢救急性肺水肿的患者；⑤能为患者建立医疗病历护理文书资料、治疗卡、护理记录单内容完整、书写规范、正确	6

（续表）

序号	学习领域	学习情境	活 动 设 计	工作任务分解	知识与技能要求	参考课时
5	xx2 循环系统疾病患者的护理	q2.4 不稳定型心绞痛伴心搏骤停患者的救护	活动一： 患者黄××，女，60岁，因"反复胸闷，心前区疼痛2年，再发加重1月"来诊。 任务一：护理资料采集，遵医嘱对患者实施整体护理。 活动二： 患者中午饭后突然面色青紫，跌倒在地，手足搐搦，呼之不应。家属急呼护士。 任务二：判断目前病情，并及时采取护理措施，配合医师救护	① 采集患者病史资料； ② 进行护理体检； ③ 汇报护理病历，提出患者存在的护理问题及需要采取的护理措施； ④ 遵医嘱对患者采取采取药疗护理及其他技术护理； ⑤ 对患者进行健康教育（包括疾病知识、饮食、功能示教、用药护理指导）； ⑥ 书写患者的护理文书资料包括各类治疗卡、护理记录单、护理计划	① 能对冠心病不稳定型心绞痛患者作护理评估； ② 能对不稳定型心绞痛患者采取正确护理措施； ③ 当患者出现心搏骤停时能够快速诊断； ④ 能对心搏骤停患者实施心肺复苏救护； ⑤ 能为患者建立医疗病历护理文书资料、治疗卡，护理记录单内容完整、书写规范，正确	6
6	xx2 循环系统疾病患者的护理	q2.4 急性心肌梗死患者的救护	活动一： 患者赵××，男，65岁，来院自诉压榨性胸痛，胸闷，心悸，惶恐不安。医师诊断"急性广泛前壁心肌梗死"。 任务一：护理资料采集，遵医嘱对患者实施整体护理。 活动二： 凌晨6:00护士查房时患者自诉眼花无力，体查发现其面色苍白，口唇发绀，四肢冰凉，脉搏细弱；Bp 84/59 mmHg，心音低弱。	① 采集患者病史资料； ② 进行护理体检； ③ 汇报护理病历，提出患者存在的护理问题及需要采取的护理措施； ④ 遵医嘱对患者采取采取药疗护理及其他技术护理； ⑤ 对患者进行健康教育（包括疾病知识、饮食、功能示教、用药护理指导）； ⑥ 书写患者的护理文书资料包括各类治疗卡、护理记录单、护理计划	① 能评估急性心肌梗死患者； ② 能对心肌梗死患者实施有效护理； ③ 能及时判断心源性休克； ④ 能配合医生抢救心源性休克患者； ⑤ 能判断严重缓慢性心律失常并配合医师救护患者； ⑥ 能为患者建立医疗资料、治疗病历，护理文书资料、治疗卡、护理记录单内容完整、书写规范，正确	6

（续表）

序号	学习领域	学习情境	活动设计	工作任务分解	知识与技能要求	参考课时
			任务二：观察病情，配合医师救护。 活动三： 杨先生，男，55岁，因"突发上腹部钝胀痛，左肩放射痛伴恶心，出汗3小时"来诊。医师诊断"急性下壁心肌梗死"，已进行常规治疗。处理后突然碗筷掉地，跌倒于床边。 任务三：观察病情，配合医师救护			
7	xxx3 消化疾病患者的护理	cp3.5 上消化道出血并失血性休克患者的救护	活动一： 患者李××，男，24岁，因"排黑便3天，伴呕吐咖啡色胃容物2次"入院。 任务一：护理资料采集，遵医嘱对患者实施整体护理。 活动二： 患者病情发展，排便1次后出现头晕，出冷汗，面色苍白，四肢发凉。 任务二：观察病情，配合医师救护	① 采集患者病史资料； ② 进行护理体检； ③ 汇报护理病历，提出患者存在的护理问题及需要采取的护理措施； ④ 遵医嘱对患者采取药疗护理及其他技术护理； ⑤ 对患者进行健康教育（包括疾病知识、饮食、功能示教、用药护理指导）； ⑥ 书写患者的护理文书资料包括各类治疗卡，护理记录单，护理计划	① 能评估上消化道出血患者，并熟悉基础病因； ② 能判断患者是否出现失血性休克； ③ 能配合医师对上消化道出血合并失血性休克患者采取救护措施； ④ 能为患者建立医疗病历护理文书资料，治疗卡，护理记录单内容完整，书写规范，正确	4

（续表）

序号	学习领域	学习情境	活动设计	工作任务分解	知识与技能要求	参考课时
8	xx6 内分泌及代谢性疾病患者的护理	cj6.2 糖尿病并酮症酸中毒患者的救护	活动一：患者张××，男，62岁，因"腹痛、腹泻，呕吐1天"急诊来院。任务一：护理资料采集、遵医嘱对患者实施整体护理。活动二：第2天，经补液、抗炎治疗后病情无好转、食欲差、呕吐加重、并出现呼吸深快、嗜睡。任务二：观察病情，配合医师救护	①采集患者病史资料；②进行护理体检；③汇报护理病历，提出患者存在的护理问题及需要采取的护理措施；④遵医嘱对患者采取及药疗护理及其他技术护理；⑤对患者进行健康教育（包括疾病知识、饮食、功能示教、用药护理指导）；⑥书写患者的护理文书资料包括各类治疗卡、护理记录单、护理计划	①能评估糖尿病酮症酸中毒患者，并且有自动态观察病情的能力；②能够配合医师抢救糖尿病酮症中毒患者；③能为患者建立医疗病历护理文书资料、治疗卡、护理记录单内容完整、书写规范、正确	4
机动						4
总计						44
备注	以上8个模拟救护学习情境项目教学活动在护理示教室与模拟病房同步进行，按资讯、计划、决策、实施、检查、评价六步骤实施。各项目工作任务学习情境活页设计详见"模拟救护一项目任务"包					

利用智能模拟人系列虚拟培训系统,进行综合模拟救护的学习情境教学活动是我们创新性开发的情境实践教学内容。每个模拟救护工作任务的活动场景、活动内容与步骤都做了精心设计,并制定了详细的知识与技能要求(参见第五章:学习情境设计)。

四、教学环节设计

学习情境的教学活动以内科护理实践活动为主线,通过认知实践、校内实训、校外实践(医院见习)、综合模拟救护实训、毕业顶岗实习五步骤教学法,逐步培养学生的综合技能,并在五步骤中穿插健康促进技能训练,从而将健康知识延伸给个人、家庭、社区(见图1-7)。

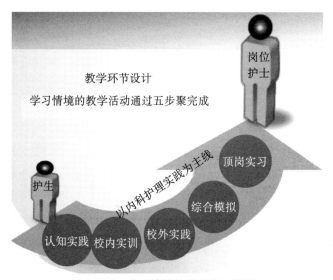

图1-7 学习情境教学活动五步骤

(1)认知实践:内科护理认知实践主要通过暑期到医院进行为期2周的预见习来完成。学生分布在内科各科室,跟随带教老师了解内科疾病特点、护理要点等。

(2)校内实训:教学做一体化教学活动中教师现场示范对内科患者的整体护理工作。学生根据实训安排和自己技能掌握情况在全天候开放的实训室进行演练,教师轮流值班指导。主要采取"角色体验""内科疾病案例教学""内科护理工作情境剧展示"及"内科护理专题研讨"等方式进行。

（3）校外实践（医院见习）：医院见习内科各科室患者的护理内容。要求学生在教师指导下依照护理程序，汇报护理病历、评估患者、口述或书面总结护理诊断及护理计划，对内科患者进行治疗护理和健康教育。学生分组完成以上工作过程中各项任务。

（4）综合模拟救护实训：为顶岗实习前的强化训练阶段，教学方式利用智能模拟人及其虚拟培训系统，创设出模拟患者与临床救护情境，以真实的临床工作任务为载体，布置项目任务，要求学生小组完成对内科模拟患者的护理资料采集、护理查体、治疗护理及病情变化的配合救护工作，从而缩短护生临床实习的适应期。学生可根据授课计划安排和自身技能掌握情况选择考核的时间和项目。

（5）顶岗实习：学生必须在医院兼职教师指导下，独立完成对内科患者的整体护理全过程。具备病情观察、应急处理与综合分析能力。

认知实践增加感性，校内实训形成技能，综合模拟救护实训提升能力，医院见习与顶岗实习获得真实的职业体验。课程教学通过认知实践、校内实训、医院见习、综合模拟救护实训、顶岗实习五步骤，逐步将对学生单一的能力培养提高为对内科整体护理综合实务能力的培养，使护生最终成为一名合格的岗位护士。

五、考核方案设计

1. 考核原则

考核内容实现"两个对接"：内科护理专业及专业实践知识考试与护理执业资格考试对接，课程技能考核与临床内科护理技能需要对接。

2. 考核办法

专、兼职教师共同参与、多元化评分组成及知识、态度、技能考核三位一体的评价方法，完成对学生内科护理能力的综合考核。

（1）知识考核：

采用与全国护士职业资格认证考试相接轨的标准化模拟试题，对内科护理专业知识与专业实践知识进行闭卷考试。

（2）态度考核：

实训、见习与实习表现评价，包括工作态度（责任心、合作精神、组织纪律性、服务态度、爱护医疗仪器、设备及用物）、学习态度（仪表行为、接受能力、进取心）和突出表现（好人好事、受到表扬）的评定。

（3）技能考核：

内科护理专科实践技能考核内容包括内科疾病理论知识的掌握情况、内科护理临床问题分析及护理问题处理能力，内科护理技术操作质量（规范性、条理性、灵活性、熟练程度）。

三位一体的考核通过这些形式表现：情境剧、内科疾病专题研讨（疾病知识宣教手册、专栏、演讲）、实训实习报告、病例讨论、护理病历资料书写与汇报、模拟救护项目活动表现与项目任务活页完成质量等内容。

3. 评价标准

由学生项目组自我评价（占 10%）、工作任务执行过程考查（占 50%）、病例背景知识问答（该项考核在情境模拟场景教学活动过程中进行，占 20%）、项目报告活页及护理文书书写质量（占 20%）4 部分组成，满分 100 分。其中工作过程执行情况评分标准（见表 1-6）和各工作任务完成质量评价细化表（见表 1-7）如下，护理文书书写质量评价以《病历书写规范》为依据，全面考核学生工作任务完成的全过程、护理工作实施的成果以及其中表现的职业核心能力和关键能力。

表 1-6　护理活动工作过程执行情况评分标准

序号	组别	评 分 标 准	配分	得分
1		护士仪态	5	
2		护患沟通/医护沟通	5	
3		能否在有限时间内获取阳性病史：病史问诊逻辑是否严密(2分)、问诊是否有条理性(2分)、有无离题而耽误了问诊时间(2分)、语言是否恰当(2分)、病史资料有无重要遗漏(2分)	10	
4		护理体检手法是否规范	5	
5		能否正确获取阳性体征	10	
6		正确提出护理问题及依据	5	
7		正确理解并执行医嘱	10	
8		护理措施实施得当、有效	10	
9		内科临床护理技术操作规范、得当	10	
10		病情观察能力	10	
11		应急能力	5	
12		病情变化时能否配合医师对患者实施救护	10	
13		小组成员之间、组与组之间协作能力	5	
总分			100 分	

表1-7 各工作任务完成质量评价细化评分标准

评价指标	5	4	3	2	1
应急能力	反应迅速,能马上采取各项措施,能分清主次,有条不紊	能马上采取各项措施,但不能分清主次,有一点慌乱但无明显错误	需停顿片刻后才能采取措施,有明显慌乱感,但无明显错误	需停顿片刻后才能采取措施,有明显慌乱感,可出现明显错误	完全手足无措,需经提醒才能采取措施
病情观察	能及时、准确的发现病情变化并汇报给医生	能及时、准确发现病情变化,但没有汇报给医生	能发现病情变化,但不够及时,判断尚准确	能发现病情变化,但不够及时,判断常不准确	不能发现病情变化
协作能力	配合默契,协调一致,抢救步骤紧凑	配合尚默契,抢救步骤欠紧凑	配合一般,抢救步骤不够紧凑	配合不好,但能完成抢救措施	不能配合,无法完成抢救
护理记录	护理记录书写及时,语言表达流畅,无错误	护理记录书写及时,语言表达欠流畅,无错误	护理记录书写及时,语言表达欠流畅,有少量错误	护理记录书写及时,语言表达欠流畅,有较多错误	不能及进书写护理记录,错误较多
沟通能力	能及时与患者及家属沟通,语言表达流畅、妥当	能及时与患者及家属沟通,语言表达欠流畅、妥当	有时能与患者及家属沟通,但言词生硬	偶尔与患者及家属沟通,语言表达不够妥当	与患者及家属无沟通

第二章

岗位护士核心能力层级培训

第一节 各层级临床岗位护士培训方案

一、助理护士(N0级)：护理专业毕业后，未经执业注册

1. 培训目标

通过培训，巩固基础理论知识，掌握基础护理操作技能，熟悉各项规章制度，达到国家执业护士的合格标准。

2. 培训方法

(1) 岗前培训。

(2) 轮科培训，严格进行基础护理技术操作训练，熟悉各项规章制度。

3. 培训重点

(1) 广东省《护理工作管理规范》——护理工作核心制度，医院规章制度。

(2)《护士条例》。

(3) 消毒隔离技术，《医疗废物管理条例》。

(4) 医院饮食种类，喂饭、鼻饲饮食的要点及观察。

(5) 患者卧床与安全，预防褥疮的方法。

(6) 广东省《临床护理技术规范》(基础护理技术操作部分)。

(7) 急救知识和技术，护理应急预案，医院意外事故的紧急处理。

(8) 计算机操作方法。

(9) 职业安全防护的基本知识、职业暴露的紧急处理方法。

(10) 礼节礼仪训练。

二、初级责任护士(N1-1级)：1～2年护士

1. 培训目标

(1) 在熟练掌握基础护理的基础上,掌握专科护理技术及理论。

(2) 掌握护理文件书写规范。

(3) 熟练掌握配合专科抢救知识及技能。

2. 培训方法

(1) 鼓励自学,不具备本科学历者,参加本科学历教育。

(2) 轮科培训,由高年资护士进行传、帮、带。

(3) 在实践中培训,参加院内、科内组织的学术活动。

三、初级责任护士(N1-2级)：2年以上护士

1. 培训目标

(1) 熟练掌握基础护理及专科护理理论及技术操作,抢救技术。

(2) 能熟练运用护理程序工作。

(3) 能参加临床带教工作,能组织护理业务学习。

2. 培训方法

(1) 参加院内、科内组织的学术活动。

(2) 参加短期专题学习或专科进修班。

(3) 晋升高级责任护士前到重症监护室轮训3个月。

3. 培训重点(按护士毕业后规范化培训执行)

(1) 广东省《护理工作管理规范》《临床护理技术规范》。

(2) 护士行为规范,沟通技巧。

(3) 各种化验标准及采集方法。

(4) 各专科常见疾病临床表现、诊治原则、护理常规,危重患者的抢救配合,重症监护技术。

(5) 各专科护理知识和技能。

(6) 各种抢救仪器的使用和保养方法。

(7) 护理文书的书写。

(8) 常见药物的作用及不良反应,用药护理。

(9) 各专科常见的护理问题。

（10）相关法律、伦理与护理。

（11）问题分析与处理，文献查证与阅读，案例分析。

（12）品质管理：护理品质概念介绍并参与活动。

四、高级责任护士(N2级)：高年资护师、主管护师

1. 培训目标

（1）有课堂教学及临床带教能力，能组织本科护理会诊，护理查房及参加全院会诊。

（2）加强护士的专科理论和专科技能，掌握对重、危、急患者的抢救和处理问题能力，掌握专科健康教育及与患者的沟通技巧。

（3）具有科学管理病房的能力。

（4）参与护理科研，能书写护理论文并发表。

（5）掌握一门外语，了解国内外的护理新动向。

2. 培训方法

（1）自学为主，系统、全面地学习本专科护理理论知识、操作技能及本专业新知识、新技术。

（2）选派到各上级医院进修，参加对口短期学习。

（3）参加院内、科内各种学术活动。

3. 培训重点

（1）各专科重症及疑难患者的护理。

（2）健康教育。

（3）护理生涯规划。

（4）护理与法律(医疗纠纷个案讨论)。

（5）问题分析与处理：个案分析、个案讨论、护理会诊。

（6）品质管理：如何制订护理标准、专科护理工作流程并参与活动，持续性护理品质改善之执行方法，并参与质控工作。

（7）危机管理与处理。

（8）教学与科研。

五、专科护士(N3级)：副主任护师、主任护师

1. 培训目标

（1）具有较强的科研教学能力，是本专科学术带头人。

（2）掌握专科危重患者的救治原则与抢救技能。

（3）具有组织制订本专科护理工作指引、工作标准和质量评价标准的能力。

（4）对疑难、危重患者有丰富的临床护理经验，能解决本专科复杂疑难护理问题，有指导护士有效开展基础护理、专科护理的能力。

2. 培训方法

（1）接受省级卫生行政主管部门组织或委托的专科护士培训。

（2）参加国家级继续教育学习或 I 类学分 10 分/年。

3. 培训重点

（1）问题分析与处理：个案分析、个案讨论、护理会诊，解决本专科复杂疑难护理问题。

（2）品质管理：如何制订本专科护理工作指引、工作标准和质量评价标准，持续性护理品质改善之执行方法，并参与质控工作。

附：助理护士（N0 级）培训实施表

表 2-1　助理护士培训实施表

主要内容	实 施 细 则	指导时间及签名	评价时间及签名
医院规章制度和病区管理制度	医疗事故处理条例		
	中华人民共和国护士管理条例		
	护理应急预案		
	医疗废物管理办法		
	《临床护理技术规范》（基础护理操作部分）		
	科学技术人员继续教育规定		
礼节礼仪训练	仪容仪表		
	语言行为规范		
患者卫生清洁	入院患者卫生处置		
	手术前后患者卫生清洁		
	危重、特一级护理患者卫生处置		
消毒隔离技术	治疗室、换药室工作要求		
	标准预防		
	洗手的方法及要求		

（续表）

主要内容	实 施 细 则	指导时间及签名	评价时间及签名
医院饮食种类、肠内营养的要点及观察	饮食种类及适用范围		
	饮食指导的方法		
	肠内营养的适用范围、要点及观察		
患者卧位与安全	术后患者卧位与安全		
	老年患者卧位与防意外、防压疮注意事项		
出入液量、生活护理等内容的记录	各种引流液、出入量的观察及记录		
	口腔护理、会阴抹洗、床上浴、床上洗头的方法及记录		
护士工作站的使用	打印医嘱单的方法		
	阅读医嘱单的方法		
职业安全防护的基本知识	护士锐器伤预防与应急处理		
	经血液传播疾病的职业防护和报告制度		

第二节　呼吸内科层级培训

一、培训目标

1. **掌握和运用呼吸内科专科基础知识和技能的能力**

（1）掌握呼吸内科常见病（慢性支气管炎、慢性阻塞性肺气肿、支气管哮喘、慢性肺源性心脏病、肺炎、呼吸衰竭等）的临床表现、诊治原则、护理常规。

（2）能正确收集呼吸内科常见病患者的相关资料。

（3）能准确无误地采集呼吸内科常见病检验标本。

（4）能指导慢性阻塞性肺疾病患者的日常生活自我管理。

2. **掌握和运用呼吸内科专业知识和技能的能力**

（1）掌握专科基本操作技术和仪器使用（包括各种氧疗方法、纤维支气管镜、肺功能检查、胸腔闭式引流术、护理睡眠疾病监测等）。

（2）能配合医生完成对危重患者的抢救。

（3）掌握本专科常用急救药物的作用、不良反应及常用剂量。

3. 临床思维判断能力

（1）临床观察、分析、判断患者病情变化的能力。

（2）能根据患者的病情做出护理评估，并提出相应的护理措施。

4. 健康教育与培训能力

（1）能运用良好的沟通技巧，并与丰富的疾病专业知识相结合，对患者进行健康教育。

（2）能进行基础护理操作示范。

5. 组织、协调和应急能力

掌握护理应急预案，面对突发事件能做出正确的判断，做出初步的处理，并及时上报。

二、培训实施方案

1. 初级责任护士(N1‑2)1年培训实施表

表 2‑2　呼吸内科初级责任护士(N1‑1)1年培训实施表

主要内容	实 施 细 则	指导时间及签名	评价时间及签名
形象塑造及礼仪认识	语言行为规范		
	护患沟通技巧		
常见疾病及其护理	肺部感染、COPD		
	自发性气胸、胸腔积液		
	支气管哮喘急性发作		
常见检查治疗	纤维支气管镜、胸腔镜		
	肺功能检查、睡眠疾病监测		
	CT、MRI		
常见药物	常用抗生素、止咳祛痰药、平喘药等		
常见护理技术	各种引流管		
	胸腔闭式引流术后护理		
	氧气雾化吸入		
	氧疗		

（续表）

主要内容	实 施 细 则	指导时间及签名	评价时间及签名
常见患者护理问题	气促、胸闷		
	咳嗽、咳痰、咯血		
	个案护理书写		
护理记录	体温单填写注意事项		
	危重患者护理交班		
	一般患者护理记录的书写		

2. 初级责任护士(N1-2)2年以上培训实施表

表2-3　呼吸内科初级责任护士(N1-2)2年以上培训实施表

主要内容	实 施 细 则	指导时间及签名	评价时间及签名
护理理论	系统理论、运用护理程序的方法		
	护患沟通技巧		
常见疾病及其临床表现、诊治原则、护理常规	肺部感染、COPD		
	自发性气胸、胸腔积液		
	支气管哮喘急性发作		
常见用药护理	常用抗生素、止血药、平喘药、		
常见护理技术、重症监护技术	临床护理技术规范		
	抢救的组织、配合、分工		
	抢救仪器的使用和保养方法		
常见患者专科护理问题	气促、胸闷		
	咳嗽、咳痰、咯血		
护理记录	个案护理的书写		
	危重患者护理交班		
相关法律、伦理与护理	护理工作管理规范		
	护理工作核心制度		
问题分析与处理、文献查证与阅读、案例分析	常见临床问题应对		
	文献检索		
	疾病护理查房的方式、方法		

（续表）

主要内容	实施细则	指导时间及签名	评价时间及签名
品质管理：护理品质概念介绍并参与活动	护理质控小组		
	专业小组		

3. 呼吸内科 N3 级高级责任护士培训实施表

表 2-4　高级责任护士培训实施表

主要内容	实施细则	学习时间	评价时间及签名
健康教育	常见疾病的宣教内容、方式、方法		
	护患沟通技巧		
护理生涯规划	职业目标拟定		
	本年计划		
重症及疑难患者的护理	较好管理危重患者，并指导下一级护士		
新技术应用、科研申报	了解国内外专科护理技术发展情况		
	申报科研立项的方法		
	拟定新技术的应用并申报		
相关法律、伦理与护理	护理工作管理规范		
	护理工作核心制度		
问题分析与处理、文献查证与阅读、案例分析	常见临床问题应对、纠纷处理		
	文献检索		
	疾病护理查房的方式、方法		
品质管理：护理品质概念介绍并参与活动	护理质控小组		
	专业小组		
	危机管理与处理		
	护理会诊的程序、方法		

第三节　心内科层级培训

一、培训目标

1. 掌握和运用心血管科专科基础知识和技能的能力

（1）掌握心内科常见病（冠心病、高血压、心律失常、心力衰竭等）的临床表现、诊治原则、护理常规。

（2）能正确收集心内科常见病患者的相关资料。

（3）能准确无误地采集心内科常见病检验标本。

（4）能简单指导冠心病、高血压病患者的日常生活自我管理。

2. 掌握和运用心血管内科专业知识和技能的能力

（1）掌握专科基本操作技术和仪器使用（包括心电监护仪、输液泵、微量注射泵、心电图机、快速血糖仪、雾化仪、除颤仪等）。

（2）能配合医生完成对危重患者的抢救，掌握心肌梗死、常见心律失常的配合抢救。

（3）掌握本专科常用急救药物的作用、不良反应及常用剂量。掌握心内科常用药，如强心利尿药、血管扩张药的使用和护理。

3. 临床思维判断能力

（1）临床观察、分析、判断患者病情变化的能力。

（2）能根据患者的病情做出护理评估，并提出相应的护理措施。

4. 健康教育与培训能力

（1）能运用良好的沟通技巧，并与丰富的疾病专业知识相结合，对患者进行健康教育。

（2）能进行基础护理操作示范。

5. 组织、协调和应急能力

掌握护理应急预案，面对突发事件能做出正确的判断，做出初步的处理，并及时上报。

二、培训实施方案

初级责任护士（N1～N2）2年以上培训实施表（进阶～高级）。

表 2-5　N1～N2 级心内科护士核心能力培训方案

主要内容	实 施 细 则	指导时间及签名	评价时间及签名
形象塑造及礼仪认识	语言行为规范		
	护患沟通技巧		
护理理论	系统理论、运用护理程序的方法		
常见疾病及其护理	冠心病、高血压病		
	心律失常		
	心力衰竭		
常见检查治疗	心电图检查操作与读图（常见危险心律失常的典型心电图表现）		
	心脏介入检查与治疗		
常见药物	常用强心药、血管活性药物、抗心律失常药		
常见护理技术	心电监护仪操作、电除颤技术		
	微量泵及输液泵的操作		
	心脏介入检查与治疗术前、术中及术后护理技术		
	毛细血管血糖仪监测		
	单人、双人与多人配合的徒手心肺复苏术		
	高级生命支持的护理		
常见患者护理问题	心前区疼痛、气促		
	体液过多		
	组织灌注量不足		
常见护理技术、重症监护技术	临床护理技术规范		
	抢救的组织、配合、分工		
	抢救仪器的使用和保养方法		
护理记录	体温单填写注意事项		
	个案护理书写		
	危重患者护理交班		
	一般患者护理记录的书写		

（续表）

主要内容	实 施 细 则	指导时间及签名	评价时间及签名
相关法律、伦理与护理	护理工作管理规范		
	护理工作核心制度		
问题分析与处理、文献查证与阅读、案例分析	常见临床问题应对		
	文献检索		
	疾病护理查房的方式、方法		
品质管理：护理品质概念介绍并参与活动	护理质控小组		
	专业小组		

第四节　消化内科层级培训

一、培训目标

1. 掌握和运用消化内科专科基础知识和技能的能力

（1）掌握消化内科常见病（慢性肠胃炎、消化性溃疡、肝硬化、急性胰腺炎、上消化道大出血等）的临床表现、诊治原则、护理常规。

（2）能正确收集消化内科常见病患者的相关资料。

（3）能准确无误地采集消化内科常见病检验标本。

（4）能指导上消化道大出血患者的日常生活自我管理。

2. 掌握和运用消化内科专业知识和技能的能力

（1）掌握专科基本操作技术和仪器使用，如交叉配血与输血技术，留置胃管术、洗胃术、灌肠术，胃、肠纤维内窥镜检查前、后的护理观察及健康教育，留置小肠营养管的护理、上消化道出血介入治疗后护理、肝癌介入术后护理、肝穿刺活组织检查术配合及护理。

（2）能在上级护士的指导下配合医生完成对危重患者的抢救。

（3）掌握本专科常用急救药物的作用、不良反应及常用剂量；掌握消化内科常用药，如制酸剂、止血药的使用和护理。

3. 临床思维判断能力

（1）对患者的病情变化能做出准确的判断。

（2）能根据患者的病情做出初步的评估，并提出相应的护理措施。

4. 健康教育与培训能力

（1）能运用良好的沟通技巧，并与丰富的疾病专业知识相结合，对患者进行健康教育。

（2）能进行基础护理操作示范。

5. 组织、协调和应急能力

掌握护理应急预案，面对突发事件能做出正确的判断，做出初步的处理，并及时上报。

二、培训实施方案

表2-6　N1~N2级消化内科护士核心能力培训方案

主要内容	实 施 细 则	指导时间及签名	评价时间及签名
形象塑造及礼仪认识	语言行为规范		
	护患沟通技巧		
护理理论	系统理论、运用护理程序的方法		
常见疾病及其护理	消化性溃疡、肝硬化、肝癌		
	急性胰腺炎、上消化道大出血		
	肝功能衰竭		
常见检查治疗	胃、肠纤维内窥镜检查		
	腹腔穿刺术		
	肝穿刺活组织检查术		
常见药物	常用制酸剂、止血药		
常见护理技术	留置胃管术、洗胃术、灌肠术、腹腔穿刺术配合护理		
	交叉配血与输血技术		
	留置小肠营养管术		
	上消化道出血介入治疗后护理		
	肝癌介入术后护理		

（续表）

主要内容	实 施 细 则	指导时间及签名	评价时间及签名
常见患者护理问题	腹痛、腹泻		
	体液不足、腹水		
	组织灌注量不足		
常见护理技术、重症监护技术	临床护理技术规范		
	抢救的组织、配合、分工		
护理记录	抢救仪器的使用和保养方法		
	体温单填写注意事项		
	个案护理书写		
	危重患者护理交班		
	一般患者护理记录的书写		
相关法律、伦理与护理	护理工作管理规范		
	护理工作核心制度		
问题分析与处理、文献查证与阅读、案例分析	常见临床问题应对		
	文献检索		
	疾病护理查房的方式、方法		
品质管理：护理品质概念介绍并参与活动	护理质控小组		
	专业小组		

第五节　肾内科层级培训

一、培训目标

1. 掌握和运用肾内科专科基础知识和技能的能力

（1）掌握肾内科常见病（慢性肾小球肾炎、尿路感染、慢性肾衰竭）的临床表现、诊治原则、护理常规。

（2）能正确收集肾内科常见病患者的相关资料。

（3）能准确无误地采集肾内科常见病检验标本。

（4）能指导慢性肾炎、肾衰竭患者的日常生活自我管理。

2. 掌握和运用肾内科专业知识和技能的能力

（1）掌握肾内科常见疾病的护理常规和肾内科常见仪器的使用如腹围监测，肾穿刺术的配合及护理，腹膜透析术前、术中及术后护理，血液透析术专科护理。

（2）能在上级护士的指导下配合医生完成对危重患者的抢救。

（3）掌握肾内科专科常用急救药物的作用、不良反应及常用剂量；掌握肾内科常用药，如肾上腺糖皮质激素药的用药和护理。

3. 临床思维判断能力

（1）对患者的病情变化能做出准确的判断。

（2）能根据患者的病情做出初步的评估，并提出相应的护理措施。

4. 健康教育与培训能力

（1）能运用良好的沟通技巧，并与丰富的疾病专业知识相结合，对患者进行健康教育。

（2）能进行基础护理操作示范。

5. 组织、协调和应急能力

掌握护理应急预案，面对突发事件能做出正确的判断，做出初步的处理，并及时上报。

二、培训实施方案

表 2-7　N1～N2 级肾内科护士核心能力培训方案

主要内容	实 施 细 则	指导时间及签名	评价时间及签名
形象塑造及礼仪认识	语言行为规范		
	护患沟通技巧		
护理理论	系统理论、运用护理程序的方法		
常见疾病及其护理	慢性肾小球肾炎		
	尿路感染		
	慢性肾功能衰竭		
常见检查治疗	肾穿刺术		
	血液透析术		
	腹膜透析术		

（续表）

主要内容	实 施 细 则	指导时间及签名	评价时间及签名
常见药物	肾上腺糖皮质激素		
常见护理技术	肾穿刺术配合及护理		
	血液透析术专科护理		
	腹膜透析术前、术中及术后护理		
常见患者护理问题	水肿		
	尿频、尿急、尿痛		
	营养失调		
常见护理技术、重症监护技术	临床护理技术规范		
	抢救的组织、配合、分工		
	抢救仪器的使用和保养方法		
护理记录	体温单填写注意事项		
	个案护理书写		
	危重患者护理交班		
	一般患者护理记录的书写		
相关法律、伦理与护理	护理工作管理规范		
	护理工作核心制度		
问题分析与处理、文献查证与阅读、案例分析	常见临床问题应对		
	文献检索		
	疾病护理查房的方式、方法		
品质管理：护理品质概念介绍并参与活动	护理质控小组		
	专业小组		

第六节　血液内科层级培训

一、培训目标

1. 掌握和运用血液内科专科基础知识和技能的能力

（1）掌握血液内科常见病（各类贫血、白血病、血小板减少性紫癜）的临床表现、治疗原则、护理常规。

（2）能正确收集血液内科常见病患者的相关资料。

（3）能准确无误地采集血液内科常见病检验标本。

（4）能指导贫血、出血和易感染的血液病患者的日常生活自我管理。

2. 掌握和运用血液内科专业知识和技能的能力

（1）掌握专科基本操作技术和仪器使用：包括交叉配血与成分输血技术、化疗药物的配制、化疗患者静脉输液技术、PICC 静脉置管术及术后换药护理、骨髓穿刺术配合护理。

（2）能在上级护士的指导下配合医生完成对危重患者的抢救。

（3）掌握血液内科常用化疗药物的作用、不良反应及常用剂量。

3. 临床思维判断能力

（1）对患者的病情变化能做出准确的判断。

（2）能根据患者的病情做出初步的评估，并提出相应的护理措施。

4. 健康教育与培训能力

（1）能运用良好的沟通技巧，并与丰富的疾病专业知识相结合，对患者进行健康教育。

（2）能进行基础护理操作示范。

5. 组织、协调和应急能力

掌握护理应急预案，面对突发事件能做出正确的判断，做出初步的处理，并及时上报。

二、培训实施方案

表 2 - 8　N1～N2 级血液内科护士核心能力培训方案

主要内容	实 施 细 则	指导时间及签名	评价时间及签名
形象塑造及礼仪认识	语言行为规范		
	护患沟通技巧		
护理理论	系统理论、运用护理程序的方法		
常见疾病及其护理	缺铁性贫血、再生障碍性贫血		
	白血病		
	血小板减少性紫癜		
检查治疗	骨髓穿刺术		
	层流病房护理技术		

（续表）

主要内容	实 施 细 则	指导时间及签名	评价时间及签名
常见药物	血液病化疗药物		
护理技术	骨髓穿刺术配合及护理		
	成分输血技术		
	造血干细胞移植术前、术中及术后护理		
常见患者护理问题	贫血		
	有感染的危险		
	组织完整性受损		
常见护理技术、重症监护技术	临床护理技术规范		
	抢救的组织、配合、分工		
	抢救仪器的使用和保养方法		
护理记录	体温单填写注意事项		
	个案护理书写		
	危重患者护理交班		
	一般患者护理记录的书写		
相关法律、伦理与护理	护理工作管理规范		
	护理工作核心制度		
问题分析与处理、文献查证与阅读、案例分析	常见临床问题应对		
	文献检索		
	疾病护理查房的方式、方法		
品质管理：护理品质概念介绍并参与活动	护理质控小组		
	专业小组		

第七节 神经内科层级培训

一、培训目标

1. 掌握和运用神经内科专科基础知识和技能的能力

（1）掌握神经内科常见病（脑血栓形成、脑出血、脑膜脑炎）的临床表现、诊治原则、护理常规。

（2）能正确收集神经内科常见病患者的相关资料。

（3）能准确无误地采集神经内科常见病检验标本。

（4）能指导慢性脑血管疾病（脑血栓形成、脑出血）患者的日常生活自我管理。

2. 掌握和运用神经内科专业知识和技能的能力

（1）掌握专科基本操作技术和仪器使用：鼻饲护理，腰穿术的配合与护理，床上运动，CT 及 MRI 检查术前、术后护理，偏瘫肢体功能康复锻炼，语言功能康复训练。

（2）能在上级护士的指导下配合医生完成对急性脑血管疾病患者的护理。

（3）掌握神经内科专科常用药物的作用、不良反应及常用剂量。

3. 临床思维判断能力

（1）对患者的病情变化能做出准确的判断。

（2）能根据患者的病情做出初步的评估，并提出相应的护理措施。

4. 健康教育与培训能力

（1）能运用良好的沟通技巧，并与丰富的疾病专业知识相结合，对患者进行健康教育。

（2）能进行基础护理操作示范。

5. 组织、协调和应急能力

掌握护理应急预案，面对突发事件能做出正确的判断，做出初步的处理，并及时上报。

二、培训实施方案

表 2-9　N1～N2 级神经内科护士核心能力培训方案

主要内容	实 施 细 则	指导时间及签名	评价时间及签名
形象塑造及礼仪认识	语言行为规范		
	护患沟通技巧		
护理理论	系统理论、运用护理程序的方法		
常见疾病及其护理	脑血栓形成		
	脑出血		
常见检查治疗	神经系统专科物理检查		
	头颅 CT、MRI		

（续表）

主要内容	实 施 细 则	指导时间及签名	评价时间及签名
常见药物	改善脑循环及脑代谢药		
常见护理技术	鼻饲护理气管插管		
	腰穿术的配合与护理		
	床上运动		
	偏瘫肢体功能康复锻炼、语言功能康复训练		
	气管切开护理		
常见患者护理问题	头晕、头痛、意识障碍		
	自理缺陷		
常见护理技术、重症监护技术	语言沟通障碍、躯体移动障碍		
	临床护理技术规范		
	抢救的组织、配合、分工		
	抢救仪器的使用和保养方法		
护理记录	体温单填写注意事项		
	个案护理书写		
	危重患者护理交班		
	一般患者护理记录的书写		
相关法律、伦理与护理	护理工作管理规范		
	护理工作核心制度		
问题分析与处理、文献查证与阅读、案例分析	常见临床问题应对		
	文献检索		
	疾病护理查房的方式、方法		
品质管理：护理品质概念介绍并参与活动	护理质控小组		
	专业小组		

各临床内科层级培训所有表格内容均要求每月至少完成 2 个项目的主要内容，N0～N1 级由护师以上职称护士负责指导及评价，所有项目半年至 1 年内完成；N3 级须通过参加科内业务学习、院内外各类学习班、自学、进修等形式提升业

务水平,由护士长或科内专业小组评价。所有项目在 1～2 年内完成。层级培训评价标准量表如表 2-10～表 2-12 所示。

第八节　临床各大内科护士核心能力考核评价手册

考核对象　助理护士(N0):护理专业毕业后,未经执业注册;初级责任护士(N1～1):1～2 年护士见表 2-10～表 2-12。

表 2-10　内科护士核心能力考核评价标准

评价项目	评价标准	评价结果	评价部门
内科护理岗位实践时间	≥半年		科室及医院专科护理管理委员会
培训时间	≥80 小时		科室及医院专科护理管理委员会
年终考核	优、良、合格、差,良以上为合格		科室及医院专科护理管理委员会
培训课程理论成绩	≥80 分为合格		科室及医院专科护理管理委员会
核心才能考核	≥80 分为合格		科室及医院专科护理管理委员会
综合评估考核	≥80 分为合格		科室及医院专科护理管理委员会
护理记录	合格率≥90％		科室及医院专科护理管理委员会
护理案例	按大纲完成临床个案积累		科室及医院专科护理管理委员会

表 2-11　内科护士核心能力考核评分标准表

月份 项目	1	2	3	4	5	6	7	8	9	10	11	12
内科专科基础知识和技能(20 分)												
内科专科专业知识和技能(20 分)												
临床思维判断能力(20 分)												
教育与培训能力(20 分)												
协调、组织与应急能力(20 分)												
总分(100 分)												

表 2-12　内科护士核心能力综合评估表

项目＼月份	1	2	3	4	5	6	7	8	9	10	11	12
职业仪表(10分)												
医德医风　对患者的态度(10分)												
医护协作(10分)												
护患沟通(10分)												
完成岗位职责(10分)												
表格书写(10分)												
劳动纪律(10分)												
考核成绩(10分)												
业务学习(10分)												
无护理缺陷(10分)												
总分(100分)												
护士长签名												
备注												

第三章

内科岗位任务与学习情境设计

第一节　内科护士岗位任务分析

一、内科护士岗位任务分析

表 3－1　内科护理岗位任务分析表

工作任务	学习领域	知 识 要 求	技 能 要 求
内科患者来诊,请按护理程序,接诊、评估、护理患者。共八大任务: 1. 进行护理资料采集 2. 进行护理体查 3. 提出患者存在的护理问题 4. 对患者实施药疗 5. 对患者实施内科护理技术操作	xx1 呼吸系统疾病患者的护理	① 呼吸内科患者急、慢性病期,危重病期,康复病期及老年患者护理的特点、护理措施 ② 呼吸系统常见疾病病史采集方法与内容 ③ 呼吸系统疾病常见症状——咳嗽、咳痰、咯血、肺源性呼吸困难、胸痛的表现及护理 ④ 支气管哮喘、慢性支气管炎、COPD、慢性肺源性心脏病、肺炎、肺结核、慢性呼吸衰竭的病因、发病机制、临床表现(症状评估和体征评估)、辅助检查、治疗要点和护理措施	① 呼吸系统疾病病史采集。 ② 呼吸系统疾病护理体检:患者生命体征,一般状态,皮肤、黏膜检查及双肺、心脏听诊的方法、内容。 ③ 为患者建立呼吸内科病历档案,并按规范完成护理文书(呼吸专科)。 ④ 常规基础护理技术包括口服给药、常规静脉注射与静脉输液、体位调整、鼻导管/面罩给氧操作、动、静脉血液标本与大、小便标本采集、基本疼痛护理技术。 ⑤ 呼吸内科专科护理技术包括痰标本采集、雾化吸入、物理排痰法、机械吸痰、气管异物吸入抢救、呼吸功能锻炼、体位引流术、胸腔闭式引流术、血氧饱和度监测、胸腔穿刺术的配合及护理、纤支镜检查术的配合及护理、无创呼吸机机械通气的护理、肠外营养的护理,气管插管、气管切开的护理

工作任务	学习领域	知 识 要 求	技 能 要 求
6. 对患者进行健康教育(包括疾病知识、饮食、功能示教、用药护理指导) 7. 动态观察患者病情变化 8. 完成护理记录及护士交班报告,建立完整的病历护理资料	xx2 循环系统疾病患者的护理	① 心血管内科患者急、慢性病期,危重病期、康复病期及老年患者护理的特点、护理措施。 ② 循环系统常见疾病病史采集方法与内容。 ③ 循环系统疾病常见症状——心源性呼吸困难、心前区疼痛、心悸、心源性水肿、心源性晕厥的表现及护理。 ④ 慢性心力衰竭的病因、发病机制、诱因、临床表现、心功能分级治疗要点,急性心力衰竭的病因、临床表现、抢救处理,心力衰竭患者的护理(一般护理、心理护理,病情观察,并发症护理、用药护理)。 ⑤ 窦性心律失常、期前收缩、阵发性心动过速、扑动和颤动)房室传导阻滞的典型心电图特征及护理措施。 ⑥ 风心病、冠心病、高血压病的病因、发病机制、临床表现、辅助检查、治疗要点、护理措施及健康教育,冠心病的临床分型、高血压病的分期、分型与危险度分级	① 循环系统疾病病史采集。 ② 循环系统疾病护理体检:患者生命体征,一般状态,皮肤、黏膜检查及心肺听诊的方法、内容。 ③ 为患者建立心内科病历档案,并按规范完成护理文书(心血管专科)。 ④ 常规基础护理技术同呼吸内科要求。 ⑤ 心血管内科专科护理技术包括心电图机操作与临床常见危险心律失常的心电图诊断,微量泵及输液泵的操作、心电监护仪操作、除颤仪操作,单人、双人与多人配合的徒手心肺复苏术,高级生命支持的护理、血管活性药物的使用、心脏介入治疗患者的护理
	xx3 消化系统疾病患者的护理	① 消化系统常见疾病的病史采集方法与内容。 ② 消化系统疾病常见症状——恶心、呕吐、腹泻、上消化道出血的表现及护理。 ③ 消化性溃疡、肝硬化、原发性肝癌、肝性脑病、急性胰腺炎的病因、发病机制、临床表现、辅助检查、治疗要点和护理措施	① 消化系统疾病病史采集。 ② 消化系统疾病护理体检:患者生命体征,一般状态,皮肤、黏膜检查及心肺听诊、腹部触诊的方法、内容。 ③ 为患者建立消化内科病历档案,并按规范完成护理文书(消化内科专科)。 ④ 常规基础护理技术同呼吸内科要求。 ⑤ 消化内科专科护理技术包括交叉配血与输血技术、留置胃管术、洗胃术、灌肠术,胃、肠纤维内镜检查前、后的护理观察及健康教育,腹腔穿刺术的配合护理,留置小肠营养管的护理,上消化道出血介入治疗后护理,肝癌介入术后护理,肝穿刺活组织检查术的配合及护理

（续表）

工作任务	学习领域	知识要求	技能要求
xx4 泌尿系统疾病患者的护理		① 泌尿系统常见疾病的病史采集方法与内容。 ② 泌尿系统常见症状——肾性水肿、肾性高血压、尿量异常、蛋白尿、血尿、尿路刺激征、肾区疼痛及肾绞痛的表现及护理。 ③ 慢性肾小球肾炎、肾病综合征、尿路感染、慢性肾衰竭的病因、发病机制、临床表现、辅助检查、治疗要点和护理措施	① 泌尿系统疾病病史采集。 ② 泌尿系统疾病护理体检：患者生命体征，一般状态，皮肤、黏膜检查及心肺听诊、腹部触诊的方法、内容。 ③ 为患者建立肾内科病历档案，并按规范完成护理文书（肾内科专科）。 ④ 常规基础护理技术同呼吸内科要求。 ⑤ 肾内科专科护理技术包括腹围监测，肾穿刺术的配合及护理，腹膜透析术前、术中及术后护理，血液透析术专科护理，肾上腺糖皮质激素药用药护理
xx5 血液系统疾病患者的护理		① 血液系统常见疾病的病史采集方法与内容。 ② 血液病的分类、血液系统常见症状——贫血、出血倾向及继发感染的表现及护理。 ③ 贫血、特发性血小板减少性紫癜、白血病的病因、发病机制、临床表现、辅助检查、治疗要点和护理措施，贫血与白血病的分类	① 血液系统疾病病史采集。 ② 血液系统疾病护理体检：患者生命体征，一般状态，皮肤、黏膜检查，淋巴结检查及心肺听诊、腹部触诊的方法、内容。 ③ 为患者建立血液内科病历档案，并按规范完成护理文书（血液内科专科）。 ④ 常规基础护理技术同呼吸内科要求。 ⑤ 血液内科专科护理技术包括交叉配血与成分输血技术、化疗药物的配制、化疗患者静脉输液技术、PICC 静脉置管术及术后换药护理、骨髓穿刺术配合护理、化疗药物的用药指导
xx6 内分泌与代谢性疾病患者的护理		① 内分泌代谢病常见疾病的病史采集方法与内容。 ② 内分泌代谢病概述、血液病常见症状——色素沉着、身材矮小、消瘦、肥胖的表现，消瘦、肥胖患者的护理。 ③ 甲状腺功能亢进症、糖尿病的病因、发病机制、临床表现、辅助检查（尿、血激素浓度测定，内分泌动态功能试	① 内分泌及代谢性疾病病史采集。 ② 对内分泌代谢病患者的护理体检：患者生命体征，一般状态，皮肤、黏膜检查及心肺听诊、腹部触诊的方法、内容。 ③ 为患者建立内分泌科病历档案，并按规范完成护理文书（内分泌专科）。 ④ 常规基础护理技术同呼吸内科要求。

（续表）

工作任务	学习领域	知 识 要 求	技 能 要 求
		验，内分泌腺同位素扫描及影像学检查）、治疗要点和护理措施	⑤ 内分泌专科护理技术包括毛细血管血糖仪监测血糖、尿糖试纸使用、各种胰岛素笔的使用、糖尿病饮食营养指导、胰岛素注射技术、内分泌专科检查宣教
	xx7 神经系统疾病患者的护理	① 神经系统常见疾病的病史采集方法与内容。② 神经系统常见症状——头痛、感觉障碍、瘫痪、昏迷的护理。③ 急性脑血管疾病（缺血性脑卒中与出血性脑卒中）、癫痫的病因、发病机制、临床表现、辅助检查、治疗要点和护理措施	① 神经系统疾病病史采集。② 神经系统检查——瞳孔、生理反射、病理反射、脑膜刺激征的方法、内容。③ 为患者建立神经内科病历档案，并按规范完成护理文书（神经内科专科）。④ 常规基础护理技术同呼吸内科要求。⑤ 神经内科专科护理技术包括鼻饲护理，CT 及 MRI 检查术前、术后护理，腰穿术的配合与护理，床上运动，偏瘫肢体功能康复锻炼与语言功能康复训练，气管插管、气管切开护理
	xx8 典型风湿性疾病患者的护理	① 结缔组织与风湿性疾病的病史采集方法与内容。② 结缔组织与风湿性疾病简述，典型风湿性疾病常见症状——关节疼痛、关节肿胀及功能障碍、多器官系统损害症状表现及护理。③ 系统性红斑狼疮、类风湿关节炎的病因、发病机制、临床表现、辅助检查、治疗要点和护理措施	① 结缔组织与风湿性疾病病史采集。② 患者生命体征，一般状态，皮肤、黏膜检查及心肺听诊、腹部触诊及四肢、关节、脊柱检查的方法、内容。③ 为患者建立风湿内科病历档案，并按规范完成护理文书（风湿内科专科）。④ 常规基础护理技术同呼吸内科要求。⑤ 风湿内科专科护理技术包括皮肤保护、关节保护、关节功能锻炼、非甾类固醇抗炎药及肾上腺糖皮质激素用药护理

备注：① 本表内容制定依据护理工作行业标准、广东省病历书写规范、临床护理文书规范（广东省卫生厅编印）；
② 技能要求分级。各大内科专科护理技术中，未突出显示内容为基本专科技能，等级评定：合格；荧光突出显示内容为进阶～高级专科技能，达到等级：优秀；学生知识、技能、素质达到标准：国家护士执业资格认证要求

附：内科护理核心技能考核标准

表 3-2　内科护理综合技能考核评分标准表

评 价 项 目	评 价 标 准	评价结果	评价人及部门
呼吸、心血管、消化、泌尿、血液、神经、内分泌及风湿内科见习或实习理论成绩	临床见习：≥60 分为合格 临床实习：≥70 分为合格		高年资高水平上级责任护师,各科室临床带教小组,各科室护士长；临床实习由各科室及医院内科专科护理管理委员会签章评价
带教老师指导下的护理记录书写	临床见习：≥60 分为合格 临床实习：≥合格率需 80%		
带教老师指导下的内科护理技能考核	≥70 分为合格		
带教老师指导下的内科综合评估考核	≥70 分为合格		
考核等级评定	优、良、中、合格、差		

表 3-3　内科护理核心技能考核表

科室 项目	呼吸内科	心内科	消化内科	血液内科	肾内科	风湿内分泌科	神经内科
内科专科基础知识和技能(20 分)							
内科专科专业知识和技能(20 分)							
临床思维判断能力(20 分)							
学习与自我分析能力(20 分)							
协调、组织与应急能力(20 分)							
总分(100 分)							

表 3-4　内科护理综合评估分项目量化评分表

科室 项目分值		呼吸内科	心内科	消化内科	血液内科	肾内科	风湿与内分泌科	神经内科
职业仪表(10 分)								
医德医风	对患者态度(10 分)							
	医护协作(10 分)							
	护患沟通(10 分)							
履行岗位职责(10 分)								

（续表）

项目分值 ＼ 科室	呼吸内科	心内科	消化内科	血液内科	肾内科	风湿与内分泌科	神经内科
表格书写(10分)							
劳动纪律(10分)							
考核成绩(10分)							
理论学习(10分)							
无护理缺陷(10分)							
总分(100分)							
带教老师签名							
备注							

通过以上全方位能力考核办法，全面考核护理专业学生工作任务完成的全过程、护理工作实施的成果以及其中表现的职业核心能力和关键能力。

二、内科护理工作任务与职业能力分析

表 3-5　内科护理工作任务与职业能力分析表

序号	任务领域	典型工作任务	工作任务描述（职业能力）
1	对呼吸系统疾病患者实施整体护理	内科患者来诊，请按护理程序，接诊，评估，护理患者。任务分解： ● 进行护理资料采集 ● 进行护理体查 ● 提出患者存在的护理问题 ● 提出需要对患者采取的护理措施 ● 对患者进行健康教育（包括疾病知识、饮食、功能示教、用药护理指导） ● 实施内科护理技术操作 ● 动态观察患者病情 ● 按医疗病历规范完成护理记录及护士交班报告，患者病历资料内容应完整、正确	① 能收集患者资料，一般情况的入院评估，填写入院评估单； ② 熟悉患者目前的病情及治疗情况，进行专科护理体查； ③ 能遵医嘱实施内科患者入院宣教（疾病知识，大体治疗情况，注意事项）； ④ 能对患者实施特殊检查前的护理评估，正确运送患者，并跟踪检查后情况； ⑤ 能对患者实施心理护理，躯体疾病护理，解除病痛护理，以解除病痛，促进病情缓解； ⑥ 能遵医嘱对患者实施药疗，观察疗效，发现并处理不良反应； ⑦ 能使用用内科病房常见的仪器，设备并进行临床专科护理技术操作； ⑧ 能动态监测患者病情变化，及时报告医生，在许可范围内进行处理并作护理记录； ⑨ 熟知内科疾病的特殊检查结果，并做好病情观察； ⑩ 能正确评估病情，制订护理措施根据患者病情调整； ⑪ 能配合医师/带教师参与抢救配合，在抢救中各司其职； ⑫ 能对患者进行疾病康复期的健康教育； ⑬ 能与医师，其他工作护士团队协作，检查、评价、总结、分析工作结果，并且提出改进的建议； ⑭ 能规范书写护理记录及交班报告，保证患者病历护理资料内容完整、正确，进行病区床旁交接班，主管护士掌握患者情况
2	对循环系统疾病患者实施整体护理		
3	对消化系统疾病患者实施整体护理		
4	对泌尿系统疾病患者实施整体护理		
5	对血液系统疾病患者实施整体护理		
6	对内分泌系统疾病患者实施整体护理		
7	对神经系统疾病患者实施整体护理		
8	对风湿性疾病患者实施整体护理		

三、内科护理行动领域、学习领域分析

职业岗位：护士（临床、社区、保健方向，本专业对应的主要工作岗位或岗位群）

职业岗位说明：临床方向指门诊、急诊、病房、监护室、手术室、医院感染科、护理部及各医技科室护士、社区、保健方向指社区、康复护士。

表 3 - 6 内科护理行动领域、学习领域分析表

工作任务（编号 rw）	行动领域（编号 xd）	学习领域（编号 xx）	学习情境（编号 qj）
rw1 对来诊患者进行预检分诊	xd1 呼吸内科患者来诊，护生需按护理程序接诊、评估、护理患者	xx1 呼吸系统常见疾病患者的护理	qj1.1 COPD 患者的护理
			qj1.2 慢性肺源心脏病患者的护理
			qj1.3 支气管哮喘患者的护理
rw2 为患者铺备用床、备好空白病历档案			qj1.4 肺炎患者的护理
			qj1.5 肺结核患者的护理
rw3 对患者及家属作人院介绍，为患者测量生命体征			qj1.6 呼吸衰竭患者的护理
	xd2 心血管内科患者来诊，护生需按护理程序接诊、评估、护理患者	xx2 循环系统常见疾病患者的护理	qj2.1 心力衰竭患者的护理
rw4 采集患者病史，进行症状评估、身体评估和心理、社会评估并为其建立规范的护理文书资料			qj2.2 心律失常患者的护理
			qj2.3 心脏瓣膜病患者的护理
			qj2.4 冠心病患者的护理
rw5 介绍患者目前所患内科疾病知识及治疗大体情况			qj2.5 高血压病患者的护理
rw6 采集患者血、尿、粪、痰液及其他体液的标本	xd3 消化内科患者来诊，护生需按护理程序接诊、评估、护理患者	xx3 消化系统常见疾病患者的护理	qj3.1 消化道溃疡患者的护理
rw7 对患者实施辅助检查前、检查后的护理并正确运送患者			qj3.2 肝硬化患者的护理
rw8 对患者实施心理护理、生活护理，以促进病情缓解			qj3.3 肝性脑病患者的护理
rw9 遵医嘱对患者实施药疗，观察疗效，发现并处理不良反应			qj3.4 上消化道大出血患者的护理
			qj3.5 急性胰腺炎患者的护理

（续表）

工作任务（编号 rw）	行动领域（编号 xd）	学习领域（编号 xx）	学习情境（编号 qj）
rw10 使用内科病房常见的仪器、设备并进行临床专科护理技术操作	xd4 泌尿内科患者来诊，护生需按护理程序接诊、评估、护理患者	xx4 泌尿系统常见疾病患者的护理	qj4.1 肾小球肾炎患者的护理
rw11 观察患者病情变化并作护理记录			qj4.2 原发性肾病综合征患者的护理
rw12 配合医师/带教教师参与紧急救治危重患者			qj4.3 尿路感染患者的护理
rw13 对患者进行有利于其疾病康复的健康教育			qj4.4 慢性肾衰竭患者的护理
rw14 对临终患者进行特殊护理	xd5 血液内科患者来诊，护生需按护理程序接诊、评估、护理患者	xx5 血液系统常见疾病患者的护理	qj5.1 贫血患者的护理
rw15 对患者进行出院护理			qj5.2 出血性疾病患者的护理
rw16 与医师、其他工作护士团队协作，检查、评价、总结、分析工作结果，并且提出改进措施的建议			qj5.3 白血病患者的护理
rw17 规范书病室报告与交接班记录，进行病区集体交接班工作	xd6 内分泌科患者来诊，护生需按护理程序接诊、评估、护理患者	xx6 内分泌与代谢病患者的护理	qj6.1 甲亢患者的护理
			qj6.2 糖尿病患者的护理
	xd7 神经内科患者来诊，护生需按护理程序接诊、评估、护理患者	xx7 神经系统常见疾病患者的护理	qj7.1 缺血性脑卒中患者的护理
			qj7.2 出血性脑卒中患者的护理
			qj7.3 癫痫患者的护理
			qj7.4 帕金森病患者的护理
	xd8 风湿内科患者来诊，护生需按护理程序接诊、评估、护理患者	xx8 风湿性疾病患者的护理	qj8.1 类风湿关节炎患者的护理
			qj8.2 系统性红斑狼疮患者的护理

四、内科护理行动领域分析

职业岗位：护士（临床，社区，保健方向，本专业对应的主要工作岗位或岗位群）

职业岗位说明：临床方向指门诊、急诊、病房、监护室、手术室、医院感染科及各医技科室护士，社区、保健方向指社区、康复护士

表 3-7 内科护理行动领域分析表

岗位职责	履行岗位职责过程中的主要工作任务	完成工作任务的能力分析				频度	难度	达到标准
		知识	技能	态度	工具			
1. 做好患者入院前的准备工作，办理入院手续	① 对来诊患者进行预检分诊； ② 为患者铺备用床，备好空白病历档案； ③ 对患者及家属作入院介绍，为患者测量生命体征	① 医疗病历基本内容与出、入院排列顺序； ② 出、入院护理	① 能够为患者建立空白病历档案； ② 能够按医疗程序接诊门诊来诊患者及入院患者	认真	● 护理工作行业标准 ● 护理制度与护理人员岗位职责	高	中	最新国家护士执业资格考试大纲要求
2. 协助医师进行各种诊疗工作，负责采集各种检验标本	护理资料采集：为患者进行症状评估	① 健康资料的来源、类型； ② 健康史评估的内容与方法； ③ 临床常见症状的病因、临床特点及诊断意义	① 健康资料收集与分析技能； ② 常见症评估技能	认真	● 广东省医疗病历书写规范	高	较高	
	护理资料采集：为患者进行身体评估	① 体格检查的基本方法 ② 一般状态、皮肤、浅表淋巴结、头、面部、颈部、胸部、腹部、脊柱与四肢和神经系统评估	① 具有运用视、触、叩、听、嗅诊方法进行身体评估的能力； ② 能够通过护理体检检查出患者正常体征和阳性体征表现，并解释其临床意义	认真	● 医院工作制度与岗位职责与人员岗位职责（国家卫健委医政司）	高	高	

（续表）

岗位职责	履行岗位职责过程中的主要工作任务	完成工作任务的能力分析						
		知识	技能	态度	工具	频度	难度	达到标准
	为患者作心电图检查并能判读临床常见典型心律失常型的心电结果	① 心电产生原理与心电图导联；② 典型心电图及其各波、段、间期的命名；③ 心电图各波、段、间期的测量与正常值；④ 心房与心室肥大、心律失常、冠状动脉供血不足、心肌梗死等典型异常心电图改变	① 说出正常心电图、段、间期的正常值及其临床意义；② 能描记测量心电图，懂得心电图的诊断步骤；③ 能识别临床常见的异常心电图	认真	● 护理工作行业标准 ● 护理制度与护理人员岗位职责 ● 广东省医疗病历书写规范	较高	高	
	患者体液标本采集送检与结果判读	① 血、尿、粪常规，痰液及其他血生化检查的标本采集、检查内容及临床意义；② 脑脊液检查、浆膜穿刺液检查的标本采集、检查内容及临床意义	① 能运用患者体液标本采集方法和护理知识进行血、尿、粪、痰液、脑脊液、浆膜穿刺液标本采集；② 能初步判读以上标本的检查结果；③ 能解释体液标本异常结果的临床意义；④ 能对患者实施检查前、检查后的护理并正确运送患者	认真	● 医院工作制度人员岗位职责 ●（国家卫健委医政司）	高	高	

（续表）

岗位职责	履行岗位职责过程中的主要工作任务	完成工作任务的能力分析				频度	难度	达到标准
		知　识	技　能	态度	工具			
3. 熟悉医院工作制度和护理管理法规与内容	为患者建立病历档案并书写评估资料（护理文书）	①临床护理程序；②医疗病历介绍；③护理文书书写基本规范与质量监管制度与内容	①能按照临床护理程序，进行患者健康资料分析与规范化书写；②能分析、归纳患者病史、身体评估、心电图评估及实验室检查评估资料，并按病历书写规范记录	认真	●护理工作行业标准 ●护理制度与护理人员岗位职责 ●广东省医疗病历书写规范	高	高	
4. 认真执行各项护理和技术操作规程，正确执行医嘱准确及时地完成各项护理工作	①遵医嘱对患者实施药疗，观察并处理不良反应；②熟练使用内科病房常见的仪器，设备并进行临床专科护理技术操作	①基础护理技术；②临床护理技术；③临床合理用药技术	①熟悉内科各大系统常见疾病的常用治疗药物的药理作用与不良反应；②具备护理病例所需的基础护理与临床专科技术操作的能力；③具备诊疗和护理常用患者所需的临床常用监护仪器设备的使用能力	认真	●医院工作制度与人员岗位职责（国家卫健委医政司）	高	高	

（续表）

岗位职责	履行岗位职责过程中的主要工作任务	完成工作任务的能力分析						
		知　识	技　能	态度	工具	频度	难度	达到标准
5. 做好基础护理和心理护理工作,经常巡视病房,密切观察病情变化,发现异常及时报告	① 对患者实施心理护理,生活护理,项目以使病情缓解; ② 观察患者病情变化并作护理记录	① 呼吸系统疾病:慢性支气管炎、慢性阻塞性肺气肿、支气管哮喘、肺心病、肺炎、肺结核、慢性呼吸功能衰竭患者的护理; ② 循环系统疾病:冠心病、风心病、高血压病、心律失常、心力衰竭患者的护理; ③ 消化系统疾病:消化性溃疡、肝硬化、原发性肝癌、肝性脑病、急性胰腺炎、上消化道大出血患者的护理; ④ 泌尿系统疾病:原发性肾小球肾炎、肾病综合征、急性肾盂肾炎、慢性肾衰竭患者的护理; ⑤ 血液系统疾病:贫血、出血、白血病患者的护理; ⑥ 内分泌与代谢性疾病:甲亢、糖尿病患者的护理; ⑦ 神经系统常见疾病:脑卒中、癫痫、帕金森病患者的护理; ⑧ 结缔组织和风湿性疾病:类风湿关节炎、系统性红斑狼疮患者的护理	① 具备及时发现患者现存的和潜在的护理问题的能力; ② 具备对患者进行病情监测和观察的能力; ③ 具备配合医生和带教教师参与紧急救治危重患者的能力	认真		高	高	
6. 认真做好危重患者的抢救工作	配合医生和带教教师参与紧急救治危重患者							
7. 参加护理教学	与医师、其他工作人员团队协作,检查、评价,总结,分析工作结果,并提出改进措施的建议	① 具备临床内科各大系统常见疾病的专业背景知识,识包括病因、发病机制、临床发病特点、诊断要点、治疗、护理、健康教育与保健;						

（续表）

岗位职责	履行岗位职责过程中的主要工作任务	完成工作任务的能力分析						
		知 识	技 能	态 度	工 具	频度	难度	达到标准
8. 向患者宣传疾病与相关卫生知识和住院规则	介绍患者目前所患内科疾病知识及诊治情况		② 具备对患者及家属进行健康教育的能力；③ 具备一定的临床病例分析与总结的临床思维能力；④ 熟悉医院工作制度和护理管理法规与内容；⑤ 熟悉医院护理工作制度与护理人员岗位职责	认真				
9. 严格执行查对及交接班制度，防止差错、事故的发生	规范书写病室报告与交接班记录，进行病区集体交接班工作							
10. 住院期间做好卫生保健宣传工作	对患者进行有利于其疾病康复的健康教育							
11. 做好出院后床单、铺位的整理以及终末消毒工作	对患者进行出院护理							

第二节 学习领域情境设计

学习领域-学习情境设计

工作任务：对内科临床常见病患者实施整体护理
学习领域：内科护理

表 3-8 学习领域-学习情境设计

学习子领域	工作任务（rw）	学习情境（qj）		学时	累计学时	工学交替说明
1. 呼吸系统疾病患者的护理	呼吸内科患者来诊，请按护理程序，接诊、评估、护理患者。具体内容：采集患者病史资料，提出护理体检、汇报护理病历，提出患者存在的护理问题及主要护理措施，对患者进行健康教育（包括疾病知识、饮食、功能示教、用药护理等指导，遵医嘱实施护理技术操作。工作环境。护理技能实训室、模拟病房、医院呼吸内科普通病房及监护病室	1.1	支气管哮喘患者的护理	4		校内实训（角色体验 案例分析）＋课间医院临床见习同步实践教学
		1.2	COPD患者的护理	6		
		1.3	慢性肺源性心脏病患者的护理	4	26	综合模拟实训强化实践（一个项目）
		1.4	肺炎患者的护理	4		综合模拟实训强化实践（一个项目）
		1.5	肺结核患者的护理	2		综合模拟实训强化实践（一个项目）
		1.6	呼吸衰竭患者的护理	6		
2. 循环系统常见疾病患者的护理	心内科患者来诊，请按护理程序，请按护理程序，接诊、评估、护理患者。具体内容同上。工作环境：护理技能实训室、模拟病房、医院心血管内科普通病室及CCU病房、心血管疾病介入治疗室	2.1	心力衰竭患者的护理	6	32	综合模拟实训强化实践（一个项目）
		2.2	心律失常患者的护理	4		校内实训（心律失常模拟器）同步实践教学
		2.3	冠心病心绞痛、心肌梗死患者的护理	12		校内实训（心肺听诊仿真模拟系统）同步实践教学

（续表）

学习子领域	工作任务（rw）	学习情境（sj）	学时	累计学时	工学交替说明
		2.4 冠心病心肌梗死患者的护理	4		综合模拟实训强化实践（"不稳定型心绞痛与急性心肌梗死患者的救护"两个项目）
		2.5 高血压患者的护理	2		
		2.6 风湿性心脏瓣膜病患者的护理	4		校内实训（角色体验、案例分析）+课间医院临床见习同步实践教学
3. 消化系统常见疾病患者的护理	消化内科患者来诊，请按护理程序，接诊、评估、护理患者。具体内容同上。工作环境：护理技能实训室，模拟病房、医院消化内科病房与纤维内镜室	3.1 消化性溃疡患者的护理	2		
		3.2 肝硬化患者的护理	4		
		3.3 肝性脑病患者的护理	4	20	校内实训（角色体验、案例分析）+课间医院临床见习同步实践教学
		3.4 原发性肝癌患者的护理	2		
		3.5 急性胰腺炎患者的护理	2		
		3.6 上消化道大出血患者的护理	6		综合模拟实训强化实践（一个项目）
4. 泌尿系统常见疾病患者的护理	泌尿内科患者来诊，请按护理程序，接诊、评估、护理患者。具体内容同上。工作环境：护理技能实训室，模拟病房、医院泌尿内科病房、血液透析室	4.1 慢性肾小球肾炎患者的护理	4		
		4.2 原发性肾病综合征患者的护理	4	18	校内实训（角色体验、案例分析）+课间医院临床见习同步实践教学
		4.3 尿路感染患者的护理	4		
		4.4 慢性肾衰竭患者的护理	6		

（续表）

学习子领域	工作任务（rw）	学习情境（qi）	学时	累计学时	工学交替说明
5. 血液系统常见疾病患者的护理	血液内科患者来诊，请按护理程序，接诊、评估、护理患者。具体内容同上。工作环境，医院血液内科病房、无菌病房、层流室	5.1 贫血患者的护理	6	18	校内实训（角色体验、案例分析）+课间医院临床见习同步实践教学
		5.2 出血性疾病患者的护理	6		
		5.3 白血病患者的护理	6		
6. 内分泌与代谢性疾病患者的护理	内分泌科患者来诊，请按护理程序，接诊、评估、护理患者。具体内容同上。工作环境，医院内分泌科病房	6.1 甲亢患者的护理	4	8	校内实训（角色体验、案例分析）+课间医院临床见习同步实践教学
		6.2 糖尿病患者的护理	4		
7. 神经系统疾病患者的护理	神经内科患者来诊，请按护理程序，接诊、评估、护理患者。具体内容同上。工作环境，医院神经内科病房	7.1 脑血管疾病患者的护理	6	12	校内实训（角色体验、案例分析）+课间医院临床见习同步实践教学
		7.2 帕金森病患者的护理	4		
		7.3 癫痫患者的护理	2		
8. 风湿性疾病患者护理	风湿科患者来诊，请按护理程序，接诊、评估、护理患者。具体内容同上。工作环境，医院风湿科病房	8.1 类风湿关节炎患者的护理	2	6	校内实训（角色体验、案例分析）+课间医院临床见习同步实践教学
		8.2 系统性红斑狼疮患者的护理	4		
合计学时		140			注：综合模拟实训者以智能模拟人为依托的情境模拟救护项目教学，共7个项目

附：学习情境设计示例

表 3 - 9　学习情境设计示例

		方法、手段
授课内容	课程单元（学习领域）：xxx3 消化系统常见疾病患者的护理 学习情境：cj3.6 上消化道出血并失血性休克患者的护理	
能力目标	① 能够完成消化道出血患者的护理资料采集，并做护理体查。 ② 能够对消化道出血患者实施整体护理：包括治疗护理、健康宣教、病情观察、完成护理文书资料。 ③ 能够判断失血性休克。配合医师救护患者	
知识目标	① 熟悉内科患者的病例分析方法和步骤。 ② 掌握消化道出血患者的病因、诱因、临床表现，护理问题、护理措施、健康指导	
教学媒体	智能模拟人系统及其软件创造模拟患者，作为教学活动的载体；利用模拟病房的场景布置（提供医疗设备、仪器、用物等），作为教学活动的环境 虚拟培训系统——	
教 学 步 骤		方 法、手 段
说明：该课程为工作任务引导的学习情境教学，教学实施按资讯、决策、计划、实施、检查、评价"六步骤"进行编排，内容详见"工作任务：上消化道出血并失血性休克患者的救护（学生用活页）"及"工作任务：上消化道出血并失血性休克患者的救护（教师用活页）"。 工作任务：cj3.6 上消化道出血并失血性休克患者的救护——活动设计 1. 布置任务，使学生熟悉项目任务内容，要求： （1）承担护士职责，按护理程序接诊、评估、护理上消化道出血模拟患者； （2）项目活动结束后必须完成"工作任务：上消化道出血并失血性休克患者的救护（学生用活页）.doc"所有内容（按住 ctrl 并单击色字体打开链接）。 2. 介绍项目实施步骤：项目任务完成需要做些具体工作？可能涉及哪些护理技术操作？具体实施步骤有哪些？ （1）落实学生分组，小组长入选（模拟护士长，采取流动制），进行项目任务分工，并指导填写"学生用活页"中"计划"部分内容。 （2）引导学生参阅学习《临床情境模拟教程》第三章：情境模拟案例教学设计，项目三：上消化道出血并失血性休克患者的救护"内容，并介绍模拟救护任务实施具体步骤。 （3）请学生完整表述本小组项目任务的计划与准备工作。现场计分。	"尝试实践" 教学法 以"问题为 中心"的 PBL 教学 法

（续表）

教学步骤

3. **介绍工作任务考核办法**：引导学生参阅学习《临床情境模拟教程》第二章：情境模拟教学课程设计——课程考核办法，并解释"学生用活页"中"评估"部分内容，详细说明项目任务考核方法、评分标准及细则。

4. **完成推荐项目所需的疾病背景知识、治疗护理知识、实践操作要点讨论抢答**（学生需事先预习"活页资讯"内容及《临床情境模拟教程》第三章：情境模拟案例教学设计、项目三。上消化道出血并失血性休克患者的救护"实践讨论小提纲）采用模拟小组之间竞争的抢答方式，现场计分，为多元化考核中"背景知识"累分。

5. **介绍模拟救护实践活动的具体安排及工作步骤**
时间安排：90 min
教师人员安排：
主讲教师石姝梅：负责教学设计与教学环节控制，扮演医师角色；现场纠错，指导。
兼职教师黄惠琨：智能模拟人配音；现场纠错，指导。
辅助教师黄敏娟：虚拟培训系统软件操作，并辅助现场纠错，指导。
实训辅助教师张丽群：模拟病房环境布置与用物准备。

6. **按第 5 项实施模拟救护活动**
要求学生实施对上消化道出血模拟患者进行救护的工作过程，学生活动安排与要求见下表：

组别/角色	模拟活动	活动中教学汇报	护理文书	模拟活动时间
第 1 小组	护理资料采集	汇报患者病史资料（需按护理文书要求记录）；活动中需接受模拟患者及教师对实践知识的提问	入院患者护理评估单	7 min
第 2 小组	护理查体	汇报患者生命体征、一般状况、阳性体征记录（需按护理文书要求记录），活动中接受模拟患者及教师对实践知识的提问		8 min
第 3 小组	观察患者、查看患者病历资料，执行临时医嘱，对患者实施治疗护理、健康宣教等，观察患者病情变化	汇报患者护理问题及护理依据（需按护理文书要求记录）；活动中接受模拟患者及教师对实践知识的提问	护理诊断及其依据	15 min

方法、手段

利用虚拟培训系统—智能模拟人系统及其软件、创造模拟患者、模拟临床接诊、救护情境的"情境教学法"

(续表)

组别/角色	教学步骤				方法·手段
	模拟活动	活动中教学汇报	护理文书	模拟活动时间	
				(续表)	
第4小组	执行长期医嘱,对患者实施治疗护理,健康宣教等,观察患者病情变化	活动中接受模拟患者及教师对实践知识的提问(需按护理文书要求记录)	正确书写护理记录单,各类治疗卡等	15 min	"角色扮演法","学生做主体,教师设疑,提示·引导"
第5小组	接班后评估患者病情,并及时采取措施,执行医嘱,配合医师救护	活动中接受模拟患者及教师对实践知识的提问(需按护理文书要求记录)	正确书写危重病患者护理记录单,各类治疗卡等	15 min	"以问题为中心"的小组讨论式教学法
合计时间			60 min		

专、兼职教师对工作任务活动中各组学生表现(包括护理行动及护理文书)现场评价,评讲及答疑,并就项目救护产生的实践问题进行现场提问及答疑(30 min)。

专、兼职教师对工作任务活动中各小组学生表现现场评价,并就项目救护中的实践问题进行现场提问,师生互动讨论、答疑(30 min)。

评价、评讲包括以下四大方面:

工作任务执行过程、学生参与任务的态度及职业素养、病例护理的背景知识(可就学生护理过程中出现的问题提问等)、护理文书书写质量(医嘱签名、治疗卡填写是否规范,有无缺项、错项等、病历入院患者评估单、护理记录单书写质量)。

备注:学习情境设计的模拟救护活动时间可根据学时数调整。

第四章

教学设计

第一节　教学设计思路

创新的教学模式设计：重视内科护理实践教学与内科岗位实际护理工作的一致性，实施工学交替、任务驱动、项目导向的情境教学。所有情境的教学活动均安排在配备多媒体现代教学设备和拥有各类仿真、模拟教具及设备的护理综合技能实训中心以及医院环境，实现"教、学、做"互动和理论与实践一体化。具体做法如下：

一、以医疗护理实践为主线创新教学模式

内科护理课程实践教学环节通过以下"五步骤"来加强护理内科护理专业技术应用能力，满足学生工学交替的需要：认知实践→校内实训→校外实践（医院见习）→综合模拟救护→医院顶岗实习，逐步培养学生的综合技能。并在五步骤中穿插健康促进技能训练，从而将健康知识延伸给个人、家庭、社区。

（1）认知实践：内科护理认知实践主要通过暑期到医院进行为期两周的预见习来完成。学生分布在内科各科室，跟随带教老师

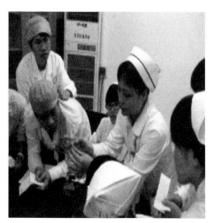

图 4-1　认知实践

了解内科疾病特点、护理要点等(见图4-1)。

　　(2) 校内实训:"教、学、做"一体化教学活动中教师现场示范护理内科患者的整体护理工作。学生根据实训安排和自己技能掌握情况在全天候开放的实训室进行演练,教师轮流值班指导。主要采取"角色体验""内科疾病案例教学""内科护理工作情境剧展示"及"内科护理专题研讨"等方式进行(见图4-2)。

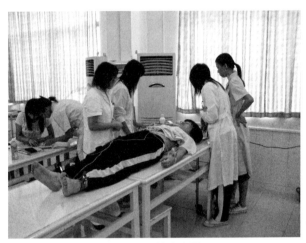

图4-2　校内实训

　　(3) 校外实践(医院见习):医院见习内科各科室患者的护理内容。要求学生在教师指导下依照护理程序,汇报护理病历、评估患者、口述或书面总结护理诊断及护理计划,对内科患者进行治疗护理和健康教育。学生分组完成以上工作过程中各项任务(见图4-3、图4-4)。

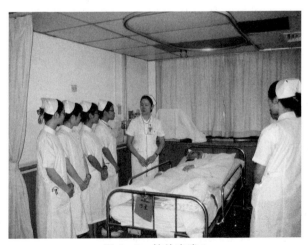

图4-3　校外实践1

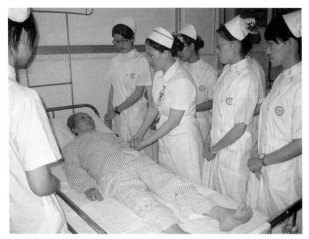

图4-4　校外实践2

　　(4)综合模拟救护：为顶岗实习前的强化训练阶段,教学方式利用智能模拟人及其虚拟培训系统,创设出模拟患者与临床救护情境,以真实的临床工作任务为载体,布置项目任务,要求学生小组完成对内科模拟患者进行评估、治疗护理与病情变化的配合救护工作,从而缩短护生临床实习的适应期。学生可根据授课计划安排和自己技能掌握情况选择考核的时间和项目(见图4-5、图4-6)。

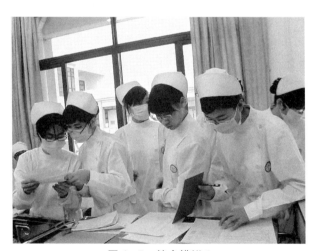

图4-5　综合模拟1

　　(5)顶岗实习：学生必须在医院兼职教师指导下,独立完成对内科患者的整体护理全过程,具备病情观察、应急处理与综合分析能力(见图4-7、图4-8)。
　　认知实践增加感性,校内实训形成技能,综合模拟救护实训提升能力,医院见

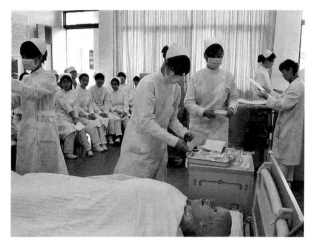

图 4‑6 综合模拟 2

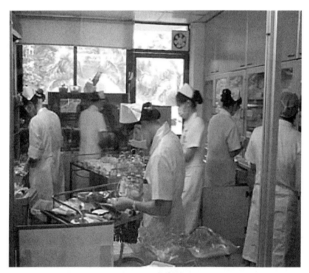

图 4‑7 顶岗实习 1

习与顶岗实习实践真实的职业体验。课程教学通过预见习、校内实训、医院见习、综合模拟救护实训、顶岗实习五步骤,逐步将对学生单一的能力培养形成成内科整体护理综合实务能力的培养,使护生最终成为一名合格的岗位护士(见图 4‑9)。

二、以工作任务为线索构建学习领域

课程教学以内科护理岗位的 8 个典型工作任务为线索,将完成对临床常见疾

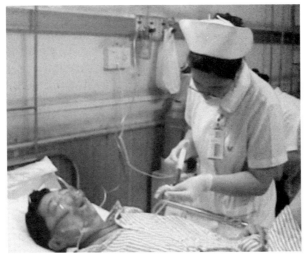

图4-8　顶岗实习2

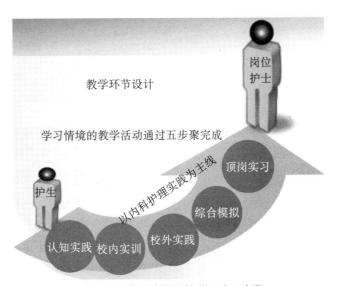

图4-9　学习情境的教学互动五步骤

病患者的内科护理服务的职业过程转化为以内科护理技能集成的教学内容,这些教学内容遵循职业特征分解为相应的学习领域,然后以案例化学习情境的设计展开。每一学习领域的职业知识点又相互联系,每子领域的工作任务还可以在学习情境中进一步细化和分解,使学生的能力在完成工作任务的过程中获取并逐步形成与提高(见图1-6)。

三、以"零距离"上岗为目标改革教学内容

实施校企(医院)合作,专、兼职教师共同执教,教学做一体化的工学结合的教学模式,力求教学内容符合行业要求和国家执业护士资格认证标准,同时关注专业领域的技术发展。例如在情境模拟救护项目教学活动中,对慢性呼吸衰竭模拟患者的救护,涉及人工呼吸机机械通气的护理。我们请来医院呼吸内科护士长(是我们长年聘请的临床兼职教师)在模拟救护现场指导该项专科护理技术,讲解机械通气患者的护理要点等。这些生动的教学内容在教科书上是不可能出现的,相关理论知识要点在模拟实践工作准备阶段就已上传到项目任务包中。学生事前学习,课前演练,现场发挥,完成救护任务活动中教师点评、纠错,这种模拟医院救护环境的教学内容不再是书本上死板的知识,而是形象地展现在学生面前。综合模拟救护的项目任务包中,各个救护任务的背景知识都是经过专、兼职教师结合临床实际精心选取的,作为实践教学内容传授给学生。我们将继续整理、序化这些教学内容,完成内科护理情境教学新型教材的编写(见图4-10)。

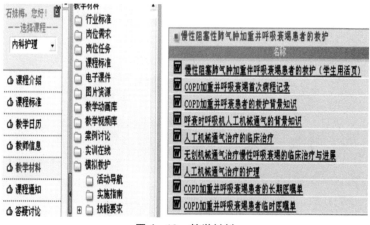

图4-10 教学材料

四、以情境构建为特点创新教学活动

模拟教学形式多样,由单一护理技能的培养,逐渐向综合护理技能培养的方向转化。

(1)角色扮演法:运用先进的设备如高级成人护理模型、智能模拟人或由学生扮演标准化患者来模拟内科常见病的体征和病理表现。

（2）情境剧演练：理论教学传授中，教师运用自身临床经验设计临床实际病例，以训练、考核学生的实践能力，增强学生解决问题的积极性与主动性。为激发学生学习的成就感、积极性和主动性，还要求学生运用学到的知识设计病例资料（可参考网站病案讨论栏目中丰富的病例资源库），编排各项护理活动，如评估患者、实施药疗操作、健康知识宣教等。通过模拟活动，使护生在仿真环境里学会将所学运用于实践，同时与模拟患者的交谈也提高了学生的护患沟通能力。教学中还采用角色扮演的方法，让学生在轻松有趣的氛围中体验护理工作实践（见图 4-11～图 4-14）。

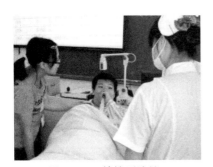

图 4-11　情境剧演练 1

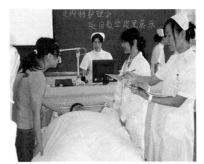

图 4-12　情境剧演练 2

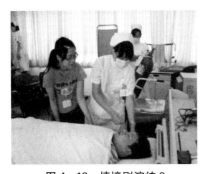

图 4-13　情境剧演练 3

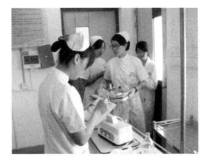

图 4-14　情境剧演练 4

（3）情境模拟救护的项目实践活动：是内科护理技能实践教学的一大亮点。采用国际先进的医学模拟教育，利用虚拟培训系统——智能模拟人及其他教学产品与软件系列，创设出模拟患者，模拟临床接诊、救护的真实情境，要求学生以临床护士的角色，解决真实的工作任务，完成对患者从接诊、评估到执行医嘱等一系列任务的整体护理。其过程完全模拟临床护理程序的流程进行：模拟患者资料采集→病历汇报与分析→提出护理问题→执行医嘱，对患者实施整体护理（内科技术护理、健康教育）→书写护理病历资料（包括入院患者评估单、护理计划、一般患者护理记录单和危重病护理记录单)。以各小组分工合作的形式完成。模拟救护活动中穿插实践讨论,直接针对护理模拟患者过程中遇到的问题,专、兼职教师现场示范与评价。整个工作任务的完成要求学生全面具备并灵活运用护理技能、内科疾病知识来解决问题,从而全面培养、强化学生的临床实践能力。教学活动中对表现优秀的组别及个人进行奖励并与课程考核挂钩。该方法形式新颖、趣味性强、挑战性大,学生反响热烈,学习、探索的积极性、主动性明显增强,教学效果大大提高。

　　教学组织与实施采用任务驱动、项目导向式教学法。在教学步骤上按资讯、决策、计划、实施、检查、评价"六步骤"编排实施(见图 4-15)。

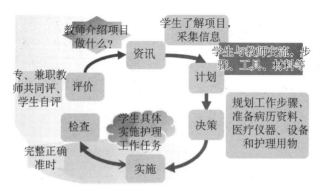

图 4-15　任务驱动式"六步骤"教学法

项目模拟救护任务的教学活动(见图 4-16):

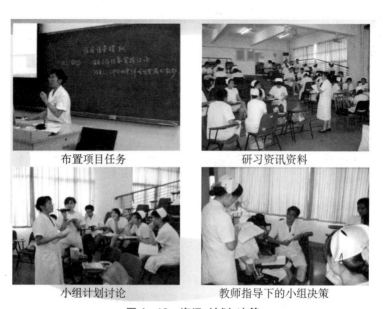

布置项目任务　　　　　　　　研习资讯资料

小组计划讨论　　　　教师指导下的小组决策

图 4-16　资讯-计划-决策

项目教学——模拟救护综合实训：布置学生完成护理任务的教学活动按护理程序的工作过程进行(见图 4 - 17)：

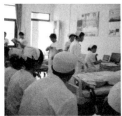
模拟患者护理资料采集

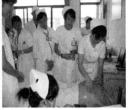
为模拟患者作护理体查

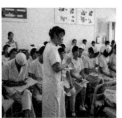
提出护理问题

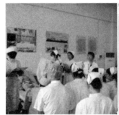
执行医嘱对模拟患者
实施整体护理

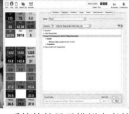
系统软件显示模拟患者的
生理参数

模拟患者心电监护
仪数值同步显示

图 4 - 17　实施——项目任务救护的情境教学活动

第二节　教学内容选取

教学内容的针对性与适用性

　　教学内容的选取由医疗机构行业的护理专家和专任教师通过对内科护士岗位工作任务和职业能力的分析共同制定。内科护理岗位需要的职业能力涵盖了临床护理、家庭护理和社区护理岗位需求。学习情境教学内容的设计是基于临床内科护理岗位工作过程和工作任务来设置。在教学内容要求方面，内科护理理论知识与护士执业资格认证考试大纲对接，技能培养与临床内科护理技能操作需要对接。

　　内科疾病患者从入院求诊、住院治疗到病情缓解出院乃至康复的全过程中，需要接受内科病房护士的各种护理活动，按护理程序可将其归纳为接诊、评估和护理患者这一项大的工作任务。该任务按工作过程系统化分解，完成这些任务需要的

知识、能力和素质要求制定如下(见表 4-1):

表 4-1 基于内科护理岗位工作任务的职业能力定位

学习领域	内科护理工作任务	完成典型工作任务需要的职业能力				
		知识	能力	素质	依据	达到标准
内科八大系统疾病患者的护理	内科患者来诊,请按护理程序,接诊、评估、护理患者。任务分解: 1. 进行护理资料采集 2. 进行护理体查 3. 提出患者存在的护理问题 4. 对患者实施药疗 5. 对患者进行健康教育(包括疾病知识、饮食、功能示教、用药护理指导) 6. 对患者实施内科护理技术操作 7. 动态观察患者病情 8. 按医疗病历规范完成护理记录及护士交班报告,患者病历护理资料内容应完整、正确	掌握内科常见疾病的护理知识、方法和临床护理特点,学习疾病临床表现、护理问题、护理措施和健康指导内容,熟悉内科患者的病例分析方法和步骤	① 具备收集患者健康资料的能力。 ② 具备及时发现患者现存的和潜在的护理问题的能力。 ③ 具备对患者进行病情监测和观察的能力。 ④ 具备诊疗和护理内科患者所需的临床常用医疗仪器、设备的使用能力。 ⑤ 具备护理患者所需的内科护理技术操作的能力。 ⑥ 具备配合医师参与救护内科常见、多发病患者的能力。 ⑦ 具备对内科患者及家属、社区进行健康教育的能力。	在整个护理工作活动中: ① 养成科学的思维方式,体现出一定的临床思维素养,即初步的临床分析与判断能力。 ② 医护沟通、护患沟通能力。 ③ 良好的护理人文素质与修养及慎独精神	● 护理行业标准 ● 广东省医疗病历书写规范第六章:护理文书要求	国家执业护士资格认证要求

《内科护理》课程教学根据以上内科病房岗位护理标准,突出过程性知识为主、陈述性知识为辅,融合护士执业行业标准,实施理论实践一体化教学。

第三节 教学内容组织

基于内科护理岗位要求,以工作过程的护理任务为主线,采用任务驱动与项目导向相结合的设计方法组织教学内容。具体是：将对内科典型疾病患者的护理工作归纳为 8 个工作任务，再进行工作过程的任务分解，共分解为 14 个小任务。以这些任务为线索，将关于内科常见、多发的典型疾病患者的护理知识，按内科科室分布转化为八大行动领域，并按人体 8 个系统的生理规律构建学习领域。对每个典型疾病患者的护理专业知识与专业实践知识的学习，都以内科护理的真实病例展开，并做了相应的学时分配。每一个学习情境的教学都详细设计了工学结合的教学方式。学习环境在医院真实的工作环境或构建模拟情境，所有情境项目的学习全部实施一体化教学：示教室讲解理论知识，技能实训室同步情境体验，或与课间医院见习同步实践来展开，采取案例教学、床边教学、情境教学、角色扮演等教学方法，实施一体化教学。

工作过程系统化教学实施时从 1～2 项子任务开始，工作任务逐渐增加，从简单到复杂，从单一到综合。逐步锻炼学生的综合技能。

教学内容设计、教学内容组织与安排见表 1－4（教学环境与教学方法简介见"工学交替说明"栏）。

内科护理每一个学习子领域又为一个课程单元，共 8 个课程单元的学习。其中 8 个模拟救护学习情境项目任务实践教学活动设计如表 1－5 所示。

利用智能模拟人虚拟培训系统，进行综合模拟救护的学习情境教学活动是我们创新性开发的情境实践教学内容。每个模拟救护理工作任务活动场景、活动内容与步骤都做了精心设计，并制定了详细的知识与技能要求（详见课程学习情境设计）。

以上教学内容的教学环节安排遵循"一主线、五步骤、两对接、社区延伸"的原则。"一主线"：以培养学生职业技术应用为主线；"五步骤"：以认知实践、校内实训、校外实践（医院见习）、综合模拟救护实训、毕业顶岗实习来加强内科护理专业技术应用能力训练，五步骤教学从简单到复杂、从单一到综合，逐步培养学生的综合技能；"两对接"：专业知识与专业实践知识考试与护理执业资格考试对接、课程技能考核与临床内科护理技能操作需要对接；并在五步骤中穿插健康促进技能训练，从而将健康知识延伸给个人、家庭、社区。

（1）认知实践：内科护理认知实践主要通过暑期到医院进行为期两周的预见习来完成。学生分布在内科各科室，跟随带教老师了解内科疾病特点、护理要点等。

（2）校内实训：教学做一体化教学活动中教师现场示范对内科患者的整体护理工作。学生根据实训安排和自己技能掌握情况在全天候开放的实训室进行演练，教师轮流值班指导。主要采取"角色体验""内科疾病案例教学""内科护理工作情境剧展示""内科护理专题研讨"等方式进行。

（3）校外实践（医院见习）：医院见习内科各科室患者的护理内容。要求学生在教师指导下依照护理程序,汇报护理病历、评估患者、口述或书面总结护理诊断及护理计划,对内科患者进行治疗护理和健康教育。学生分组完成以上工作过程中各项任务。

(4) 综合模拟救护实训为顶岗实习前的强化训练阶段,教学方式利用智能模拟人及其虚拟培训系统,创设出模拟患者与临床救护情境,以真实的临床工作任务为载体,布置工作任务,要求学生小组完成对内科模拟患者的护理资料采集、护理体查、治疗护理及病情变化的配合救护工作,从而缩短护生临床实习的适应期。学生可根据授课计划安排和自身技能掌握情况选择考核的时间和项目。

(5) 顶岗实习:学生必须在医院兼职教师指导下,独立完成对内科患者的整体护理全过程。具备病情观察、应急处理与综合分析能力。

其中,认知实践增加感性,校内实训形成技能,综合模拟救护实训提升能力、医院见习、顶岗实习实践职业体验。实践 3 年不断线。通过以上五步骤进阶学习,逐步将对学生单一的能力培养形成内科整体护理综合实务能力的培养。

课程教学全程采用任务驱动与项目导向相结合的设计,临床情境模拟与医院护理实践相辅助的教学,医教相长、校企(院)一体、教学做一体化的方法,以及知识-能力-态度相结合的考核,以加强学生能力培养,强化学生的职业意识,培养护生运用理论知识解决内科患者实际问题的能力。

第四节 教学方法

一、尝试实践教学法夯实学生的专科护理技能

在学习专科技能过程中,传统的"教师演示、学生模仿"的教学模式比较枯燥,难以激发学生的兴趣和培养自主学习能力。因此,我们采用"尝试实践教学法"来提高学生的自学能力。具体分 5 个步骤:提出尝试实践目标→学生自学→学生尝试实践练习→学生讨论→教师讲解小结。

二、案例讨论教学法培养学生的临床思维能力

个案讨论教学法可加强临床思维,使护生将概念和理论运用于实践、促进问题解决、决策制定和批判性思维能力发展,为临床见习和顶岗实习作准备。搜集医院的真实病历,根据课程标准和学生个性特点,选择内科临床常见病、多发病中相对

典型、难度适中、资料齐全的病历;组织学生按护理程序讨论对患者的护理,提高其整体护理能力。讨论结果在课程网站的"案例讨论"中展示。个案法学习促使护生将理论知识运用到负责的具体情形中,为他们提供了大量思考的经历和经验,为他们在未来护理实践中能够为患者解决实际问题打下基础。如以下真实临床案例:

病案:肝硬化病例

患者,男,43 岁,因反复肝区不适 8 年,黑便 3 天入院。

8 年前因肝区不适、黄疸诊断为急性乙型肝炎,经治疗后缓解,但多年来常有转氨酶增高,经治疗可正常。近 1 年来自觉食欲缺乏、腹胀,偶有下肢水肿和牙龈出血,大便稀溏。近 3 天自觉恶心并解黑便,共 6 次,每次量约 100~200 g,便后觉心慌、头晕。

查体:T 37.6℃,P 94 次/min,BP 106/72 mmHg。贫血貌,肝掌,颈前可见 3 个蜘蛛痣,巩膜轻度黄染,心肺(一),腹部膨隆,左下腹压痛(+),无明显反跳痛,肝未及,脾肋下 3 cm,移动性浊音(+),下肢轻度凹陷性水肿。

实验室检查:血常规:Hb 76 g/L, WBC $3.6×10^{12}$/L, PLT $60×10^{12}$/L, ALT 106 IU/L, AST 80 IU/L, TP 68 g/L, A 31 g/L, G 37 g/L, K^+ 3.2 mmol/L, Na^+ 136 mmol/L, Cl^- 97 mmol/L, HBsAg(+), HBeAg(+), AFP 230 μg/L。

B 超检查:肝脏缩小,肝缘呈锯齿状,肝裂增宽,脾肋下 3 cm。

要求:请写出患者的护理问题及依据。

病例分析结果展示

病例三:患者,男,43 岁,因反复肝区不适 8 年,黑便 3 天入院。

第 4 小组

成员:7 人

任务:病案分析,提出患者的护理问题,制定整体护理方案。

1. 该患者的护理诊断

(1)体液过多:与门静脉高压、血浆胶体渗透压低、钠水潴留有关。

(2)有体液不足的危险:与上消化道出血及液体摄入量不足有关。

（3）营养失调：低于机体需要量，与厌食，蛋白质、脂肪、糖代谢受损，维生素 A、维生素 C、维生素 D、维生素 E、维生素 K 储存受损有关。

（4）活动无耐力：与卧床休息、缺乏能量、腹水导致的呼吸功能改变有关。

（5）有皮肤完整性受损的危险：与黄疸、水肿、腹水引起的瘙痒有关。

2. 整体护理措施

（1）Ⅰ级护理，遵医嘱观察病情及生命体征。

（2）饮食护理：高热量、高蛋白（植物蛋白为主，血氨偏高者限制蛋白摄入）、高维生素、易消化饮食进食，避免损伤血管，必要时进行营养支持（必需氨基酸、白蛋白、脂肪乳等）。

（3）限钠、限水（钠盐<2.0 g，液体入量<1 000 ml），记录 24 h 液体出入量。

（4）做好体液过多的护理。

√ 卧位：轻度腹水取平卧位，大量腹水取半卧位。

√ 避免腹内压剧增。

三、情境模拟教学培养学生的综合护理能力

（1）"角色体验""真实疾病的案例教学"、医院床旁情境教学、"内科护理工作情境剧表演""内科护理知识与活动专题研讨"等多种形式。

（2）综合模拟救护项目教学：利用虚拟培训系统——智能模拟人系统及其软件，创造模拟患者及救护环境，安排学生完成对典型内科疾病模拟患者的护理任务。学生完成护理任务按护理程序的工作过程进行。学生做主体，教师设疑、提示、引导、评价、纠错、示范。共 8 个项目救护任务。

所有情境的教学活动均安排在配备多媒体现代教学设备和拥有各类仿真、模拟教具及设备的护理综合技能实训中心以及医院环境，实现"教、学、做"互动和理论与实践一体化。情境教学以教师布置各学习领域的工作任务（为临床真实的患者病例资料）为切入点，采用小组讨论式教学。校内实训穿插利用仿真模拟设备的情境模拟训练。教学活动中突出"以学生为中心、教师为指导"的自主学习特点，鼓励学习自我思考、查阅解决问题所需的相关知识并动

手参与完成任务所需进行的技能实践。"边理论、边实践",务求使学生在实践中加深对理论知识的理解,并引导学生一步步运用所学知识完成项目任务。教学中邀请兼职教师现场验证,与校内专职教师共同指导。同时增加安排校外真实患者的服务实践项目(医院临床见习),进一步锻炼学生的临床思维与护理综合实践能力,加强学生的职业实践体验。利用智能模拟人及其虚拟培训系统进行内科患者的整体护理技能训练的模拟救护项目教学用于顶岗实习前的强化。第三学年校外医院大内科各系统病室临床带教护士与学生一对一比例的顶岗实习,实现"零距离"上岗,使学生"学习在就业岗位上,就业于学习环境中"。

　　强调内科护理技能实践的"教、学、做"一体化课程教学活动掠影(见图4-18~图4-21):

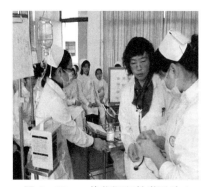
图4-18　一体化课程教学活动1

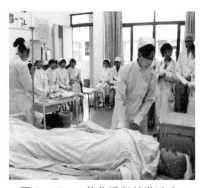
图4-19　一体化课程教学活动2

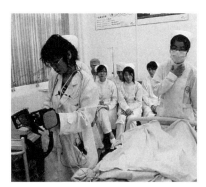
图4-20　一体化课程教学活动3

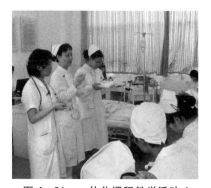
图4-21　一体化课程教学活动4

　　内科护理情境剧活动(见图4-22~图4-25):

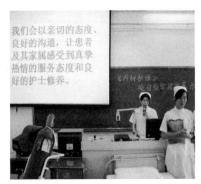

图 4-22　内科护理情境剧活动 1

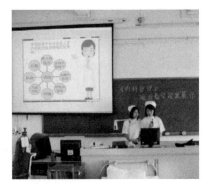

图 4-23　内科护理情境剧活动 2

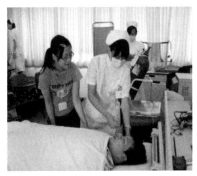

图 4-24　内科护理情境剧活动 3

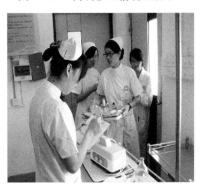

图 4-25　内科护理情境剧活动 4

四、项目导向式的课间见习搭建理论与实践转换的平台

本着工学结合的原则,高度重视学生校内学习与实际工作的一致性。第二学期暑期安排为期 2 周的预见习,内科护理专业课程教学中穿插临床见习。制定严格的课间临床见习制度,发放见习指导手册和见习报告:①在医院由教学医院的带教教师和学校任课教师根据课间见习计划进行安排;②每次课间见习前,任课教师进行集体备课,准备临床病例,争得患者的配合;③每次见习后学生根据临床患者的评估、诊断、护理措施等护理程序写出见习实训报告,批阅、总结(见图 4-26～图 4-28)。

五、任务驱动式的课外活动提高学生解决实际问题的能力

广泛开展课外实践活动,比如为社区医疗机构慢性内科疾病患者做健康宣教,提高学生解决实际问题的能力。首先将具体任务布置给学生,这样在提出实际问题后,学生在任务驱动下运用课堂所学去分析问题,设计如何解决问题,学会活学

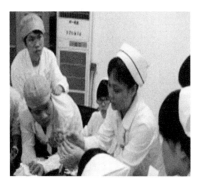

图 4 - 26　校外实践 3

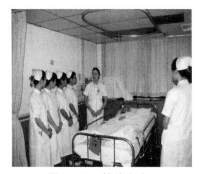

图 4 - 27　校外实践 4

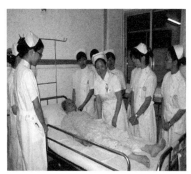

图 4 - 28　校外实践 5

活用。实践证明,学生的积极性得到充分的发挥,与他人沟通协作的能力得到提高,培养了护生的职业情感,同时也创造了良好的社会效应。同时,充分利用每年1次的"5.12"国际护士节活动,举行护理技能比赛,引导、督促学生学习、复习涉及的内科专业知识、专业实践知识及护理技术。

六、顶岗实习实现学生技能水平与岗位要求的对接

顶岗实习或毕业实习是本课程教学中一个极其重要的环节,内科顶岗时间 20周,在护理系校外实训基地,护生把学习和演练过的知识转化到真实的护理场景中,为真实的患者实施整体护理服务,进一步提升了专业素质,锻炼了临床工作能力(见图 4 - 29～图 4 - 31)。

七、改革课程评价体系,构建以客观结构化临床技能多站式考试(OSCE)为中心的考核方式

建立多方位考察、全面评价、基于内科护理实践工作过程,以校内课程专任教

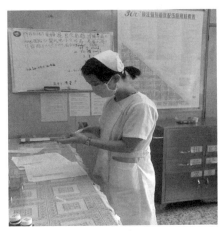

图4-29 顶岗实习1

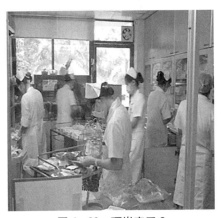

图4-30 顶岗实习2

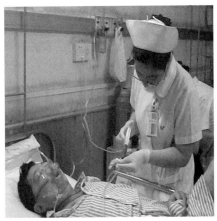

图4-31 顶岗实习3

师考核为主、医院护理技术骨干参与评价、学生自我学习评价等为特征的多元化考核评估模式。采用"态度-知识-技能"三位一体的评价方法,对学生进行全面综合的考评,促进学生对自身职业素养的全面关注。

内科护理活动实践工作过程的多站式考核内容涉及汇报病历、护理体检、提出护理措施、进行内科专科护理操作、健康宣教和相关理论知识提问等。利用标准化(SP)患者的OSCE考试是目前国家执业护士资格认证实践技能考试的主要模式。该法先进、实用,能够更为公平地反映医务人员的临床实践综合能力。

工作过程化考核由学生项目组自我评价(占20%)、工作任务执行过程考查

（占 50%）、病例背景知识问答（该项考核在情境模拟场景教学活动过程中进行，占
20%）、项目报告活页及护理文书书写质量（占 20%）4 部分组成，满分 100 分。课
程组制定了工作过程执行情况评分标准（见表 1－6）和各工作任务完成质量评价细
化表（见表 1－7）。护理文书书写质量评价以《广东省病历书写规范》为依据，全面
考核学生工作任务完成的全过程、护理工作实施的成果以及其中表现的职业核心
能力和关键能力。

第五节　教学手段

课程教学全程使用以多媒体技术为主的现代化护理教学网络体系进行一体化教学。

充分发挥运用现代教育技术，发挥网络资源开放性、交互性优势，为学生提供
海量的教学资源，并建立答疑讨论（课程论坛）师生互动平台，解决学生在自主学习
过程中遇到的问题。

情境模拟救护的项目教学运用医学模拟教育方法，借助先进的智能模拟人及
其虚拟培训系统，创设各种内科典型病例，模拟临床救护的护理活动，强化培养学
生综合实践技能，是当前国内先进的教学技术手段。

生理驱动型智能模拟人可以真实模拟出患者的各种生命体征、病理生理特
征，模拟出各种临床病例，表现出符合临床逻辑的体征，并可以与临床真实的监
护仪器、设备如心电监护仪、除颤起搏仪相连接，显示生理参数，对学生的救护措
施做出真实、实时的反应，从而模拟临床疾病演变的过程。自 05 年起课程组即
着手进行模拟病例开发和研究，应用于内科护理教学已两年，取得了较为丰富的
经验。运用综合模拟人进行病例编辑时，可通过设置相应的参数，使得患者的
"病情"在抢救和护理过程中不断变化，学生根据病情变化的需要，运用已学内
科护理理论知识和护理技能，为患者提供相应的护理措施。情境模拟救护教
学的创新点体现在：①训练真实性。通过模拟场景、模拟病房、模拟患者等贴
近临床真实情境的方式，实现理论与实践教学的有机结合。②病例多样性。
只要教师对病例编辑软件使用熟练，临床经验丰富，可根据教学目的创设出各
种"真实"的病例用于训练学生护理技能。③患者安全性。学生在训练中可能
出错，但是对模拟人担任的"患者"不会造成伤害。④过程可控性。学生训练
过程中可以随时暂停，对某一现象提出疑问，由教师解答，教师也可以针对学
生的某一操作进行指导和纠正。⑤操作重复性。学生可以针对一个手法技
艺，在模拟患者身上练习无数次，直到手法纯熟、规范为止。⑥团队合作性。

临床各项治疗和护理操作,均需医护人员密切合作,训练中培养了学生团队协作区精神。

实训基地模拟实训室的生理驱动型智能模拟人(见图4-32~图4-32):

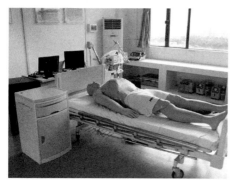
图4-32 智能模拟人1

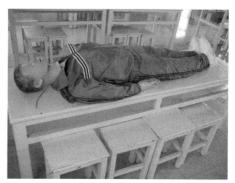
图4-33 智能模拟人2

《内科护理》课程组利用智能模拟人虚拟培训系统,创新性地开发了综合模拟救护的项目教学内容。目前已开发的项目有:支气管哮喘患者的护理、COPD并呼吸衰竭患者的护理、重症肺炎并感染性休克患者的护理、慢性心力衰竭并急性肺水肿患者的护理、不稳定型心绞痛并心搏骤停患者的护理、急性心肌梗死患者的护理、上消化道出血并失血性休克患者的护理以及糖尿病酮症酸中毒患者的护理,共8个项目,完成的项目有7个。每个模拟救护项目的任务活动场景、活动内容与步骤都做了精心设计,教学内容安排与教学活动完全按照内科护理八大岗位工作任务来展开,并就每一个项目任务制定了详细的知识与技能要求。

经过多年的经验积累,从教学实践效果来看,这种先进的模拟救护教学方式在综合训练学生临床思维能力、病情观察能力、应急应变能力、团队协作能力、组织管理、护患交流沟通能力等综合素质和综合能力方面,有着传统教学无可比拟的优势。这种情境模拟救护教学形式新颖、趣味性强,挑战性大,学生反响热烈,学习、探索的积极性、主动性明显增强,教学效果大大提高。

护理学生对模拟救护项目教学的评价(见表4-2~表4-3):

表4-2 教学评价1——救护模拟项目教学问卷调查结果

和传统教学模式相比,我们开设的这种突出工作过程的情境构建和病情模拟项目教学有哪些优点?请描述你参与这种教学的感受。
共回收主观答案56份,详情如下:

（续表）

1	教学模式生动,让学生能通过模拟教学留下深刻印象
2	锻炼临床思维和病情分析能力,护理技术性操作的能力,医患沟通、护患沟通能力,医务人员之间的团队协作能力
3	能够让同学们清晰地看到医院里急救的情况,增加实践机会和动手能力
4	能使我们从相似情景下开展工作,更好地了解这名患者在临床我们该怎样处理,为我们准备到实习去,打下坚实的基础。譬如说一开始上内科的时候,我觉得很难学哦,因为这个科特别是要有耐性才行的,一个病历中会出现很多并发症,所以重要的是要观察病情,及时报告医生和对症处理。在实施护理措施中,我们要根据医嘱来进行和判断护理措施该怎样进行,这样的话,我就很清楚地了解这个复杂的病了
5	师生互动好,救护患者的环境气氛真实,能提高我们的临床思维和病情分析能力
6	能让学生认识都护理人员在救护过程里也是一个很重要的角色
7	不会让学生觉得乏味,带动学生学习的积极性
8	让学生了解到临床护理操作的重要性,也明白时间的紧迫感
9	①较真实的模拟场景,是我们对工作有一定的了解;②从模拟人身上可以看到相应病的特征,有利于我们理解书本知识,加深印象
10	可以把理论联系到实际操作中,将理论具体实际化,可以调动到学生的临床抢救意识
11	场面生动逼真,救护患者的环境气氛真实,在学习当中还能加强同学间团体合作精神
12	能够更加留下深刻的印象,教学效果比较好,锻炼出突发处理的应急能力,比较生动和真实,学会随时应急的能力
13	模拟的每个病例都比较好,能够活跃课堂气氛,促进师生们的互动,使同学发挥积极性,经过分析解决问题,能及时地发现同学的弱点

表4-3 教学评价2

42	通过这门实训课,大大提高了我的护理技术性操作的能力,医患沟通、护患沟通能力和医务人员之间的团队协合能力
43	通过这门实训课,大大提高了我的护理技术性操作的能力,医务人员之间的团队协合能力和医患沟通、护患沟通能力
44	①使我们能够更好地感受急救时的氛围;②能够很好地加深我们对该病的认识。
45	灵活运用头脑,能够有空间发挥自己的技术和掌握的知识

(续表)

46	情景真实
47	可以训练医护间的工作配合,同学的反应能力,能让同学初步认识到临床的程序
48	与临床护理实践工作相似,如临床情景模拟
49	比传统教学有真实感,觉得在这门课中自己的知识比临床中所要求掌握的相差很大
50	实用性强
51	优点在于情境模拟跟临床上接诊患者、护理患者和抢救患者很相似。给人的感受到护理患者要做到认真,细致。在护理当中要多和患者沟通,观察病情。抢救时要做到临危不乱
52	优点:能提前适应熟悉一下临床的实际情况;师生关系能够更好地互动,使同学更加团结;同时巩固之前的理论学习,加强了技术操作。感受:觉得自己似乎身临其境,但是似乎觉得临床上进行实际急救的时候没有那么多同事配合,觉得有些假(但我明白现在是为了更好地培训我们)。通过学习,可以温故而知新,掌握不少知识,对即将实习的我们帮助很大,做了心理准备,感觉很好
53	加强学生的动手能力和临床分析思维
54	在课堂中,发现理论与实际不但要结合,更培养了工作中的应变能力。其中对平时的课堂知识不但巩固了,而且还懂得了灵活地运用。不错
55	强化我们的临床思维和病情分析能力,对病情的应急方面有了相关的知识,同时又使我们明白到医务人员之间的团队协合能力的重要性和我们自身护理技术操作的不足
56	锻炼了我们的临床思维和分析能力,与基础护理紧密联系,为我们到临床工作奠下基础

第六节　网络教学环境

一、课程网络教学平台资源丰富,并不断更新(见表4-4)

表4-4　课程资源上网栏目及资源内容

基本课程资源		特色资源	
栏目	主要内容说明	栏目	主要内容说明
课程标准	课程性质、教学目标、课程设计、教学内容及安排、教学活动、手段与方法、考核评价等	岗位需求	顺德及周边地区的岗位需求分析与调查

（续表）

基本课程资源		特　色　资　源	
栏目	主要内容说明	栏目	主要内容说明
电子课件	理论课授课内容	行业标准	护理与法（中国护理发展规划纲要、护士条例、护理制度、护士岗位职责、医疗事故分级标准与处理条例）
图片资源	内科各大系统疾病图片		职业规范（护士职业道德规范）
教学动画库	疾病知识 flash 动画	模拟救护	活动导航
教学视频库	内科护理技术操作视频		实施指南
			技能要求
案例讨论	临床病例分析资源库，训练临床思维		项目考核
实训在线	教师反馈（实训报告分析、医院见习印象、见习报告讨论等）		项目任务（8 个项目的学习情境设计与内容）
	成果展示（专题研讨、情境剧成果等）	资格考试	考试大纲、报名条件、题型说明、模拟试卷与真题库
顶岗实习	实习指南（实习计划、实习大纲、毕业设计）		
	成果展示（护理病历、实习成果报告等）	项目活动录像	8 个项目模拟救护活动录像、情境剧演示活动录像、专题研讨报告录像等
自测习题	各章节习题与答案、考试备战题执业护士资格考试模拟题		
授课教案	授课内容与环节安排		
参考书籍	推荐参考的护理书籍		
护理网站	常用护理网站		
课程论坛	在线讨论、辅导答疑区		

　　开放、交互式网络教学平台可使教学互动突破时间、空间的限制；海量课程资源，可以实现老师对学生进行点对点的网络教学，能有效帮助学生自主学习、完成学习项目，并展开扩充性学习。

二、网络教学运行机制良好

　　学院网络教学环境良好，本课程依托校园网系统及学院网络中心的支持，正建立起逐步完善的网络教学环境,并在教学实践中发挥积极有效的作用。近年来,学院已投资1亿多元用于校园网和各种实验室、电脑室和多媒体教室的建设,在学校宽带信息网络的支持下,除学院信息中心内配有完善的网络设备外,所有教室、办公室和学生宿舍都接通了宽带网。

第七节　教学资源开放形式

护理专业顶岗实习历来都是"一对一"的带教方式,学生跟随临床带教老师值班轮班,完成对真实患者的各项护理工作。这种直接在患者身上的护理实践不允许出现差错,对于毫无临床经验的护生而言,难度高、压力大。针对这一现状,课程组专、兼职教师共同开发了岗位工作任务引领的综合模拟救护实训强化项目。这种临床情境模拟救护教学是以智能模拟人及其虚拟培训系统为依托,在校内实训基地模拟病房创设临床真实情境,要求学生对内科模拟患者实施整体护理工作的新型教学。依据多年的模拟教学研究经验,以先期教学研发出版的《临床情境模拟教程》自编教材作为综合模拟救护实训的指导教材,已完成的7个项目任务学习情境设计活页(分学生用活页与教师用活页两部分),完全以内科护理工作过程任务为主线编排,兼顾知识、技能、态度的考核,按照资讯、决策、计划、实施、检查、评价六步骤开展教学活动,在每一届大二学生实践教学中开展。由于教学形式十分新颖,教学内容与临床实践结合紧密,深受学生欢迎(见图4-34)。

课程网站教学资源丰富,包括课程标准、电子课件、图片资源、教学动画库、教学视频库、实训在线、顶岗实习、案例讨论、自测习题、资格考试、课程论坛等主要教学资源(见表4-4)。其中电子课件为理论授课的教学内容,已全部上网,方便学生研究性学习;图片资源提供各大系统疾病的相关知识图片;教学动画库通过虚拟、生动的flash动画展示抽象的教学内容,帮助学生直观理解每个学习领域的各类疾病知识;教学视频库上传了内科护理技术和急救护理技术操作视频,帮助学生模拟演练,并提供了内科诊疗技术操作视频作为拓展内容,增强学生对内科临床救护工作的理解;实训在线包括实践指导书、实训报告、见习报告、情境剧指南和内科护理专题研讨指南等;顶岗实习包括实习计划、实习大纲、毕业设计等;案例讨论提供《内科护理》教材课后病例分析与答案(只在学生提交作业后开放),以及教师长期临床实践中搜集的真实案例,训练学生的临床思维能力;自测习题有各章节习题及答案、考试备战题及考试模拟题,方便学生复习并及时消化所学知识。由于近年国

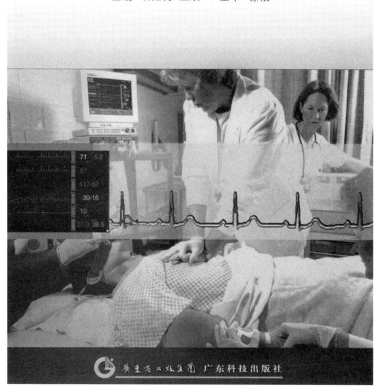

图 4-34 《临床情景模拟教程》自编教材

家卫生部对于护士执业资格认证考试的报名条件进行了改革,明确指出"全日制高等学校护理专科学历的,毕业当年可以申请参加护士执业资格考试",因此内科护理课程理论知识考点完全按最新颁布的护士执业资格考试大纲设计,主要选用模拟题与历年真题,实现内科专业知识、专业实践知识与资格考试对接;资格考试栏目为学生提供了考试大纲、报名条件、题型说明、模拟试卷与真题库,帮助学生有针对性地复习、强化(见图 4-35、图 4-36)。

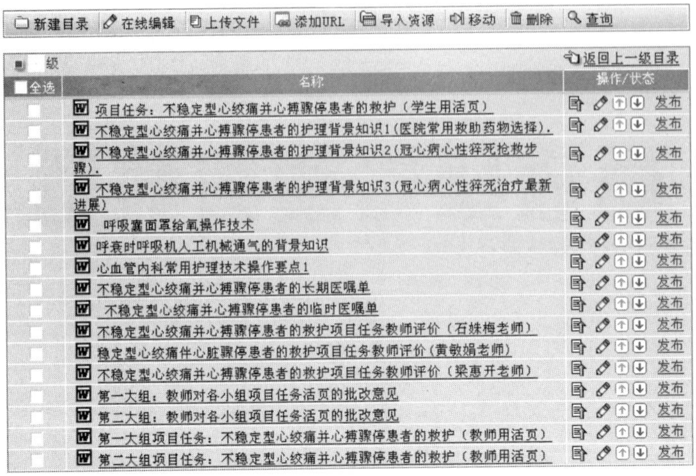

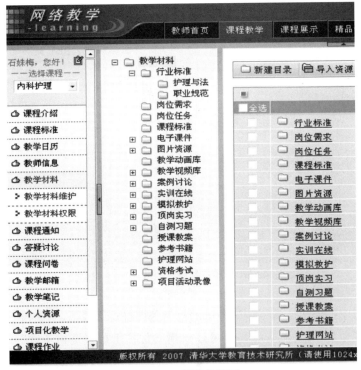

图4-35 课程网站教学资源

图4-36 课程资源图

　　作为一个基于内科护理岗位工作任务的特色网站,在课程资源中我们增设了护理岗位需求(结合学院立足地方的办学理念,主要针对顺德及周边地区的岗位需求进行了分析与调查),分析学生最关心的就业形势与现状;行业标准包括护理与法(中国护理发展规划纲要、护士条例、护理制度、护士岗位职责、医疗事故分级标准与处理条例)和职业规范,规范学生的职业意识;岗位任务剖析了内科护理岗位工作任务及其所需的职业能力、具备这些职业能力所需要学习的知识以及学习这些知识的情境教学内容与学时安排。特色资源中模拟救护详细展示了综合模拟实践演练的八大项目,设置了活动导航、实施指南、技能要求、项目考核,引导学生完成项目任务。每个项目任务中包涵学生活页、疾病背景知识、涉及的技能操作要点,提供医师的医嘱单及模拟病例资料,以及项目救护活动中专、兼职教师对学生小组工作任务执行过程中的表现评价、活页批改与护理文书质量评价和教师用活页参考(教师活页仅在任务完成后上传)。学生活页中对学生小组具体工作任务进行了周密布置,完全按照临床内科护理岗位要求,学生对内科模拟患者实施护理活动,并完成相应护理文书,教师采取多元化考核。每个项目拍摄任务活动录像,在当天及时上传到网络课程项目活动录像相应项目包中,帮助学生回顾性学习,作好自我评价。

第八节 校内外实训环境

一、校内实训条件

实施一体化教学与工学结合的重要实践场所所需的校内实训条件至少具备以下几个方面。

1. 高度仿真的校内实训基地,设备先进、功能齐全,满足教学需求

实训基地建有处于国内领先水平的高仿真模拟病房,实训室模仿医院环境,主要的现代教学实训设备应包括智能模拟人及软件、功能齐备而先进的多功能护理人、多功能模拟监护仪、呼吸功能监护仪、呼吸机、输液泵、心电监护仪、心脏起搏与电复律器、心电图机及其他常用医疗设备等,形成仿真的职业环境,有效满足与实际工作环境相一致的要求。

以多媒体技术为主的现代化护理教学网络体系,配有多套摄像监控系统,以示教室与护理办公室为主控室,在每个实训室装有电视机、摄像机等,建立了教学合一的新型课堂。老师利用多媒体设备和教学软件进行理论讲授、借助声、文、图画、实物的诸多组合运用,使课堂教学变抽象为具体,变单调为生动。学生在实训室根据课堂讲授、课件演示、老师实训示教,进行模拟演练、角色演练、情境剧展示等。

摄像监控系统能录制上课的全过程,主要用于录制学生集体抢救的过程,然后进行回放分析,让学生从自己的错误中学习。该环境应使教师和学生可根据教学进度,在护理示教室与实训室完成护理技能示教、练习及考核,以便充分满足依据实际工作情境组织教学活动的要求。

以多媒体技术为主的护理教学网络体系——摄像监控系统(见图4-37):

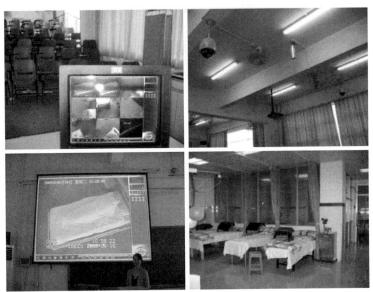

图4-37 以多媒体技术为主的护理教学网络体系

2. 智能模拟人及其虚拟培训系统创设临床病例,是综合模拟救护项目教学的主要依托

生理驱动型智能模拟人可以真实模拟出患者的各种生命体征和病理生理特征,模拟出各种临床病例,表现出符合临床逻辑的体征,并可以与临床真实的监护仪器、设备如心电监护仪、除颤起搏仪相连接,显示生理参数,对学生的救护措施做出真实、实时的反应,从而模拟临床疾病演变的过程。智能模拟人及其虚拟培训系统连接医疗仪器设备,营造出如真实临床环境的紧迫氛围;让临床上转瞬即逝的患者救护现场得以重现,为课程教学提供无风险操作环境。智能模拟人的真实感甚至让学生在救护配合失败导致模型人"死亡"时,自觉感受到沮丧和悲伤。运用综合模拟人进行病例编辑时,可通过设置相应的参数,使得患者的"病情"在抢救和护理过程中不断变化,学生根据病情变化的需要,运用已学内科护理理论知识和技能为患者提供相应的护理措施。引入医学模拟教育,依托智能模拟人培训系统的实训资源优势,可使情境模拟救护的项目教学独具特色。

生理驱动的智能模拟人虚拟培训系统、心律失常模拟系统、综合模拟人(见图4-38):

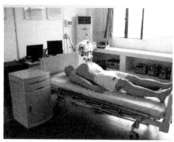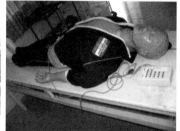

智能模拟人——可开发模拟上百种病例　　综合模拟人——心律失常模拟系统

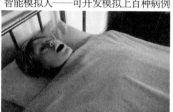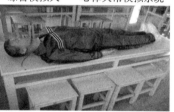

综合模拟人——可提供训练各种护理技能

图4-38　生理驱动的智能模拟人虚拟培训系统

3. 实训室整学期全天候开放,学生随时可以进行技能训练

校内实训基地所有实验实训室整学期全天候开放,专职教师轮流排班外,1~2名实验辅助教师全程为学生课间、课后实践活动服务。单项技能训练不受时间限制,学生可在实训室反复演练。对于综合技能的项目任务,学生项目组在项目方案通过教师审核后,亦可在实训室开展课后项目实践(见图4-39)。

4. 面向社会开放

校内实训基地高水平的仿真环境和设备以及门诊部功能齐全的科室设置,除能满足本课程的教学需要外,还与其他医学专业资源共享,为基地开展社会服务提供优良的平台。依托这一平台,可为社会提供在职人员的继续教育培训的各项服务。

二、校外实践环境

1. 严密、管理规范、指导到位的校外实训基地网络,良好的工学结合育人环境

将护理人才培养计划与方案形成一套较为成熟的工学结合培养机制。

供课程实践教学使用的校外实训基地需丰富、多样化,以便提供整体医疗、教

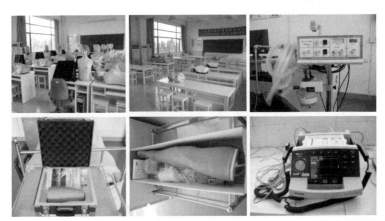

图4-39 仿真实训环境模拟病房,可训练护理技术的各类仿真模型与救护设备

学水平高的实践教学环境。一般由技术力量雄厚的综合性医院、社区医院承担,医院性质涵盖专科医院等组成,以便为学生的工学结合、专业见习、顶岗实习提供良好的平台。

与校外医院实践单位开展订单式培养合作项目,对强调工学结合一体化、突出实践能力的高技能专才培养有良好的示范作用,并提供就业一条龙流水线服务。

2. 实训基地形成一套规范、严密、可行的实习生带教机制

(1)**组织严密**:严密的组织以保证完成实践教学计划,组成以院长、主管护理的副院长亲自负责、护理部主任具体执行的领导小组,大科室和各科室护士长担任带教组长,若干资深护士担任带教老师。

(2)**管理规范**:实行"三位一体"的管理模式,即学校专业、实训基地和实习学生共同参与管理。协助或共同与校外实训基地制定严格的管理制度。学校按教学要求制定实习计划、实习大纲、实习内容、考核项目,医院根据以上资料制定实习生轮科计划。学生必须完成实习并取得相应成绩。

(3)**执行有力**:严格挑选有一定学历职称、带教经验丰富、师德师风好的护理人员担任带教教师,达到一对一的师傅带徒弟的带教方式。做到入科有宣教、科内有操作和理论讲解、出科有考核。

(4)**监督到位**:各个校外实训基地均设有护生实习监督考核小组,定期对各科带教情况进行检查,对实习生定期或不定期抽考操作技术。

(5)**考核全面**:不仅考核操作,还考核理论;不仅考核技术,还考核职业素质;不仅考核结果,还考核过程。如素质方面的考核包括:热爱护理工作,在实习中表现勤奋刻苦;工作积极严谨,查对意识强;微笑服务,态度热情,受到患者欢迎;尊重老师,主动与老师交流;上课、护理查房积极发言,做好笔记等。

（6）**反馈及时**：每年定期或不定期举行 2～3 次校院联席会议，及时交换校院双方对实践教学的建议，就教学管理、实施中遇到的问题并商讨问题，提出解决对策。

第九节　教学特色与创新

一、任务引领型为主体的课程体系

以培养高技能人才和满足护理岗位及岗位（群）任职要求为目标，《内科护理》课程紧密联系临床一线，由行业专家（含课程组兼职教师）和一线教师共同分析护理岗位典型工作任务，构建了任务引领型为主体的课程体系。课程组将对内科典型疾病患者的护理工作归纳为 8 个工作任务，再进行工作过程的任务分解，共分解为 14 个小任务。以这些任务为线索，将对内科临床常见、多发的典型疾病患者的护理知识，按内科科室分布转化为八大行动领域，并按人体 8 个系统的生理规律构建学习领域。对每个典型疾病患者的护理专业知识与专业实践知识的学习，都以内科护理的真实病例展开，创设学习情境，实施模拟救护或医院床旁情境教学。解决了课程内容与岗位工作之间脱节的问题，实现了学习内容由学科性向职业性的转变。

二、形成"以内科岗位护理工作实践为主线"的教学模式

《内科护理》课程重视内科护理实践教学与内科岗位实际护理工作的一致性，课程教学全部采用"教、学、做"互动和理论与实践一体化，实践教学环节通过认知实践→校内实训→校外实践（医院见习）→综合模拟救护→医院顶岗实习"五步骤"环节来进行工学交替式学习，加强护理内科护理专业技术应用能力。认知实践通过暑期医院预见习，学生分布在内科各科室，跟随带教老师了解内科疾病特点、护理工作内容等；校内实训中教师进行"内科疾病案例教学"，现场示范如何完成内科患者的各项护理工作任务，学生"角色演练"，完成"内科护理工作情境剧展示"及"制作内科患者健康教育宣传手册"等项目任务；校外实践中学生在医院见习内科各科室患者的护理工作任务的具体内容与执行情况，由兼职教师进行床旁情境教学，学生在教师指导下依照护理程序，汇报护理病历、评估患者、口述或书面总结护理诊断及护理计划，对内科患者进行治疗护理和健康教育，分组完成以上工作过程

中各项任务。综合模拟救护为课程组自主开发的创新性项目教学内容,教学方式采用先进的医学模拟教育,利用智能模拟人及其虚拟培训系统,创设出模拟患者与临床救护情境,以真实的内科临床岗位工作任务为载体,布置项目任务,要求学生小组完成对内科模拟患者进行评估、治疗护理与病情变化的配合救护工作。目前开发了8个救护项目,分别是:支气管哮喘患者的护理、COPD并呼吸衰竭患者的护理、重症肺炎并感染性休克患者的护理、慢性心力衰竭并急性肺水肿患者的护理、不稳定型心绞痛并心搏骤停患者的护理、急性心肌梗死患者的护理、上消化道出血并失血性休克患者的护理以及糖尿病酮症酸中毒患者的护理。这8个项目选取的均为内科各临床科室的典型及终末期疾病,每个项目的护理任务均涵盖了内科岗位8大典型任务的全部内容,学生在模拟"岗位"上体验"真实"护理实践,对训练临床思维与护理技能有十分突出的效果。内科护理顶岗实习为期20周,学生在该学习阶段在课程组兼职教师教学安排与指导下,独立完成对内科患者的整体护理全过程。

认知实践增加感性,校内实训形成技能,模拟救护综合实训提升能力,医院见习与顶岗实习实践真实的职业体验,"五步骤"的教学模式将知识与技能学习全面融合于完成学习性工作任务的过程中,全面培养对内科患者实施整体护理的综合职业能力。

三、以情境构建为特点的一体化教学活动

模拟教学的教学形式主要有以下。

(1)角色演练:运用先进的设备如高级成人护理模型、智能模拟人或由学生扮演标准化患者来模拟内科常见病的症状、体征和病理表现。

(2)情境剧演练:理论教学传授中,教师运用自身临床经验,设计临床实际病例以训练、考核学生的实践能力,增强学生解决问题的积极性与主动性。为激发学生学习的成就感、积极性和主动性,还要求学生运用学到的知识设计病例资料(学生可参考网站病案讨论栏目中的病例资源库),编排各项各科护理活动如评估患者、实施药疗操作、健康知识宣教等。通过模拟活动,使护生在仿真环境中学会将所学运用于实践,同时与模拟患者的交谈也提高了学生的护患沟通能力;教学通过创设护理工作情境,让学生在轻松有趣的氛围中体验护理工作实践。

(3)情境模拟救护的项目实践活动:是内科护理技能实践教学的一大亮点。采用国际先进的医学模拟教育,利用虚拟培训系统——生理驱动的智能模拟人

及其他教学产品与软件系列,创设出模拟患者,模拟临床接诊、救护的真实情境,要求学生以临床护士的角色,解决真实的工作任务,完成对患者实施从接诊、评估、执行医嘱等一系列任务的整体护理。模拟救护教学组织与实施采用任务驱动、项目导向式教学法。在教学步骤上按"工作过程系统化",资讯、决策、计划、实施、检查、评价"六步骤"编排实施,其过程完全模拟临床护理程序的流程进行:模拟患者资料采集→病历汇报与分析→提出护理问题→执行医嘱,对患者实施整体护理(内科技术护理、健康教育)→书写护理病历资料(包括入院患者评估单、护理计划、一般患者护理记录单和危重病护理记录单)。以各小组分工合作的形式完成。模拟救护活动中穿插实践讨论,直接针对护理模拟患者过程中遇到的问题,专、兼职教师现场示范与评价。整个工作任务的完成要求学生全面具备并灵活运用护理技能、内科疾病知识来解决问题,从而全面培养、强化学生的临床实践能力。

四、对课程考核评价体系的创新,注重工作过程化考核

基于内科护理实践工作过程,专、兼职教师共同参与、多元化评分组成及三位一体的评价方法,完成对学生内科护理能力综合考核。

多元化评分由学生项目组自我评价(占 10%)、工作任务执行过程考查(占 50%)、病例背景知识问答(该项考核在情境模拟场景教学活动过程中进行,占 20%)、项目报告活页及护理文书书写质量(占 20%)4 部分组成,满分 100 分。工作过程执行情况有详细的评分标准和各工作任务完成质量评价量化表,护理文书书写质量评价以《广东省病历书写规范》为依据。

三位一体的评价包括:知识、态度、技能。知识考核采用与全国护士职业资格认证考试相接轨的标准化模拟试题,对内科护理专业知识与专业实践知识进行闭卷考试;态度考核包括实训、见习与实习表现;内科护理专科实践技能考核包括内科疾病理论知识的掌握情况、内科护理临床问题分析和护理问题处理能力及内科护理技术操作质量。三位一体的考核通过以下内容体现:内科护理情境剧、内科疾病专题研讨、实训实习报告、病例讨论、护理病历资料书写与汇报、模拟救护项目活动表现与项目任务活页完成质量等。

与传统教学方式相比,以上特色的课程教学在目的性、针对性及其实际效果方面,具有明显优势。从远期效果来看,学生的综合素质和就业竞争能力的增强,能同时提高学校教育对医院需求的适应能力,实现医学技能型人才可持续发展。

五、对同类课程的引导意义和实际借鉴作用

临床综合分析与技术操作能力是评价执业护士最基本、最核心的指标,以提高综合实践技能为目标、在护理专业开展基于工作过程的行动导向式教学对护理专业同类课程改革具有以下三方面的借鉴作用:

(1) 课程建设离不开校企合作,护理专业核心课程须以此为突破口,紧密联系临床一线,加大工学结合力度,在专业建设、课程建设、师资队伍培养及教材改革与建设方面深入合作。

(2) 校内专职教师必须经常深入行业调研,确定临床护理、社区护理及家庭护理等岗位方向的岗位任务与能力需求,有针对性地实施教学,突出职业能力的培养。

(3) 教学模式的改革往往促使教师不断寻求更行之有效的教学手段与方法,教师的创新意识与大胆求证能够为教学注入新的生机与活力,从而促进课程改革的发展。

第二篇

模拟救护

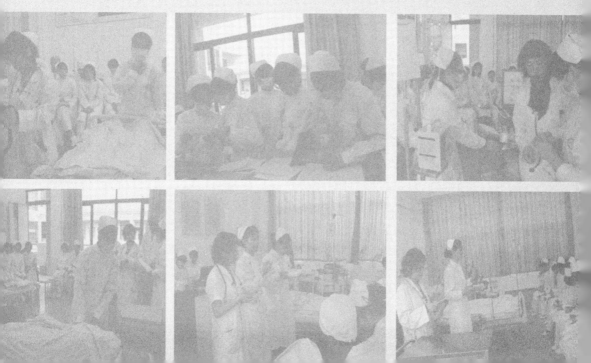

第五章

学习情境设计

第一节　学习情境教学设计

一、设计范例

表 5-1　××患者的救护学习情境设计

模拟救护课程设计——任务引领的学习情境教学设计	
教 学 步 骤	**方法手段**
说明：该课程为工作任务引领的学习情境教学，教学实施按资讯、决策、计划、实施、检查、评价"六步骤"进行编排。内容详见"工作任务：××患者的救护（学生用活页）"及"工作任务：××患者的救护（教师用活页）"两部分内容。 　　（一）项目任务准备：（1/2 学时） 　　1. 布置任务，使学生熟悉项目任务内容、要求： 　　（1）承担护士职责，按护理程序接诊、评估、护理支气管哮喘模拟患者。 　　（2）项目活动结束后必须完成"工作任务：××患者的救护（学生用活页）"所有内容。 　　2. 介绍项目实施步骤：项目任务完成需要做哪些具体工作？可能用到哪些知识点？可能涉及哪些护理技术操作？具体实施步骤有哪些？ 　　（1）落实学生分组、小组长人选（模拟护士长，采取流动制），进行项目任务分工，并指导填写"学生用活页"第二项第 1～4 条内容。 　　（2）引导学生参阅学习《临床情境模拟教程》第三章：情境模拟案例教学设计，项目：××患者的救护"内容，并介绍模拟救护任务实施具体步骤。 　　（3）请学生完整表述完成本小组项目任务的计划于准备工作，现场计分。 　　3. 介绍工作任务考核办法：引导学生参阅学习《临床情境模拟教程》第二章：情境模拟教学课程设计——课程考核办法"内容，并解释"学生用活页"第六项第 1～6 条的内容，详细说明项目任务考核方法、评分标准及细则。 　　4. 要求学生思考该项目所需的疾病背景知识、治疗护理知识、实践操作要	一体化授课采用"案例教学法"、电子课件＋板书＋多媒体教学光盘展示 利用虚拟培训系统－智能模拟人系统及其软件，创造模拟患者，模拟临床接诊、救护情境的"情境教学法"

教 学 步 骤	方法手段

点,带着问题听课。(展示本项目"学习情境学生用活页——资讯"内容及《临床情境模拟教程》第三章:情境模拟案例教学设计,项目:××患者的救护"实践讨论小提纲)。

(二)"××患者的护理"临床知识授课(1学时)

以该项目模拟患者病历资料(见《临床情境模拟教程》第五章:情境模拟病历资料)为案例,引入一体化授课内容。

(三)项目任务实施(2.5学时)

项目工作任务:××患者的救护——活动设计

1. 学生对支气管哮喘模拟患者进行救护

模拟救护实践活动的具体安排:

(1)主讲教师:负责教学设计与教学环节控制,扮演医师角色,现场纠错、指导。

(2)兼职教师:智能模拟人配音,现场纠错、指导。

(3)辅助教师:虚拟培训系统软件操作,并辅助现场纠错、指导。

(4)实训辅助教师:模拟病房环境布置与用物准备。

要求学生实施对支气管哮喘模拟患者进行救护的工作过程,学生活动安排与要求见下表:

××患者的救护学习情境设计

组别/角色	模拟活动	活动中教学汇报(活动中需接受模拟患者及教师对实践知识的提问)	护理文书	模拟活动时间
第1小组	护理资料采集	汇报患者病史资料(需按护理文书要求记录)	入院患者护理评估单	7 min
第2小组	护理查体	汇报患者生命征、一般状况、阳性体征(实施护理计划、执行护理措施需按照护理文书要求记录)		8 min
第3小组	观察患者,查看患者病历资料,执行临时医嘱,对患者实施治疗护理、健康宣教等,观察患者病情变化	汇报患者护理问题及依据(实施护理计划、执行护理措施需按照护理文书要求记录)	护理诊断及其依据	15 min
第4小组	执行长期医嘱,对患者实施治疗护理、健康宣教等,观察患者病情变化	实施护理计划、执行护理措施需按照护理文书要求记录	正确书写护理记录单、各类治疗卡等	15 min

（续表）

教 学 步 骤					方法手段

（续表）

组别/角色	模拟活动	活动中教学汇报（活动中需接受模拟患者及教师对实践知识的提问）	护理文书	模拟活动时间	"角色扮演法"，学生做主体，教师设疑提示、引导以"问题为中心"的小组讨论式教学法
第5小组	接班后评估患者病情，并及时采取措施；执行医嘱，配合医师救护	实施护理计划、执行护理措施需按照护理文书要求记录	正确书写危重病患者护理记录单、各类治疗卡等	15 min	
合计时间	60 min				

2. 专、兼职教师对模拟救护活动现场评价，师生互动讨论、答疑，并完成项目"学习情境学生用活页—资讯"及项目任务实践讨论小提纲内容（疾病背景知识、治疗护理知识、实践操作要点）抢答（45 min）。

（1）评价、评讲从以下四大方面：

工作任务执行过程、学生参与任务的态度及职业素养、病例护理的背景知识（可就学生护理过程中出现的问题提问等）、护理文书书写质量（医嘱签名、治疗卡填写是否规范、有无缺项错项等，病例入院患者评估单、护理记录单书写质量）。

（2）抢答采用小组之间竞争的方式，现场计分，计算小组总得分，为多元化考核中的"背景知识"累计分。

3. 项目工作任务学生活页批改反馈，教师活页讲解，学生讨论互动（45 min）。

二、备注

（1）"××患者的救护"指模拟救护案例设计的八大项目任务，包括：支气管哮喘患者的救护、COPD并呼吸衰竭患者的救护、慢性心力衰竭并急性肺水肿患者的救护、重症肺炎并感染性休克患者的救护、不稳定型心绞痛并心搏骤停患者的救护、急性心肌梗死并心源性休克患者的救护、上消化道大出血并失血性休克患者的救护、糖尿病酮症酸中毒患者的救护。

（2）学习情境设计的模拟救护活动时间可根据学时数调整。

第二节　学习情境教学目标

一、项目任务：支气管哮喘患者的救护

表5-2　支气管哮喘患者的救护情境教学目标

授课内容	课程单元(学习领域)：xx1 呼吸系统常见疾病患者的护理 学习情境：qj1.1 支气管哮喘患者的护理
能力目标/ 技能要求	① 能对哮喘患者进行健康宣教、护理体查和病情观察(动态)； ② 能对支气管哮喘患者实施整体护理,包括用药护理、健康宣教、病情观察、完成护理文书(遵循优先救护的原则)、用药护理； ③ 能运用相应的护理技术：氧疗、气雾剂的使用操作、标本采集、促进呼吸功能的技术如呼吸功能训练、哮喘控制测试(ACT)； ④ 能够进行重症哮喘的病情观察、判断与抢救配合(动态)
知识目标	① 掌握哮喘的病因、临床表现、对病情判断与诊断有重要价值的辅助检查(血常规、血气分析、血生化、胸片、肺功能检查)、治疗方案和整体护理； ② 掌握重症哮喘的救护措施
素质目标	① 养成科学的思维方式,体现出一定的临床思维素养,即初步的临床分析与判断能力； ② 具备良好的护患沟通、医护沟通能力； ③ 具备良好的人文素质与修养及慎独精神
教学媒体	① 虚拟培训系统——智能模拟人系统及其软件创设模拟患者,作为教学活动的载体； ② 智能模拟人软件操作系统辅助技能教学； ③ 模拟病房作为教学活动的环境； ④ 课程网络资源：教材、Powerpoint 多媒体课件＋板书＋声光画多媒体教学辅助(平面/三维图片、flash 动画、声光画视频)等丰富形式,作为疾病背景知识的载体

二、项目任务：慢性阻塞性肺气肿合并呼吸衰竭患者的救护

表5-3　慢性阻塞性肺气肿合并呼吸衰竭患者的救护情境教学目标

授课内容	课程单元(学习领域)：xx1 呼吸系统常见疾病患者的护理 学习情境：qj1.2 COPD 加重并呼吸衰竭患者的救护

（续表）

能力目标/技能要求	① 能对 COPD 患者进行健康宣教、护理体查和病情观察（动态）； ② 能对 COPD 患者实施整体护理，包括用药护理、健康宣教、病情观察、完成护理文书（遵循优先救护的原则）、用药护理； ③ 能运用相应的护理技术：促进排痰的技术（有效咳嗽法、叩背排痰法、吸痰术）氧疗技术、峰流速仪的使用、促进呼吸的技术如呼吸功能锻炼； ④ 能够判断呼吸衰竭并进行救护配合
知识目标	① 掌握 COPD 的病因、临床表现、对病情判断与诊断有重要价值的辅助检查（血常规、血气分析、血生化、胸片、肺功能检查）、治疗方案和整体护理； ② 理解 COPD 的病理生理； ③ 掌握 II 型呼吸衰竭的病情判断与救护措施

三、项目任务：重症肺炎并感染性休克患者的救护

表 5‑4　重症肺炎并感染性休克患者的救护情境教学目标

授课内容	课程单元（学习领域）：xx1 呼吸系统常见疾病患者的护理 学习情境：qj1.4 重症肺炎并感染性休克患者的护理
能力目标/技能要求	① 能对肺炎患者进行健康宣教、护理体查和病情观察（动态）； ② 能对肺炎患者实施整体护理，包括用药护理、健康宣教、病情观察、完成护理文书（遵循优先救护的原则）、用药护理； ③ 能运用相应的护理技术，氧疗，标本采集，促进排痰的技术； ④ 能够判断中毒性休克肺炎合并感染性休克并进行抢救配合
知识目标	① 掌握肺炎的病因、临床表现、对病情判断与诊断有重要价值的辅助检查（血常规、血气分析、血生化、胸片、肺功能检查）、治疗方案和整体护理； ② 掌握型感染性休克的病情判断与救护措施

四、项目任务：慢性心力衰竭并急性肺水肿患者的救护

表 5‑5　慢性心力衰竭并急性肺水肿患者的救护情境教学目标

授课内容	课程单元（学习领域）：xx2 循环系统常见疾病患者的护理 学习情境：qj2.1 慢性心力衰竭并急性肺水肿患者的护理
能力目标/技能要求	① 能对慢性心力衰竭患者进行健康宣教、护理体查和病情观察（动态）； ② 能对慢性心力衰竭患者实施整体护理：包括饮食护理、用药护理、健康宣教、病情观察、完成护理文书（遵循优先救护的原则）、用药护理； ③ 达成以下护理技能：氧疗、心电监护仪的观察、心脏储备功能评价、运动耐力评价、心功能不全患者的活动计划（根据心功能分级）； ④ 能够判断急性肺水肿的发生，配合医师救护患者

（续表）

知识目标	① 掌握心力衰竭的病因、发病机制、临床表现（含心功能分级）、心脏彩色超声、心电图、治疗方案和整体护理； ② 掌握急性肺水肿患者的判断与救护措施

五、项目任务：冠心病不稳定型心绞痛患者的救护

表5-6　冠心病不稳定型心绞痛患者的救护情境教学目标

授课内容	课程单元（学习领域）：xx2 循环系统常见疾病患者的护理 学习情境：qj2.2 冠心病不稳定型心绞痛并心搏骤停患者的护理
能力目标/ 技能要求	① 能够完成冠心病不稳定型心绞痛患者的护理资料采集，并做护理体查； ② 能够对冠心病不稳定型心绞痛患者实施整体护理，包括用药护理、健康宣教、病情观察、完成护理文书资料； ③ 达成以下护理技能：氧疗、心电图的动态观察、心脏储备功能评价、运动耐力评价，缺血性心脏病患者心功能不全患者的活动计划（按心功能分级）； ④ 能够判断心搏骤停，配合医师进行心肺复苏抢救
知识目标	① 知识要求：掌握冠心病的概念、病因、动脉粥样硬化的发病机制、病理、临床表现、并发症、辅助检查（心电图、心脏彩色超声、血生化）、治疗方案、整体护理； ② 掌握不稳定型心绞痛患者可能出现的并发症和监护措施； ③ 掌握心脏骤停的紧急判断与心肺复苏措施

六、项目任务：急性心肌梗死并心源性休克患者的救护

表5-7　急性心肌梗死并心源性休克患者的救护情境教学目标

授课内容	课程单元（学习领域）：xx2 循环系统常见疾病患者的护理 学习情境：qj2.4 急性心肌梗死并心源性休克患者的护理
能力目标/ 技能要求	① 能够完成冠心病急性心肌梗死患者的护理资料采集，并做护理体查； ② 能够对急性心肌梗死患者实施整体护理，包括用药护理、健康宣教、病情观察、完成护理文书资料； ③ 达成以下护理技能：心电图的动态观察、溶栓治疗抢救配合； ④ 熟悉心内科专科层级进阶技能：心脏介入治疗（PTCA＋PCI、主动脉球囊反搏术）； ⑤ 能够判断心源性休克，配合医师进行休克抢救
知识目标	① 掌握冠心病心肌梗死的概念、病因、病理、临床表现（含并发症）、心电图、心脏彩色超声、血生化、治疗、整体护理； ② 掌握急性心肌梗死患者的并发症和监护措施； ③ 掌握心源性休克的紧急判断与抢救措施

七、项目任务：上消化道大出血并失血性休克患者的救护

表5-8 上消化道大出血并失血性休克患者的救护情境教学目标

授课内容	课程单元(学习领域)：xx3 消化系统常见疾病患者的护理 学习情境：qj3.5 上消化道出血并失血性休克患者的护理
能力目标/ 技能要求	① 能够完成上消化道出血患者的护理资料采集，并做护理体查； ② 能够对上消化道出血患者实施整体护理，包括用药护理、健康宣教、病情观察、完成护理文书资料； ③ 达成以下护理技能：交叉配血与输血的护理技术、纤维内镜直视下止血技术的护理配合、三腔二囊管压迫止血的应用护理； ④ 上消化道大出血的抢救配合
知识目标	① 掌握上消化道出血、大出血的概念、病因、临床表现(注意呕血与咯血的鉴别、失血性周围循环衰竭的判断)、血常规化验、呕吐物标本检测、纤维内镜急诊检查、交叉配血与凝血功能检查、治疗、整体护理； ② 掌握上消化道大出血的并发症和监护措施； ③ 掌握失血性休克的紧急判断与抢救措施

八、项目任务：糖尿病酮症酸中毒患者的救护

表5-9 糖尿病酮症酸中毒患者的救护情境教学目标

授课内容	课程单元(学习领域)：xx6 内分泌及代谢性常见疾病患者的护理 学习情境：qj6.2 糖尿病患者的护理
能力目标/ 技能要求	① 能够完成糖尿病患者的护理资料采集，并做护理体查； ② 能够对糖尿病患者实施整体护理，包括糖尿病饮食护理与用药护理、健康宣教、病情观察、完成护理文书资料； ③ 达成以下护理技能：毛细血管血糖仪血糖定量测定技术、尿糖试纸尿糖定性测定技术； ④ 糖尿病酮症酸中毒的监护与抢救配合
知识目标	① 掌握糖尿病的概念、病因、临床分型与临床表现、血糖、尿糖测定、OGTT 试验、糖化血红蛋白与酸化血清蛋白监测、血浆胰岛素和 C-肽测定及意义、血生化、血酮检查、治疗方案与整体护理； ② 掌握糖尿病酮症酸中毒的判断、监护与抢救措施

注：① 8 个模拟救护项目的教学媒体均采用"支气管哮喘患者的救护"情境设计的内容；"素质目标"均一致
② 整体护理与护理文书的书写记录均依据"先重后轻、先急后缓"的临床原则，按病情轻重有序进行

第六章

活动导航

第一节　项目课程学习导航

内科护理模拟救护项目课程是一门集"教、学、做"一体化,训练综合职业能力的实践课,项目完成所需的大量隐性能力和经验性成分不应机械地在教科书上查找,而是应当将知识点联系思考,以求融会贯通的理解,实践融入,亲历亲行,参与其中的体验才是最深刻的! 而完成项目所必备的病例背景知识,必须通过"交互式学习",才能把握其要点。

现代社会是信息技术的时代,网络交互式学习也日趋成为学生学习的重要方式。首先应明确,这种"网络交互式学习"要求学习者自主学习,即学习不是被动地接受信息,而是主动进行"知识的自我建构"——学习者应对学习信息进行加工和处理,从而获得自己的意义和理解。

同学们对"知识的自我建构"应做到:提出主题,进入情境,独立探索、协作学习。自主学习并非自由学习,应明确学习目的、掌握学习方法。因此,为帮助大家取得更好的学习效果,教师提出以下几个方面的倡导与建议,希望大家重视:

(1) 应特别留意教师在各种教学场合提出的学习方法。

(2) 项目工作准备应清楚地了解教师的任务布置与活动安排,明确授课计划、学习目标、模拟案例背景知识、考核方式等,做到心中有数。

(3) 充分利用网络课程答疑讨论区等功能,及时和教师交流,交流时讨论对该病例救护的细节问题与知识点,勤于思考,对问题的解决方式提出合理化意见和建议。

(4) 学习者应跟上教学进度,及时关注项目活动中涉及的知识点,将知识点前后联系,融会贯通,并认真消化、吸收成为生动的、亲身体验的知识,而不是机械照搬书本或答案等。更不是临近交作业或考试才突击。

(5) 投入热情,收获知识与技能的快乐。

第二节　项目任务学习导航

内科护理模拟救护项目课程模拟医院真实的救护环境,通过智能模拟人及其软件创设临床病例救护任务,激发学生为完成岗位任务主动寻找解决办法进行资源学习,为提高完成效率探索有效学习的方法。课程资源的丰富化,又可加强学生自身的知识整合能力。

项目任务学习建设:明确任务的核心要求,在资源中汲取相关知识点,认真消化、吸收项目任务涉及的各类知识与技能,善于动脑、勤于思考,在教师引导下,将零散的知识作横向、纵向、多角度联系,融会贯通。对学习资料的整合过程,就是临床思维与综合理解能力的锻炼过程。只有将分散、单一的知识点联系起来,才能更好地适应这一类综合技能实践课程,并使护理工作必备的临床思维能力不断得到加强。

每一个项目的准备和完成阶段,网络课程实时发布"课程通知"的内容,以及项目作业布置、项目任务学生活页、疾病背景知识、模拟活动实时录像、教师总结与评价、项目长期医嘱与临时医嘱单、项目小组批改意见、教师活页答案等内容,并保持实时更新。

准备与完成项目活页内容的注意事项:

(1) 实时记录并规范书写护理记录单是活页要求的难点内容,教科书教授的是书写方法,项目救护要求的是具体运用。为减少差错率,实操前应详细阅读资源网站保存的医院同类病例的护理记录书写示范。查看路径:模拟救护—技术要求—护理文书示范文件夹。

(2) 每个项目在救护过程中涉及的护理技术操作应作充分预习和及时复习总结,并不断实地操练。教师在本课程教学材料中均有相关视频。查看路径:教学视频库—内科护理技术操作视频。

(3) 每次项目课前认真学习"学生用活页"中"资讯"部分的内容,对模拟救护时的病情观察与判断、及时救护技能等有很好的帮助,可促进临床思维;需认真消化教师为大家归纳和收集的"疾病背景知识"文档;课后需及时查看教师上传的医嘱单、项目任务校内外专兼职教师总结反馈意见,以及救护全过程实时录像;通过回顾性反馈,更好地发现与研习各组工作有何不足,应如何改进,认真地做好自我评价、组员相互评价及组间评价,查缺补漏,逐步改进与完善。

(4) 项目任务细化分工的各小组在完成模拟救护实践后及时记录、书写项目任务活页并交由教师批改反馈。

第七章

技术要求

第一节　医疗护理文书规范

一、医疗病例规范与书写法规

医疗病历不允许涂改或伪造，要求字迹清晰、整洁。

（一）住院病历环节质量与时限基本要求

根据国家卫健委《病历书写基本规范（试行）》规定，基本要求是：

1. 病案首页

准确地填写首页各个项目，对个人信息要核实，不能空项。

2. 入院记录

（1）要求入院 24 小时内由住院医师完成入院记录。

（2）一般项目填写齐全。

（3）主诉体现症状、部位、时间，能导出第一诊断。

（4）现病史必须与主诉相关、相符，能反映本次疾病起始、演变、诊疗过程，要求重点突出、层次分明、概念明确、运用术语准确，有鉴别诊断相关资料。

（5）既往史、个人史、月经生育史、家族史齐全。

（6）体格检查项目齐全，要求全面、系统地进行记录。

（7）有专科或重点检查，具有用于诊断、鉴别诊断的重点信息。

3. 病程记录

（1）首次病程记录应当在患者入院 8 小时内完成，内容包括病例特点、初步诊断、诊断依据及鉴别诊断、初始诊疗计划 4 部分。

（2）日常病程记录要求：

① 对病危患者每天至少记录 1 次病程记录；

② 对病重患者至少 2 天记录 1 次病程记录；

③ 对病情稳定的患者，至少 3 天记录 1 次病程记录；

④ 病程记录内容要求要及时反映病情变化、分析判断、处理措施、效果观察；

⑤ 要记录更改重要医嘱的原因；

⑥ 辅助检查结果异常的处理措施；

⑦ 要记录诊治过程中需向患者及家属交代的病情及诊治情况及他们的意愿；

⑧ 要有出院前 1 天病程记录，内容包括患者病情现状、出院标准是否达到、上级医师是否同意出院等意见。

4. 上级医师首次查房记录

主治医师应当于患者入院 48 小时内完成，内容包括补充的病史和体征、诊断及依据、鉴别诊断分析、诊疗计划等。

5. 上级医师日常查房记录要求

（1）病危患者每天、病重患者至少 3 天内、病情稳定患者 5 天内必须有上级医师查房记录。

（2）对诊断不清、治疗不顺利的疑难危重患者，必须有科主任或副主任医师以上人员的查房记录。

6. 辅助检查

（1）住院 48 小时以上要有血尿常规化验结果。

（2）输血前要求查乙肝五项、转氨酶、丙肝抗体、梅毒抗体、HIV。

（3）对辅助检查阳性与重要阴性结果，应在收到报告后 48 小时有分析记录。

（4）对属医院规定的检验"危急值报告"结果，收到后有分析记录。

7. 医嘱单的基本要求

（1）字迹清晰，无错别字、自造字，不允许有任何涂改。

（2）打印病历不能有重复拷贝，要符合有关规定。

（3）医嘱执行与停止均须有手签全名及时间，要能辨认。

（4）医嘱内容应当准确、清楚，每项医嘱应当只包含一个内容，并注明下达时间，应当具体到分钟。

（二）执行医嘱制度

1. 医嘱书写要求

（1）必须写明下达医嘱的时间、患者姓名和床号。

（2）顺序：

① 专科护理常规及分级护理；

② 重点护理（如病危、病重、绝对卧床、特殊体位等）；

③ 特别记录（如记出入量、定时测血压等）；

④ 饮食；

⑤ 治疗医嘱（根据用药种类、时间长短、用药方法等略加归纳，先后排列，以便于执行和打印）；

⑥ 检查、化验等。

（3）停止医嘱应先写"停"，其后写明所停医嘱的内容。

2. 整理医嘱

长期医嘱应及时由医师下达"重整"医嘱，主班护师负责核对，在长期医嘱单的最后一条长期医嘱下用红铅笔画一横线，然后将未停的医嘱按时间顺序依次排列。

3. 执行医嘱

（1）值班护士必须认真阅读医嘱内容，并确认患者姓名、床号、药名、剂量、次数、用法和时间再执行。

（2）执行医嘱时必须按查对要求认真核对，长期医嘱执行后在医嘱执行单上立即打蓝"√"并签字，临时医嘱执行后在医嘱单上立即签全名并注明实际执行时间。

（3）处理后的医嘱由护士确认，打印于医嘱单、医嘱执行单上，然后在医嘱本上打蓝"√"。

（4）需要时（prn）医嘱按长期医嘱处理，每执行一次在医嘱单上按临时医嘱记录一次。

4. 要求

（1）常规医嘱一般在上午 10:00 前开出，要求层次分明，内容清楚。

（2）医护人员对患者的一切处置必须开写医嘱，不得口头吩咐（对患者紧急抢救时可先处理，后补开医嘱）。

（3）开写医嘱应字迹清楚、整洁，意义明确、完整，不得随意涂改，不用的医嘱用红笔写明"取消（DC）"字样以示停用，开写、执行和"取消"医嘱一律注明时间和签全名。

（4）书写检查、治疗、饮食、护理常规等医嘱一律用中文；通用药名、用法用中文，也可以用外文缩写。

（5）患者进行手术或转科时，术前医嘱或原科医嘱一律停止，在医嘱单上以红铅笔画一横线，以示截止，重新开写术后医嘱和转科后医嘱。

（6）医生开写特殊医嘱后，应向值班护士口头交代清楚。

（7）护士执行医嘱时须经第 2 人认真核对。每班核对医嘱，并签名。每周全面核对医嘱一次。

（三）分级护理制度

1. 特级护理

（1）病情依据：

① 病情危重，随时需要进行抢救的患者；

② 各种复杂或新开展的大手术后的患者；

③ 严重外伤和大面积烧伤的患者；

④ 某些严重的内科疾患及精神障碍者；

⑤ 入住各类 ICU（重症监护病房）的患者。

（2）护理要求：

① 除患者突然发生病情变化外，必须进入抢救室或监护室，根据医嘱由监护护士或特护人员专人护理；

② 严密观察病情变化，随时测量体温、脉搏、呼吸、血压，保持呼吸道及各种管道的通畅，准确记录 24 小时出入量；

③ 制定护理计划或护理重点，有完整的特护记录，详细记录患者的病情变化；

④ 重症患者的生活护理均由护理人员完成；

⑤ 备齐急救药品和器材，用物定期更换和消毒，严格执行无菌操作规程；

⑥ 观察患者情绪上的变化，做好心理护理。

2. 一级护理

（1）病情依据：

① 重症患者、各种大手术后尚需严格卧床休息以及生活不能自理患者；

② 生活一部分可以自理，但病情随时可能发生变化的患者；

（2）护理要求：

① 随时观察病情变化，根据病情，定期测量体温、脉搏、呼吸、血压；

② 加强基础护理、专科护理，防止发生并发症；

③ 定时巡视病房，随时做好各种应急准备；

④ 观察用药后反应及效果,做好各项护理记录;

⑤ 观察患者情绪上的变化,做好心理护理。

3. 二级护理

(1)病情依据:

① 急性症状消失,病情趋于稳定,仍需卧床休息的患者;

② 慢性病限制活动或生活大部分可以自理的患者。

(2)护理要求:

① 定时巡视患者,掌握患者的病情变化,按常规给患者测量体温、脉搏、呼吸、血压;

② 协助、督促、指导患者进行生活护理;

③ 按要求做好一般护理记录单的书写。

4. 三级护理

(1)病情依据:生活完全可以自理的、病情较轻或恢复期的患者。

(2)护理要求:

① 按常规为患者测体温、脉搏、呼吸、血压;

② 定期巡视患者,掌握患者的治疗效果及精神状态;

③ 进行健康教育及康复指导。

(四) 护理文书书写基本规范与质量监管制度

(1)护理文件书写应当客观、真实、准确、及时、完整。

(2)护理文件书写应当使用蓝黑墨水或碳素墨水,一页中应使用同一种颜色笔书写。

(3)护理文件书写应当文字工整,字迹清晰,表述准确,语句通顺,标点正确。

(4)实习、进修与未取得执业许可证的护士书写的护理文件,应当经过本科室的护士审阅、修改并签名确认。

(5)修改:原则上不能修改;若书写过程中出现错字时,请使用本色笔,错字处画双横线,字改在侧面,签全名。

(6)护士长经常检查护理人员护理文件书写质量,及时纠正书写中存在的问题。

(7)护理部定期对护士进行护理文件书写及法律要求的培训,并定期对运行中的护理文件进行检查,保证护理文件书写规范、完整。

附1:体温单

(1)楣栏应使用同色蓝黑墨水或碳素墨水书写。

（2）40～42℃之间写患者转归（入院、出院、转出、手术等）时用红签字笔书写。

（3）绘制体温、脉搏曲线使用红、蓝色墨水笔。

（4）呼吸以下（含呼吸）应根据医嘱和护理常规，全部使用红签字笔填写。

（5）血压、体重、身高应在楣栏中注明单位。标注方法：将单位写在两字右侧。如：血压——mmHg，体重——kg，身高——cm。

（6）请假前后体温不相连。

附2：医嘱单

（1）长期医嘱单和临时医嘱单应保持楣栏及项目填写齐全，有执行时间及执行护士签名，尤其是临时医嘱应有实际执行时间。

（2）各医嘱执行单执行后打勾签字后，应按医院规定保存。

（3）护士使用计算机录入医嘱时，应准确及时录入下达医嘱的医师姓名。

附3：护理记录

1. 危重患者护理记录

（1）记录对象：病危、特级护理及部分病重患者。

（2）记录频次：记录患者24小时的病情变化，记录时间应具体到分钟。原则上应根据病情变化随时记录。

（3）日间、夜间均应书写记录，每天1份。

（4）签名：正楷书写，签全名，并且一个时间段对应一个签名，不能打点。

（5）每日应有日间小结和24小时总结。

（6）有记出入量医嘱的应将计算后的出入量写在相应栏目内。

2. 一般患者护理记录

（1）记录对象：无危重患者护理记录的其他患者。

（2）记录频次：原则上应根据病情变化随时记录。

3. 危重患者主要书写内容

（1）书写患者的体温、脉搏、呼吸及血压，并注明时间（2:00pm、6:00am）。

（2）患者意识、生命体征、体位、皮肤完整性、患者特殊主诉，异常检验、治疗及给药、护理措施、伤口情况、引流情况、睡眠、病情变化等。

附4：危重症护理记录单

（1）自上午7:00至下午6:00用蓝色墨水笔记录，下午6:00至次日上午7:00用红色墨水笔记录。

（2）详细准确记录生命体征、精神、饮食、睡眠、皮肤、有无压疮以及各种引流管是否通畅、病情变化。

（3）详细记录出入量：每餐食物记在入量的项目栏内，食物含水量和每次饮水量应及时准确记录实用量。

（4）输液及输血：准确记录实量，肌内注射量不必记录。

（5）出量：包括尿量、呕吐量、大便、胃肠减压、抽出液体、各种引流液，除计量外还需观察其颜色、性质，记录于病情栏内。

（6）病情栏内应随时记录病情变化，以及治疗、护理后的反应。

（7）白班护士下班前将白天出入量用铅笔总结；夜班护士下班前将24小时出入量用红笔总结，并记录在体温单上。

（8）每项已执行的临时医嘱应有实际执行（即患者获得服务）时间。

附5：医嘱使用要求

（1）医嘱本楣栏填写齐全，字迹清楚，日间医嘱"日"字用蓝笔，"夜"字用红笔。

（2）医嘱不得涂改，如有错误，只能用红笔"作废/DC"，同时有医生签名。

（3）医嘱本不得有缺页、丢失，保持医嘱本的完整。保存期2年。

（4）开医嘱时间要与实际时间相符，护士有责任监督并提醒医生。

（5）护士执行临时医嘱，时间不得超过15 min。

（6）核对原则：每日核对1次当日长期医嘱并签名。每周大核对医嘱1次。必要时重整医嘱。

（7）核对内容包括：

① 医嘱录入后，确认人应持医嘱本与电脑核对是否正确（包括患者姓名、药名、剂量、给药方式、执行频率、执行时间、费用标志等）；

② 每日医嘱由连班和前夜护士核对，确认医嘱录入、打印是否正确（包括患者姓名、药名、剂量、给药方式、执行频率、执行时间、执行情况等）；

③ 已停医嘱在病历上是否转抄；

④ 核对医嘱时应连同临时医嘱一起核对。

（五）健康教育制度

健康教育是一项科普工作。通过健康教育，使广大群众增加卫生知识，有利于防病和治病。各病房、科室及门诊定期以各种形式向患者及家属进行卫生宣教，并使之形成制度，认真落实。健康教育的方法有以下几种。

1. 住院患者

对住院患者重点是，但不限于：

（1）入院须知宣教。

（2）传授相关疾病知识。

（3）手术前及手术后护理知识。

（4）出院时康复知识。

2. 门诊患者

对门诊患者重点是,但不限于:

（1）门诊诊疗环境。

（2）传授相关疾病知识。

（3）合理用药知识。

3. 个别指导

内容包括一般卫生知识如个人卫生、公共卫生、饮食卫生、常见病、多发病、季节性传染病的防治知识及简单的急救知识、妇幼卫生、婴儿保健、计划生育等。可在入院介绍和护理患者时,结合病情、家庭情况和生活条件作具体针对性指导。

4. 集体讲解

门诊利用患者候诊时间,病房则按工作情况与患者作息制度选定时间进行集体讲解,还可结合示范,配合幻灯、模型等,以加深印象。

5. 文字宣传

利用宣传栏编写短文、专科性宣传图示或诗词等,标题要醒目,内容要通俗,要体现大多数患者的保健需求。

6. 卫生展览

如图片或实物展览,内容应定期更换。

7. 卫生影视

利用门诊候诊及住院患者活动时间、出院后的宣教会进行宣教。

（六）患者入院、出院工作制度

1. 入院

（1）在患者入院之前准备好床单位。

（2）热情接待患者并向其介绍自己和其他医务人员及同病室的病友。

（3）陪同患者至指定的床位并确保其舒适。

（4）解释并告之住院规则/须知及病房有关制度(病室环境、住院安全、作息时间、膳食制度等)。

（5）完成护理评估。

（6）根据患者的需要制订护理计划。

2. 出院

（1）接到患者出院医嘱后,核对所有录入医嘱记账明细无误后,通知住院处结账。

（2）患者出院前，由责任护士及主管医师将出院小结交予患者，并认真向患者及其亲属告知出院后注意事项，包括目前的病情，药物的剂量、作用、不良反应，饮食，活动，复诊时间，预约等。

（3）准确告知患者和家属办理出院手续的方法。

（4）主动征求对医疗、护理等各方面的意见及建议。

（5）清点患者单位公用物品，包括被服类、家具等。

（6）收到患者出院证明条后，方可允许患者离院；嘱患者带齐个人用物，将患者送出病房。

（7）出院后，床单位进行终末消毒，更换床上用品。

3. 转院转科

（1）接到患者转院、转科医嘱后，及时与相关单位沟通。

（2）患者转院转科前，由责任护士及主管医师向患者或亲属告知相关注意事项，如目前的病情、途中可能遇到的情况等。

（3）转科时病历应随同转科交接；转院时应将医师的病历摘要及其他必要资料备妥随同转院，保障医疗信息资料连续性。

（4）转院、转科途中可能遇到情况的处理，有预案和具体准备措施。

（5）转科时填写好交接清单，交接时经现场核对后签字确认。

（七）护理应急管理预案——患者紧急状态时的护理应急程序

1. 患者突然发生病情变化时的应急程序

（1）应立即通知值班医生。

（2）立即准备好抢救物品及药品。

（3）积极配合医生进行抢救。

（4）必要时通知患者家属，如医护抢救工作紧张可通知院总值班，由院总值班负责通知患者家属。

（5）某些重大抢救或重要人物抢救，应按规定及时通知医务处或院总值班。

2. 患者突然发生猝死时的应急程序

（1）发现后立即抢救，同时通知值班医生、院总值班，必要时通知上级领导。

（2）通知家属，抢救紧张可通知院总值班，由院总值班通知家属。

（3）向院总值班或医务处汇报抢救情况及抢救结果。

（4）如患者抢救无效死亡，应等家属到院后，再通知太平间将尸体接走。

（5）做好病情记录及抢救记录。

(6) 在抢救过程中，要注意对同室患者进行保护。

3. 患者有自杀倾向时的应急程序

(1) 发现患者有自杀念头时，应立即向上级领导汇报。

(2) 通知主管医生。

(3) 做好必要的防范措施。包括没收锐利的物品，锁好门窗，防止意外。

(4) 通知患者家属，要求 24 小时陪护，家属如需要离开患者时应通知在班的医护人员。

(5) 详细交接班，同时多关心患者，准确掌握患者的心理状态，给予心理疏导。

4. 患者自杀后的应急程序

(1) 发现患者自杀，应立即通知医生，携带必要的抢救物品及药品与医生一同奔赴现场。

(2) 判断患者是否有抢救的可能，如有可能应立即开始抢救工作。

(3) 抢救无效，保护现场（病房内及病房外现场）。

(4) 立即通知医务处及院总值班，服从领导安排处理。

(5) 协助主管医生通知家属。

(6) 配合相关领导及有关部门的调查工作。

(7) 做好各种记录。

(8) 保证病室常规工作的进行，以及其他患者的治疗工作。

5. 患者坠床/摔倒时的应急程序

(1) 患者不慎坠床/摔倒，立即奔赴现场同时马上通知医生。

(2) 初步判断患者的情况，如测量血压、判断患者意识、查看有无外伤等。

(3) 医生到场后，协助医生进行检查，为医生提供信息，遵医嘱进行正确处理。

(4) 病情允许时将患者移至抢救室或患者床上。

(5) 遵医嘱开始必要的检查及治疗。

(6) 必要时应向上级领导汇报（夜间通知院总值班）。

(6) 协助医生通知患者家属。

(7) 认真记录患者坠床/摔倒的经过及抢救过程。

6. 患者外出（或不归）时的应急程序

(1) 发现患者擅自外出应立即通知病室主管医生及病房护士长。

(2) 通知医务处和护理部，夜间通知院总值班及护理部值班。

(3) 查找患者联系电话，或通知住院处协助查找家属联系电话。

（4）尽可能查找患者去向，必要时通知保卫处协助寻找患者。

（5）患者返回后立即通知院总值班，由主管医生及护士长按医院有关规定进行处理。

（6）若确属外出不归，需2人共同清理患者用物，贵重物品、钱款应登记并上交领导妥善保存。

（7）认真记录患者外出过程。

7. 患者发生输血反应时的应急程序

（1）患者发生输血反应时，应立即停止输血，换输生理盐水。

（2）报告医生及病房护士长，并保留未输完的血袋，以备检验。

（3）对病情紧急的患者及时备妥抢救药品及物品，应配合医生进行紧急救治，遵医嘱给药。

（4）应密切观察患者病情变化并做好记录，安慰患者，减少患者的焦虑。

（5）按要求填写输血反应报告卡，上报输血科。

（6）怀疑溶血等严重反应时，将保留血袋及抽取患者血样一起送输血科。

8. 患者发生输液反应时的应急程序

（1）患者发生输液反应时，应立即撤除所输液体，重新更换液体和输液器。

（2）同时报告医生并遵医嘱给药。

（3）情况严重者应就地抢救，必要时进行心肺复苏。

（4）做好护理记录，记录患者的生命体征、一般情况和抢救过程。

（5）发生输液反应应及时报告相关部门。

（6）保留输液器和药液分别送消毒供应中心和药剂科，同时取相同批号的液体、输液器和注射器分别送检。

9. 患者发生静脉空气栓塞时的应急程序

（1）发现输液器内出现气体或患者出现空气栓塞症状时，立即阻拦空气输入体内，更换输液器或排空输液器内残余空气。

（2）通知主管医生及病房护士长。

（3）将患者置左侧卧位和头低脚高位。

（4）密切观察患者病情变化，遵医嘱给予氧气吸入及药物治疗。

（5）病情危重时，配合医生积极抢救。

（6）认真记录病情变化及抢救经过。

10. 输液过程中出现肺水肿时的应急程序

（1）发现患者出现肺水肿症状时，立即停止输液或将输液速度降至最低。

（2）及时与医生联系进行紧急处理。

（3）将患者安置为端坐位，双下肢下垂，以减少回心血量，减轻心脏负担。

（4）高流量给氧，减少肺泡内毛细血管渗出，同时湿化瓶内加入 20%～30% 的酒精，改善肺部气体交换，或遵医嘱使用无创呼吸机辅助呼吸。

（5）遵医嘱给予镇静、利尿、扩血管和强心药物。

（6）必要时进行四肢轮流结扎，每隔 5～10 min 轮流放松一侧肢体止血带，可有效地减少回心血量。

（7）认真记录患者抢救过程。

（8）患者病情平稳后，加强巡视，重点交接班。

11. 患者发生化疗药外渗时的应急程序

（1）立即停止化疗药液的注入。

（2）发生化疗药物外渗后要及时通知主管医生及病房护士长。

（3）用 0.4% 普鲁卡因（2% 普鲁卡因 1 ml＋生理盐水 4 ml 配制）局部封闭，既可以稀释外漏的药液和阻止药液的扩散，又可以起到止痛的作用。封闭液的量可根据需要配制。

（4）外渗 24 小时内可用冰袋局部冷敷，冷敷期间应加强观察，防止冻伤。冷敷可使血管收缩，减少药液向周围组织扩散。

（5）避免患处局部受压，外涂多磺酸黏多糖乳膏，外渗局部肿胀严重的可用 50% 硫酸镁湿敷并与多磺酸黏多糖乳膏交替使用。

12. 患者发生误吸时的应急程序

（1）当发现患者发生误吸时，病情允许时立即使患者采取俯卧位，头低脚高位，叩拍背部，尽可能使吸入物排出，并同时通知医生。

（2）及时清理口腔内痰液、呕吐物等。

（3）监测生命体征和血氧饱和度，如出现严重发绀、意识障碍及呼吸频度、深度异常，在采用简易呼吸器维持呼吸的同时，急请麻醉科插管吸引或气管镜吸引。

（4）做好记录，必要时遵医嘱开放静脉通路，备好抢救仪器和物品。

（5）通知家属，向家属交代病情。

13. 患者发生躁动时的应急程序

（1）当发现患者突然发生躁动，立即说服并制动约束患者，防止发生意外，并同时通知医生。

（2）监测生命体征，遵医嘱给予镇静药物，约束制动。

（3）遵医嘱开放静脉通路，备好抢救仪器和物品。

（4）通知家属，向家属交代病情。

（5）遵照医嘱使用制动约束器具，并注意观察防止并发症，待病情好转时及时中止使用制动约束器具。

（6）做好护理记录。

14. 患者发生精神症状时的应急程序

（1）立即通知医生及病房护士长，夜间通知院总值班或护理部值班人员。

（2）同时采取安全保护措施，以免患者自伤或伤及他人。

（3）协助医生通知患者家属。

（4）要求 24 小时家属陪护。

（5）如果患者出现过激行为时，应立即通知保卫处或相关部门，协助处理，并考虑对患者采取躯体束缚，以防发生意外。

（6）协助医生请专科会诊。

（7）遵医嘱给予药物治疗。

（8）遵医嘱实施约束与行动限制，严密观察，防止意外损伤。

15. 住院患者发生消化道大出血时的应急程序

（1）发生大出血时，患者绝对卧床休息，头部稍高并偏向一侧，防止呕出的血液吸入呼吸道。

（2）立即通知医生，准备好抢救车、负压吸引器、三腔两囊管等抢救设备，积极配合抢救。

（3）迅速建立有效的静脉通路，遵医嘱实施输血输液及应用各种止血治疗。

（4）及时清除血迹、污物。必要时用负压吸引器清除呼吸道内分泌物。

（5）给予吸氧。

（6）作好心理护理，关心安慰患者。

（7）严密监测患者的心率、血压、呼吸和神志变化，必要时进行心电监护。

（8）准确记录出入量，观察呕吐物和粪便的性质及量，判断患者的出血量防止发生并发症。

（9）熟练掌握三腔二囊管的操作和插管前后的观察护理。

（10）遵医嘱进行冰盐水洗胃：生理盐水维持 4～8℃，一次灌注 250 ml，然后抽出，反复多次，直至抽出液体清澈为止。

（11）采用冰盐水洗胃仍出血不止者，可胃内灌注去甲肾上腺素，即冰盐水 100 ml 加去甲肾上腺素 8 mg，30 min 后抽出，每小时 1 次，可根据出血程度的改善，逐渐减少频次。

（12）认真做好护理记录，加强巡视和交接班。

16. 病房发现传染病患者时的应急程序

（1）发现甲类或乙类传染病患者，在第一时间内通知上级领导及有关部门（医务处、护理部、院感染办公室等）。

（2）根据传染源的性质，立即采取相应的隔离措施。

（3）保护同病室的患者。

（4）患者应用的物品按消毒隔离要求处理。

（5）患者出院、转出后，应严格按传染源性质进行终末消毒处理。

17. 病房发现确诊或疑似 SARS 患者时的应急程序

（1）病房一旦发现疑似或确诊 SARS 患者，立即启动应急预案。

（2）立即报告医务处及护理部并在医务处的统一协调下开展一切工作。

（3）在 SARS 领导小组的领导下，进行患者救治、消毒隔离、防护等工作。

（4）密切观察患者病情的变化，严格监控医务人员的防护情况，及时向医院领导、有关科室及部门通报疫情。

（5）备好足够的防护与消毒用品，确保医务人员的安全。

（6）患者转出后，病房应严格按有关规定进行终末消毒处理。

二、健康史书写范例

护理病历记录

姓名：　　　　科别：　　　　病室：　　　　床号：　　　　住院号：

一般项目

姓名：何××　　　　籍贯：顺德

性别：男　　　　　　民族：汉

年龄：69 岁　　　　　入院日期：2006 - 2 - 26 10：00

婚姻：丧偶　　　　　记录日期：2006 - 2 - 26 12：00

文化程度：小学　　　病史陈述者：患者本人及家属

1. 主观现时资料

主诉：慢性咳嗽、咳痰 10 年，气促 2 年，再发加重 3 天。

现病史：患者缘于 10 年前常于冬春季无明显诱因出现咳嗽，可有少量痰液，为白色浆液痰或白黏痰，晨起较明显。经服"消炎药"（具体不详）好转。以后症状逐年加重，发作频次渐增，曾到当地医院就诊，诊为"慢性支气管炎"，予抗感染、止咳、祛痰等药物治疗(具体不详)有效。原症状易于天气变化后反复。2 年前始于活动过多或劳累后出现气促不适,经休息可好转,不伴发热、胸痛、咯血,无胸闷、心悸、尿少、水肿等。3 天前因受凉"感冒"后上述症状再发加重,轻微活动即感气短不适,自觉发热、全身乏力,食欲差,痰量多呈黄色,故来院求治。起病以来精神较差,小便正常,大便有时干燥。

既往史:否认"高血压""糖尿病""肾病"史。否认"肝炎""结核"等传染病史。否认外伤、手术史,对"青霉素"过敏。预防接种史不详。

个人史:原籍出生长大,否认疫区、疫水接触史,否认工业毒物接触史。

家族史:家族中否认"高血压""糖尿病""肿瘤"和同类病史,否认遗传病史、精神病史。

2. 日常生活状况

(1)营养-代谢状态:进食普食,食欲正常。

(2)睡眠-休息状态:休息后体力不易恢复,入睡困难。

(3)排泄状态。

① 排尿:排尿 3~5 次/d,淡黄色,性状澄清量 1 500~2 500 ml/d。

② 排便:排便 1~2 次/d,性状黄色软便正常。

(4)健康管理状态。

自觉健康状况较差,无烟、酒嗜好,无药物依赖及吸毒。

(5)活动-运动状态。

① 生活自理:生活全部自理。

② 活动与运动:能下床活动,活动容易疲劳。

(6)用药史:略。

3. 身体评估

4. 心理社会评估

注:主诉、现病史部分为医疗住院病历的内容,但其属于健康史的重要内容,采集病史时必须询问。

三、首次病程记录书写示范

病程记录

2006 - 3 - 15 16:00

患者李某,女,36 岁,顺德大良逢沙人,农民,因"四肢大关节游走性疼痛半年,心悸、气促 3 周,双下肢水肿 1 周"于 2006 - 3 - 15 15:17 入院。

患者 4 年前曾有过四肢大关节疼痛。去年 9 月底受凉后发热,继之反复出现四肢大关节游走性疼痛,并在双侧上、下肢发现"环状红色皮疹",诊为"风湿热",曾用"青霉素、吲哚美辛"等治疗。今年 2 月底因过劳始出现心悸、气促、心前区不适,并伴有全身乏力、食欲缺乏。在我院门诊诊为"风心病",经治后(具体不详)疗效不明显。1 周前上述症状加重,夜间阵发性呼吸困难,并双下肢水肿,为进一步求治来院。近几日曾服"地高辛",每日 1 片。起病来精神、睡眠差,1 周来尿、短黄,大便干燥。查体:T 37℃,P 104 次/min,R 25 次/min,BP 90/60 mmHg。半卧位,皮肤黏膜较苍白,咽充血(+),双颈静脉充盈,双肺呼吸音粗,双肺底可闻及少量细湿啰音,心前区可见弥散性搏动,心尖搏动位于左侧第 4 肋间锁骨中线外 1 cm 处,有轻度抬举感,心浊音界向左下扩大,HR 104 次/min,律齐,心尖区可闻及全收缩期吹风样杂音和舒张期隆隆样杂音,强度 3~4/6 级,其中 SM 向左腋下传导。主动脉瓣区闻及胸骨左缘第 3、4 肋间闻及 3/6 舒张早期叹气样杂音,强度,传导至心尖部。周围血管征(+)。肝大,剑突下 2 cm,右肋下 3 cm,质中无压痛,肝颈静脉回流征(+)。双踝关节红肿热,双踝关节以下凹陷性水肿。辅助检查:(2006.3.10)化验:WBC 11.2×10^9/L,N 81%,Hb 95 g/L;抗"O" 1:1 000。入院诊断:"①风湿性心脏瓣膜病,二尖瓣狭窄并关闭不全,主动脉瓣关闭不全。②全心扩大;③窦性心动过速;④心力衰竭失代偿期,心功能Ⅲ级;⑤风湿热;⑥急性咽峡炎。"诊疗计划:①一级护理,抗链球菌感染、抗风湿、行利尿、强心抗心力衰竭处理等。②完善相关辅助检查:三大常规,胸片、掌指关节片,抗"O"、ESR;查狼疮细胞,肝、肾功能,血清离子,ECG、UCG 等。③观察病情并根据检查结果及上级医师查房意见进一步确诊及修改治疗方案。④病情重,已向患者及家属交代病情。

医师×××

×年×月×日

四、护理文书规范标准

根据《医疗事故处理条例》第十条,患者有权复印或者复制其门诊病历、住院志、体温单、医嘱单、化验单(检验报告)、医学影像检查资料、特殊检查同意书、手术同意书、手术及麻醉记录单、病理资料、护理记录以及国务院卫生行政部门规定的其他病历资料,即:①从法律上明确了护理记录是病历的重要组成部分;②病历中所有有关护理文件资料统称为护理记录;③护理记录是客观资料;④护理记录可以复印、复制的,可以作为护患双方举证的依据。

医疗机构提交的有关医疗事故技术鉴定的护理方面材料包括：体温单，医嘱单，护理记录（一般患者护理记录、危重患者护理记录、手术护理记录）。

护理文件书写的质量总标准如下：

（1）书写应当客观、真实、准确、及时、完整，体现以患者为中心的原则。

（2）使用蓝黑墨水或碳素墨水书写，字迹端正、清晰，无错别字，不得采用刮、粘、涂等方法掩盖或去除原来的字迹。

（3）体温单绘制准确，点圆线直，无漏项。

（4）动态反映病情变化，病情描述确切简要，重点突出，运用医学术语。

（5）执行医嘱时间准确，签有全名，双人核对。

（6）医院有护理文件书写规范，病历统一归档管理。

（7）护理书写权限：①由执业护士书写，书写完毕应签署全名；②实习人员书写的护理文件，应经本医疗机构执业的护士审阅，修改并签署全名；③上级对下级有审阅修改护理文件的责任，修改时应签名，并保持原记录清楚可辨。

1. 体温单

体温单为表格式，以护士填写为主。内容包括患者姓名、科室、床号、入院日期、页数、住院病历号（或病案号）、日期、手术后天数、体温、脉搏、呼吸、血压、大便次数、出入液量、体重、住院天数等。

2. 医嘱单

医嘱内容应当由医生书写。医嘱内容应当准确、清楚。每项医嘱应当只包含一个内容，并注明下达时间，应当具体到分钟。医嘱不得涂改，需要取消时，应当使用红色墨水标注"取消"字样并签名。一般情况下，医生不得下达口头医嘱。因抢救危急患者需要下达口头医嘱时，护士应当复诵一遍。抢救结束后，医生应当即刻据实补记医嘱。医嘱单分为长期医嘱单和临时医嘱单。长期医嘱单内容包括患者姓名、科别、住院病历号（或病案号）、页码、起始日期和时间、长期医嘱内容、停止日期和时间、医生签名、执行时间、执行护士/核对护士签名。临时医嘱单内容包括医嘱时间、临时医嘱内容、医生签名、执行时间、执行护士/核对护士签名等。

3. 一般患者记录单

一般患者护理记录是指护士根据医嘱和病情对一般患者住院期间护理过程的客观记录，内容包括患者姓名、科别、住院病历号（或病案号）、床位号、页码、记录日期和时间、病情观察情况、护理措施和效果、护士签名等。

4. 危重患者护理记录

危重患者护理记录是指护士根据医嘱和病情对危重患者住院期间护理过程的

客观记录。危重患者护理记录应当根据相应专科的护理特点书写,内容包括患者姓名、科别、住院病历号(或病案号)、床位号、页码、记录日期和时间、出入液量、体温、脉搏、呼吸、血压等病情观察、护理措施和效果、护士签名等。记录时间应当具体到分钟。

5. 护理病历

入院新患者 24 h 内必须完成护理病历。护理体检、各记录项目须填写齐全(主诉及病情描述须突出有关护理问题)。内容:入院时主要病情以及病情动态变化,手术前后及重大检查前后的宣教护理、心理护理、饮食护理等,并有病情变化记录。出院患者宣教应针对疾病进行。

五、危重症患者护理要求

1. 护理工作基本要求

(1)熟悉各种监护设备,熟练掌握各种仪器的基本操作、故障排除方法及保管方法等。

(2)对急性病症,必须时刻观察患者的病情变化,及时做出准确的判断,并详细记录。

(3)熟悉掌握各种急救技术,迅速、及时给予最紧急的治疗处理。

(4)建立护理工作制度,如复苏器械和仪器管理制度、药品管理制度、应急技术操作理常规,并认真执行。

2. 基础护理技术

(1)保持呼吸道通畅,包括及时清除呼吸道分泌物,落实胸部物理治疗方法,协助患者保于适的体位。

(2)严格采用无菌操作技术,包括保持输液通路、各种引流管、导尿管通畅,严格遵守无菌技术操作规程,防止交叉感染的发生。

(3)加强生活护理,包括加强眼睛、口腔和皮肤等护理,使患者感到舒适,预防并发症的发生。

(4)对危重患者护理质量的高低,首先与观察能力有关,护理人员必须加强观察技术,密切观察者病情和生命体征的变化,并做出综合判断和处理。

(5)对已脱离危险期、病情相对稳定的患者,要帮助其进行日常生活能力的锻炼,尽可能使其生活规律,以恢复其独立生活的能力。

3. 心理护理

(1)牢固树立时间就是生命的观念;具有同情心和责任心,急患者和家属之所急,在接诊过程中,在简要询问病史的同时严密监护患者,并尽快采取相应的急救措施;各级医护人员紧密配合、熟练操作,给患者及其家属心理上的安慰,消除患者和家属的紧张情绪,增强救治效果;医护人员之间谈话时要注意,切勿轻率评论,使患者产生不必要的疑虑。

(2)消除患者对疾病的忧虑。对需进行手术的患者,应向患者及家属说明手术的紧迫性和必要性;对各项检查结果,应根据患者的不同性格特征,将结果告诉患者和家属;鼓励家属经常来看望和护理患者;对危重患者进行精神鼓励。

(3)体贴、关怀患者。医护人员应尽可能多地与患者接触、交谈,对患者的病情作适当的介绍,解除患者的孤独感和压抑感;要主动安排和照料好患者的饮食起居,使患者感到温暖;在不影响监护和治疗的前提下,鼓励家属和亲友来医院探视,解除患者的孤独感。

(4)帮助患者稳定情绪。急危重症患者比一般患者更多地面对不良疾病预后,甚至受到死亡的威胁,因而容易心浮气躁、情绪变化不定。护理人员应尽可能保持患者心态平和,稳定患者的情绪。当患者一时失去理智、情绪难以自控时护理人员首先稳定患者情绪。

(5)注重与患者家属的沟通。护理人员必须关注患者家属的需要,了解家属在患者治疗康复中的重要作用,向家属说明患者病情、预后以及需要家属如何配合等问题,争取家属合作。

六、危重患者护理记录单的书写要求

(1)监护单所有项目均应填写,每次记录护理人员需签全名。

(2)记录时间必须真实、客观,要求精确到分钟。

(3)病情观察与记录栏需记录患者的特殊主诉、特殊症状和体征、特殊治疗护理措施及其效果,如患者的疼痛主诉、高热患者物理降温后的出汗情况、输血患者的输液反应观察。

(4)应于16时、24时、7时进行三班小结,先作本班出入液量小结,再作病情小结。入液量包括该时间段内患者输液量、输血量、口服或管饲量,出是包括该时间段内患者的尿量、引流液量、呕吐量、出汗等量。24 h 出入液量以上午7时至次日零时计算。日班小结后楣栏以蓝笔划双线,小夜班和大夜班小结后以红笔划双线。

第二节 医疗护理文书示范

一、护理文书样表

表 7-1 首次护理单(内科)

姓名:王某 性别:女 年龄:66 岁 科室:心内科 床号:21 住院号/ID 号:××××××
入院时间:2018 年 11 月 10 日 9 时

职业:农民 民族/宗教:汉 家属/朋友联系电话:×××××××××××

入院类型:☑门诊 □急诊 □转诊

教育程度:□文盲 □小学 ☑中学 □中专 □大专以上
资料来源:☑患者 ☑家属 □朋友 □其他

日常照顾者:☑自我照顾 ☑夫、妻 □父母 □子女 □亲戚 □朋友 □保姆 □其他

入院诊断:冠心病合并心力衰竭
入院方式:□步行 □扶行 ☑轮椅 □平车 □其他

过敏史:□无 ☑有 过敏原:☑食物,种类:螃蟹 □药物 □其他 □不明确

医疗费用支付方式:☑自费 □公费医疗 □医保 □社保 □商业保险 □他人赔偿
□其他

(一)护理评估

意识状态:呼之:☑能应 □不应 对答:☑切题 □不切题

饮食:☑自行进食 □协助进行 □经鼻胃管 □胃肠道瘘管
咀嚼困难:☑无 □有

睡眠:☑正常 □难入睡 □易醒 □早醒 □多梦 □使用辅助药物
醒后疲劳感:☑无 □有

排尿:☑未发现异常 □尿频 □尿急 □尿痛 □尿失禁 □尿潴留 □留置尿管
其他:_____

排便:次数:__1__次/天 □便秘 □腹泻 □失禁 □造瘘 其他:_____

四肢活动:□自如 ☑无力 □偏瘫(□左上肢 □坐下肢 □右上肢 □右下肢)
□截瘫 □全瘫

自理能力:□完全自理 □完全不能自理 ☑部分自理

（续表）

皮肤状况：☑完整 □苍白 □黄疸 □潮红 □发绀 □干燥 □出血点 □压疮
　　　　　□皮损 □水肿

具体描述：无

语言沟通：最常用语言：普通话 语言表达：☑清楚 □含糊 □失语

生活习惯：吸烟：☑无 □有 ＿＿＿＿＿＿支/天
嗜酒：☑无 □有 ＿＿＿＿两/天

其他症状和体征：主诉胸闷

（二）住院告知

☑住院须知 ☑物品管理 ☑作息 ☑探陪 ☑订餐 ☑介绍主管医生 ☑介绍主管护士
□其他

（三）护理重点

1. 基础护理：给予口腔护理、床上浴

2. 专科护理：有效排痰护理

3. 患者安全：防跌倒、防压疮

4. 其他：

护理交接班重点：观察患者生命体征、血氧饱和度

提醒医生给予关注：心前区疼痛情况

提醒家属给予关爱：

时间：2018 年 11 月 10 日 10 时　　责任护士签名：××
时间：2018 年 11 月 10 日 16 时　　审核签名：××

二、临时医嘱小卡

床号： 姓名： 药物：	床号： 姓名： 药物：	床号： 姓名： 药物：

三、输血卡

O 型　　Rh（＋）

全血　　2U

血袋号：E00152500

产品编号：E100759446

有效期至 2018 年 5 月 28 日

××医院发血报告单

病区：内 3　　姓名：李×× 　　床号：10

性别：男　　年龄：24 岁 　　住院号：4069035

全血　　　2U

交叉配血结果无异常

血袋号：E00152500 　　核对者：

产品编号：E100759446 　　核对者：

××医院输血申请单

病区：内 3　　姓名：李×× 　　床号：10

性别：男　　年龄：24 岁 　　住院号：4069035

疾病诊断：十二指肠溃疡

血型：O 型　　Rh（＋）

血液种类：全血　　剂量：2U

×× 医院输血知情同意书

病区：内 3　　姓名：李×× 　　床号：10

性别：男　　　年龄：24 岁　　　住院号：4069035

疾病诊断：十二指肠溃疡

输血可能出现以下并发症：

1. 溶血反应

2. 发热

3. ＊＊＊＊＊＊

4. ＊＊＊＊＊＊

患者签名：

四、输液卡与给氧卡

输液观察卡

科室：　　　姓名：　　　床号：　　　日期：

药品	滴数	执行时间	签字	时间	滴数	有无异常	签名

输氧观察卡

科室：　　　姓名：　　　床号：　　　日期：

日期	输氧时间	氧流量(L/min)	签字	停氧时间	签名

（续表）

日期	输氧时间	氧流量(L/min)	签字	停氧时间	签名

微泵使用记录单

科室：　　　　姓名：　　　　床号：　　　　日期：

时间	药品	速度(ml/h)	有无异常	签名

第八章

项目考核

第一节　考核设计与考核办法

一、项目任务学生活页设计

按任务驱动的资讯-计划-决策-实施-检查-评价"六步骤"教学法设计项目任务学生活页,并按活页内容分步骤进行。

资讯:项目实施前的资讯内容以最新国家护士执业资格考试大纲为依据,结合完成项目所需履行的职业职责和模拟救护岗位任务对技能实施的要求,有针对性地选取部分历届国家护士执业资格考证真题或模拟题,或提出项目背景知识探究简答题,启发项目各小组工作计划与准备。试题答案于"教师用活页"中反馈。

二、项目任务实施与考核办法

小组成员随机分配,各组长由成员自荐或推举选出。

项目采用多元化考核方式:由学生项目组自我评价(10％)、工作任务执行过程考察(50％)、病例背景知识问答(该项考核在情境模拟场景教学活动过程进行,占 20％)和护理文书书写质量(20％)四部分组成,满分 100 分。

1. 学生自评

学生自评从工作态度(项目准备、成员协调等)、病例背景知识掌握程度、工作任务执行状况、护理文书书写质量 4 个方面给出项目组团队工作作出自我评价。

2. 教师评价

为激励学生积极投入到项目工作挑战自我和培养组员之间的协作能力,除对各项目实行客观、多元化考核评分外,项目考核采用竞争胜出制,即项目平均成绩位列前3名的小组可以在项目任务全部完成后免试。

小组成绩与小组内、小组间个人成绩分开。小组成绩首先是组内成员平均成绩,成员个人成绩根据模拟活动中的表现、背景知识回答情况及实践讨论参与的积极程度实况评分,组内表现出色的同学优先胜出,以形成良好运作的竞争激励机制。各小组长在项目任务中的协调、沟通与成员工作分配合理、高效时,对小组长个人成绩及其所在小组的平均成绩作加权评分。

在项目救护中把握"以患者为中心""先急后缓、先重后轻"的临床救护原则、灵活应变的组员,项目讨论中积极思考、提问与反思不足,主动做回顾性总结,以及师生互动活跃的组员成绩作加权评分。

每个模拟救护项目任务中,教师对每个小组的同步评分只在作业上交后反馈,最后综合得各组总体评分,并评出最佳团队。

第二节　考核指标与评分细则

一、原则

评分基于客观、公平、合理的原则,评价对象随机分组,将评分标准同质化是做好考核质量控制的基础。

项目任务学习情境教学设计的考核办法于"学生活页"第6项中详细展示。

二、评估: 项目任务考核内容、指标及评分细则

采用多元化考核方式: 由学生项目组自我评价(10%)、工作任务执行过程考察(50%)、病例背景知识问答(该项考核在情境模拟场景教学活动过程进行,占20%)和护理文书书写质量(20%)4部分组成,满分100分。

（一）工作过程执行情况评分标准

表 8-1　工作过程执行情况评分标准

序号	组别	评 分 标 准	配分	得分
1	第 1 小组	护士礼仪	2	
2		医护沟通、护患沟通	6	
3		能否在有限时间内获取阳性病史,病史问题逻辑是否严密(2分);问诊是否有调理性(2分);有无离题而耽误了问诊时间(2分);语言是否恰当(2分);病史资料有无重要遗漏(2分)	10	
4		能否恰当处理患者的不适与要求	2	
5	第 2 小组	护士礼仪	2	
6		医护沟通、护患沟通	3	
7		护理体检手法是否规范	5	
8		能否正确获取阳性体征	8	
9		能否恰当处理患者的不适与要求	2	
10	第 3 小组	护士礼仪	2	
11		医护沟通、护患沟通	2	
12		护理诊断及依据正确	3	
13		医嘱理解、核对及执行正确无误	3	
14		护理措施实施及时、得当、有效	5	
15		临床护理技术操作规范、正确	5	
16	第 4 小组	护士礼仪	2	
17		医护沟通、护患沟通	2	
18		应急能力:患者病情变化时能否及时反应	3	
19		医嘱理解、核对及执行正确无误	3	
20		护理措施实施及时、得当、有效	5	
21		临床护理技术操作规范、正确	5	
22	第 5 小组	护士礼仪	2	
23		医护沟通、护患沟通	2	
24		应急能力:患者病情变化时能否及时反应	3	
25		医嘱理解、核对及执行正确无误	3	
26		护理措施实施及时、得当、有效	5	
27		临床护理技术操作规范、正确	5	
总分			100	

第 1 小组:4 项指标;第 2 小组:5 项指标;第 3 小组:6 项指标;第 4 小组:6 项指标;第 5 小组:6 项指标;共27 项细化指标。

(二) 工作过程执行情况评分——小组得分

表 8-2 工作过程执行情况评分——小组得分

组别	按上表满分	按上表实际得分	按满分 50 分折算后得分
第 1 小组	20		
第 2 小组	20		
第 3 小组	20		
第 4 小组	20		
第 5 小组	20		

工作任务执行过程总体评价(占 50%,要求整体护理过程分析,包括本小组及其他小组的执行情况,可参考上表评分标准;建议认真听取教师对各小组工作的点评,要求详细总结)

护理文书书写质量及活页完成情况评价(占 20%,要求模拟救护过程中患者的现场护理文书记录,包括本小组及其他小组的书写记录、要求详细总结分析)。

1. 评分依据——采用小组内抽查批改方式评分

每一个项目任务均要求全体组员上交"活页"电子版。教师小组内抽查批改,敦促学生组成员填写"学生用活页",做到及时、规范记录,并在与组员互相帮助、共同讨论中完成最佳方案。

病例背景知识问答部分(20%)要求:联系与项目救护相关的知识点,查缺补漏,总结本组在"活页资讯"相关试题的完成情况及任务救护全过程中展示的病例背景知识。

2. 评分依据——实施救护现场实践问答评分

采取救护现场实践问答评分的办法,教师直接提问模拟病例整体护理实践中需要掌握的知识,例如,对患者药物护理要求讲出口服或静脉给药的名称、药理作用和护理操作的用途,疾病知识宣教的具体内容等。所有实践讨论的问题都将细化,直接提问模拟患者目前寻求护理救助的主要问题。鼓励抢答,与教师对各小组现场抽点检查相结合,采用多样化方式敦促组员关注疾病背景知识,准备对《临床情境模拟教程》中项目情境设计表的"实践讨论"小题目的学习与思考。

为减轻项目任务难度,项目救护学生活页的内容、病例医嘱都是提前呈示的。

3. 评分依据——项目准备课"学生活页"资讯内容抢答

根据项目准备课各小组成员对活页题的抢答和教师现场提问回答的情况评

分,活页中选择题由教师在讨论课上抽查各小组组员,简答题需现场抢答。每个小组抽查的组员人数均等。若回答正确均可计分,故除简答题外,各小组仍应积极准备选择题。

(三)综合评分(满分100分)

表8-3 教师评价综合评分

组别	学生自我评价(10分)	工作任务执行过程(50分)	病例背景知识(20分)	活页及护理文书书写质量(20分)	总分(100分)
第1小组					
第2小组					
第3小组					
第4小组					
第5小组					
第1大组	合计			平均	

第九章

项目任务

第一节 项目任务学生用活页范例

项目任务

项目：慢性阻塞性肺气肿加重并呼吸衰竭患者的救护

学生用活页

学习领域（课程）：内科护理

学习子领域：xx1 呼吸系统疾病患者的护理

学习情境：jq1.2 慢性阻塞肺气肿加重伴呼吸衰竭患者的救护

一、资讯

布置任务，让学生了解项目，并采集信息（资讯）

1. 将工作任务及其要求发给学生，促其进行任务分工与背景知识学习准备

任务：请承担呼吸内科护士岗位职责，对来院 COPD 加重伴呼吸衰竭患者（参考住院病历入院诊断）进行整体护理，并完成相应的护理文书。

提示：患者入院首次病程记录可参考"《临床情境模拟教程》第五章：情境模拟病例资料"。

学生姓名：_____，为第_____组成员，小组长姓名：_____。

本组任务：

2. 收集信息(资讯)：以下题目均选自全国执业护士资格考试全真模拟题或历年真题标准化资格认证考试题库

A1 型题(每题有 A、B、C、D、E 5 个备选答案，从中选择一个最佳答案)

(1) 阻塞性肺气肿患者做腹式呼吸锻炼，不正确的是(　　)

A. 吸气时挺腹，呼气时收腹　　　　　　B. 用鼻吸气，用口呼气

C. 吸气时间长，呼气时间短　　　　　　D. 每分钟呼吸 7～8 次

E. 每次进行 10～20 min

(2) 长期氧疗是指(　　)

A. 每天吸氧时间 8 h　　　　　　　　　B. 每天吸氧时间 10 h

C. 每天吸氧时间 15 h 以上　　　　　　D. 睡眠时不吸氧

E. 氧流量维持在 1～2 L/min

(3) 慢性呼吸衰竭患者缺氧最早的表现为(　　)

A. 呼吸困难　　　　B. 头痛、烦躁　　　　C. 口唇、肢端发绀

D. 皮肤潮红、多汗　　E. 昼睡夜醒

(4) Ⅱ型呼衰特有的临床表现是(　　)

A. 呼吸困难　　　　B. 发绀　　　　　　C. 球结膜水肿

D. 昏迷　　　　　　E. 血压下降

A2 型题(每题是以一个小案例出现的，其下有 A、B、C、D、E 5 个备选答案，从中选择一个最佳答案)

(1) 某呼吸衰竭患者在应用人工呼吸器和呼吸兴奋剂过程中出现恶心、呕吐、烦躁、颜面潮红、肌肉颤动等现象，应考虑(　　)

A. 继发感染　　　　B. 通气量不足　　　C. 呼吸兴奋剂过量

D. 呼吸性碱中毒　　E. 痰液堵塞

(2) 某呼吸衰竭患者，进行氧疗中呼吸困难缓解，心率减慢，发绀减轻，表明(　　)

A. 缺氧不伴有二氧化碳潴留　　　　　　B. 缺氧伴有二氧化碳潴留

C. 需加用呼吸兴奋剂　　　　　　　　　D. 需调整给氧浓度和流量

E. 氧疗有效，维持原治疗方案

A3 型题(提供一个案例,下设若干道考题。在每一道考题下面的 A、B、C、D、E 5 个备选答案,从中选择一个最佳答案)

张某,男,67 岁,患慢性支气管炎并发阻塞性肺气肿 15 年。近日因受凉病情加重,发热、咳脓痰,严重呼吸困难,明显发绀,昼睡夜醒,球结膜充血水肿。

(1) 此时首先应考虑其并发(　　)

A. 肺梗死　　　　　　B. 肺性脑病　　　　　　C. 自发性气胸

D. 急性肺部感染　　　E. 右心衰竭

(2) 此患者血气分析结果提示为Ⅱ型呼吸衰竭。其吸氧最适宜的流量为(　　)

A. 1~2 L/min　　　　B. 3~5 L/min　　　　　C. 4~6 L/min

D. 6~8 L/min　　　　E. >8 L/min

王某,男,65 岁,因慢性支气管炎、肺部感染、呼吸衰竭入院。护理体检:气促,不能平卧,痰黏呈黄色,不易咳出,测血气分析氧分压 5.3 kpa,血二氧化碳分压 10.8 kpa。

(1) 给其氧疗时,氧浓度和氧流量应为(　　)

A. 29%,2 L/min　　　B. 33%,3 L/min　　　C. 37%,4 L/min

D. 41%,5 L/min　　　E. 45%,6 L/min

(2) 帮助王某排痰,下列措施较好的是(　　)

A. 超声雾化吸入　　　B. 定时翻身拍背　　　C. 鼓励用力咳嗽

D. 鼻导管吸痰　　　　E. 体位引流

(3) 护士巡视时,发现王某烦躁不安,呼吸频率及心率加快,球结膜充血,应(　　)

A. 使用镇静剂　　　　B. 加大氧流量　　　　C. 使用呼吸兴奋剂

D. 降低氧浓度　　　　E. 作气管切开准备

男性,68 岁,近日因咳嗽,咳黄脓痰且不易咳出就诊,体温 36.7℃,胸部听诊可闻及湿啰音,X 线胸片示右侧肺有絮状阴影。既往有慢性支气管炎病史 10 年。

(1) 该患者目前最主要的护理诊断是(　　)

A. 气体交换受损　　　B. 有感染的危险　　　C. 清理呼吸道无效

D. 体温过高　　　　　E. 体液过多

(2) 护士对该患者应采取的护理措施不包括(　　)

A. 指导患者有效咳痰

B. 咳嗽时可配合进行胸部叩击

C. 用超声雾化吸入湿化气道

D. 给予机械吸引

E. 督促患者每日饮水 1 500 ml 以上

(3) 患者咳嗽时,护士应予以纠正的动作是(　　　)

A. 患者取坐位,两腿上置一枕顶住腹部

B. 咳嗽前先深呼吸数次

C. 连续咳嗽数使痰到咽部附近,再用力咳出

D. 患者为省力每次连续轻咳数次

E. 排痰后用清水充分漱口

简答题(以下部分题目来自《临床情境模拟教程》第三章: 情境模拟案例教学设计,项目四: 知识拓展)

(1) 慢性支气管炎是如何进展至慢性阻塞性肺气肿的? 慢阻肺可导致哪些肺功能障碍?

(2) 引发慢性支气管炎急性发作和 COPD 加重的危险因素。

(3) COPD 患者临床发病的典型特点?

(4) COPD 患者肺部听到喘鸣音、湿啰音分别提示什么?

(5) 根据哪些指标可判断 COPD 患者并发了肺部感染?

(6) COPD 患者通常容易发生哪种类型的慢性呼吸衰竭? 解释其原因。

(7) COPD 急性加重时导致呼吸衰竭的主要原因是什么?

(8) COPD 急性加重期合并呼吸衰竭的治疗要点是什么?

(9) COPD 急性加重期合并呼吸衰竭的治疗最佳的办法是什么? 说出理由。

(10) 请说说人工机械通气有哪些方式? 治疗作用? 治疗有效的指标? 可能出现的不良反应? 呼吸机机械通气的护理要点?

二、计划

规划工作步骤,编制材料、工具及护理人员分工合作清单

1. 本组护理人员分工合作计划

表 9-1　小组护理人员分工合作计划(小组成员工作任务)

人　　员	数量	工　　作
	5～7 人	
	5～7 人	
	5～7 人	
	5～7 人	
	5～7 人	

2. 材料计划

住院医疗病历及护理文书空白资料:体温单、护理记录首页、入院患者评估单、一般护理记录单、危重患者护理记录单、医疗病历(包括长期医嘱与临时医嘱单、住院病历、病程记录)。

3. 工具/用物计划(学生填写、准备)

(1)生命体征与护理体检用品。

(2)主要医疗物品、仪器与设备。

(3)相关治疗药品。

(4)病房常规抢救药品。

(5)原发病治疗药品。

(6)相关护理技术。

4. 实施方案与流程

(1)医院慢性阻塞肺气肿加重伴呼吸衰竭典型病例的病历资料收集。

(2)对患者实施整体护理:综合模拟救护实训学生小组利用智能模拟人及软件创设的模拟患者与临床环境,分工合作,做好对模拟患者的接诊、评估(病史评估、身体评估、辅助检查结果判读、病情观察评估),执行医嘱(治疗护理、护理技术操作、标本采集、饮食护理、生活护理),为患者建立病历档案并书写护理病历。

提示:评估内容记录在附后的护理文书资料中。

三、决策

对每组制定的计划进行分析比较,修订计划形成实施方案;每组请一位学生讲述自己所做计划,老师进行讲评分析,给出建议。各组修改计划形成实施方案。

四、实施

每组按决策方案在工程实训中心完成各自的工作任务。

(1)每组按决策方案在实训中心完成各自的工作任务:按护理程序模拟接诊、护理患者全工作过程(由专、兼职教师共同指导)。

(2)完成一份完整医疗病历内的所有护理文书,包括护理病历首页、体温单、医嘱单核对后签名、各类治疗卡(包括输液卡、吸氧卡等)、护理记录单(患者需填"××医院首次护理记录单"、"专科护理记录单"、"专科护理单")等护理文书的书写记录。其中首次护理记录单、专科护理记录单、健康教育卡或宣教栏设计等内容经现场填写、整理、讨论后需誊抄到活页(空白文书来自广东省卫生厅编印的《临床护理文书规范》,请视患者情况选择,空白记录单请见附件)。

(3)提出该患者主要的护理问题/医护合作性问题/护理诊断(学生填写)。

(4)护理措施(学生填写)。

五、检查(评估/评价)

与医师、其他工作护士团队协作,整理护理过程分析,包括本小组与其他小组的执行情况,可参考"六、考核"中表9-2评分标准。检查、评价、总结、分析工作结果,并且提出改进措施的建议,进行工作执行过程中护理病例讨论,并书写记录讨论结果。

六、考核

1. 方法

采用多元化考核方式:由学生项目组自我评价(占10%,)、工作任务执行过程考查(占50%)、病例背景知识问答(该项考核在情境模拟场景教学活动过程中进行,占20%)和护理文书书写质量(占20%)4部分组成,满分100分。注意:

(1)学生应从工作态度(项目准备、成员协调等)、病例背景知识掌握程度、工作任务执行情况、护理文书书写质量4个方面给出项目组自我评价;请各小组对自己所在组的任务完成情况按以上4个方面自我评分。

(2)教师对每个小组的同步评分只在作业上交后反馈,最后综合得出大组总体评分并评出最佳团队组!

2. 工作过程执行情况评分标准(教师打分)

表9-2 工作过程执行情况评分标准

序号	组别	评 分 标 准	配分	得分
1	第1小组	护士礼仪	2	
2		医护沟通/护患沟通	6	
3		能否在有限时间内获取阳性病史:病史问诊逻辑是否严密(2分)、问诊是否有条理性(2分)、有无离题而耽误了问诊时间(2分)、语言是否恰当(2分)、病史资料有无重要遗漏(2分)	10	
4		能否恰当处理患者的不适与要求	2	
5	第2小组	护士礼仪	2	
6		医护沟通/护患沟通	3	
7		护理体检手法是否规范	5	
8		能否正确获取阳性体征	8	
9		能否恰当处理患者的不适与要求	2	
10	第3小组	护士礼仪	2	
11		医护沟通/护患沟通	2	
12		护理诊断及依据正确	3	
13		医嘱理解、核对及执行正确无误	3	
14		护理措施实施及时、得当、有效	5	
15		临床护理技术操作规范、正确	5	
16	第4小组	护士礼仪	2	
17		医护沟通/护患沟通	2	
18		应急能力:患者病情变化时能否及时反应	3	
19		医嘱理解、核对及执行正确无误	3	
20		护理措施实施及时、得当、有效	5	
21		临床护理技术操作规范、正确	5	
22	第5小组	护士礼仪	2	
23		医护沟通/护患沟通	2	
24		应急能力:患者病情变化时能否及时反应	3	
25		医嘱理解、核对及执行正确无误	3	
26		护理措施实施及时、得当、有效	5	
27		临床护理技术操作规范、正确	5	
总分			100	

3. 工作过程执行情况评分小组得分

表9-3 工作过程执行情况评分——小组得分

组别	按上表满分	按上表实际计分	按满分50分折算后得分
第1小组			
第2小组			
第3小组			
第4小组			
第5小组			

4. 工作任务执行过程总体评价(占50%)

整体护理过程分析,包括本小组及其他小组的执行情况,可参考上表评分标准,建议认真听取教师对各小组工作的点评,要求详细总结。

5. 护理文书书写质量及活页完成情况评价(占20%)

模拟救护过程中对患者的现场护理文书记录,包括本小组及其他小组的书写记录,要求详细总结分析。

6. 病例背景知识问答部分(20%)

总结本组在"活页资讯"相关试题的完成情况及任务救护全过程中展示的病例背景知识如何,查找知识点缺漏。

7. 综合总体评分(满分100分)

完成以上分析后在相应栏目为本小组打分。

表9-4 教师评价综合评分

组别	学生自我评价 (10分)	工作任务执行过程 (50分)	病例背景知识 (20分)	活页及护理文书 书写质量(20分)	总体得分 (100分)
第1小组					
第2小组					
第3小组					
第4小组					
第5小组					
第1大组	合计			平均	

以下7个项目任务学生用活页"六步骤"设计的内容重复部分略。

附表

表 9 – 5　护理记录单（呼吸专科）

姓名：　　　性别：　　　年龄：　　　科室：　　　床号：　　　诊断：　　　住院号/ID 号：　　　入院日期：

| 日期 | 时间 | T/℃ | HR (次/min) | R | | BP/mmHg | 意识 | 入 | 出 | 血气分析 PaO₂/PaCO₂ /mmHg | 血氧饱和度/% | 咳嗽/咳痰 | 胸痛 | 体位 | 排/吸痰 | 吸氧 | 特殊情况记录 | 护士签名 |
				(次/min)	律	呼吸困难			内容/量 ml	内容/量 ml									

第二节　支气管哮喘患者的救护

一、项目任务学生用活页

1. 布置任务,让学生了解项目,并采集信息(资讯),完成背景知识问答
2. 收集信息(资讯)

A1 型题(每题有 A、B、C、D、E 5 个备选答案,从中选择一个最佳答案)

(1) 病理性支气管呼吸音只见于(　　)

A. 肺气肿　　　　　　　B. 一侧胸腔积液　　　　C. 肺炎

D. 自发性气胸　　　　　E. 支气管哮喘

(2) 通过下列评估可判定患者需要吸痰的是(　　)

A. 神志　　　　　　　　B. 心率　　　　　　　　C. 发绀

D. 肺部有大水泡音　　　E. 呼吸困难

(3) 发作性呼气性呼吸困难常见于(　　)

A. 肺不张　　　　　　　B. 胸膜粘连　　　　　　C. 喉头水肿

D. 支气管异物　　　　　E. 支气管哮喘

(4) 以下各项呼吸状况提示病情最危急的是(　　)

A. 呼吸急快　　　　　　B. 呼吸浅速　　　　　　C. 呼吸减慢

D. 潮式呼吸　　　　　　E. 间停呼吸

(5) 支气管呼吸音不应出现在(　　)

A. 喉部　　　　　　　　B. 背部第 6、7 颈椎处　　C. 背部第 1、2 颈椎处

D. 胸骨上窝　　　　　　E. 肩胛下区

(6) 确定给氧浓度的首要指标为(　　)

A. 发绀的严重程度　　　B. 意识状况　　　　　　C. 呼吸困难的程度

D. 病情及血气分析检查 E. 肺功能检查结果

(7) 严重缺氧时患者会出现(　　)

A. 发绀　　　　　　　　B. 昏迷　　　　　　　　C. 三四征

D. 休克　　　　　E. 烦躁不安

(8) 医嘱执行方法错误的是(　　)

A. 临时备用医嘱有效时间在 24 h 内

B. 临时有效医嘱在 24 h 以内,但只执行 1 次

C. 长期医嘱有效时间在 24 h 以上

D. 长期医嘱医生注明停止时间后失效

E. 长期备用医嘱医生不注明停止一直有效

(9) 不属于重症记录单内容的是(　　)

A. 生命体征　　　B. 危重患者的标志　　　C. 饮食排泄

D. 病情变化　　　E. 护理治疗

(10) 某患者,感冒后,原有哮喘症状加重,患者自感空气不足,胸闷,呼吸困难,不能平卧,下列护理措施中不妥的是(　　)

A. 稳定患者情绪　　B. 按医嘱给药、吸氧　　C. 给患者取半坐卧位休息

D. 提高室内空气湿度,保持空气清洁

E. 及时清除呼吸道分泌物,保持呼吸道通畅

(11) 护士专业素质主要体现在(　　)

A. 遵守纪律,服从领导　　　　　　　B. 与护士长、同事关系好

C. 具有诚实的品格,高尚的情操　　　D. 优良的个性和意志品质

E. 熟练的技术操作和解决实际问题的能力

A2 型题(每题是以一个小案例出现的,其下有 A、B、C、D、E 5 个备选答案,从中选择一个最佳答案)

(1) 女,35 岁,因发热、咳嗽就诊,右侧 X 线胸片显示为密度增高的条索状阴影,肺部基本病变为(　　)

A. 渗出　　　　　　B. 增殖　　　　　　C. 纤维化

D. 钙化　　　　　　E. 空洞

(2) 某重症哮喘患者突然出现胸痛、极度呼吸困难、发绀、大汗、四肢厥冷、左侧肺部哮鸣音消失,考虑并发(　　)

A. 休克　　　　　　B. 呼吸衰竭　　　　　C. 心力衰竭

D. 自发性气胸　　　E. 肺不张

(3) 某支气管哮喘患者,每当发作就自用沙丁胺醇(舒喘灵)喷雾吸入,护士应告诫患者,如果用量过大可能会出现(　　)

A. 心动过缓、腹泻　B. 食欲减退、恶心呕吐　C. 血压升高,心动过速

D. 皮疹、发热　　　　E. 肝、肾功能异常

(4) 刘某,因支气管哮喘发作入院。现气短不能平卧,咳嗽,痰黏不易咯出,下列护理措施不妥的是(　　)

A. 取半卧位　　　　B. 帮助翻身拍背　　　　C. 超声雾化吸入

D. 鼓励多饮水　　　E. 低流量鼻导管吸氧

X 型题(在每题给出的 A、B、C、D、E 5 个备选答案中,至少有一项是符合题目要求的,多选或少选均不得分)

(1) 以下为内科患者的心理特点的是(　　)

A. 坏,病变进展缓慢

B. 因病情复杂或长期诊断不明使思想负担增加

C. 因某些病无特效治疗使患者产生恐惧、疑虑、烦恼

D. 进展迅速

E. 长,经久不愈,涉及升学,就业,心理矛盾更加突出

(2) 内科疾病分期护理要点,正确的有(　　)

A. 慢性病期配合抢救

B. 急性病期培养自我保健意识

C. 老年病期保持适当社会活动,维护生理机能

D. 康复期指导功能锻炼

E. 危重病期指导增强体质

(3) 严重缺氧时患者会出现(　　)

A. 发绀　　　　　　B. 昏迷　　　　　　C. 三凹征

D. 休克　　　　　　E. 烦躁不安

简答题

(1) 支气管哮喘发作时机体产生低氧血症的原因? 阐述低氧血症对机体的危害。

(2) 支气管哮喘急性、持续发作状态时患者通常容易出现哪种酸碱平衡紊乱? 请说出理由。

注:资讯、计划、决策、实施、检查、评估"六步骤"设计的学生用活页此处未提及的内容同"第一节:项目任务学生用活页范例"。

二、病例医嘱单

1. 支气管哮喘病例临时医嘱单

表9-6 支气管哮喘病例临时医嘱单
××医院医嘱单

科别：呼吸内科

姓名：李×× 性别：男 年龄：65y 床号：12床 住院号：××××××

开　　始				临 时 医 嘱	执行时间		执行者姓名
日期	时间	医生姓名	护士姓名		日期	时间	
				痰细胞学分类检查			
				血常规＋BG			
				尿常规			
				粪常规			
				血气分析			
				肝功能十项			
				电解质、肾功能十项			
				胸部正侧位片			
				沙丁胺醇气雾剂 MDI 吸入，st(立即执行)！			
				告病重			
				呼吸面罩给氧(4 L/min)2 h			
				心电监护 24 h			
				血气分析 st！			
				0.9％生理盐水(NS)20 ml ／ iv,st！ 地塞米松针 10 mg			
				5％葡萄糖氯化钠溶液(GNS)250 ml ／ 氨茶碱针剂 0.25 g　iv drip,st！ 地塞米松针 10 mg			
				血清离子测定，st！			

2. 支气管哮喘病例长期医嘱单

表 9-7 支气管哮喘病例长期医嘱单
××医院医嘱单

科别：呼吸内科

姓名：李×× 性别：男 年龄：65y 床号：12床 住院号：×××××××

开 始				长 期 医 嘱	停 止			
日期	时间	医生姓名	护士姓名		日期	时间	医生姓名	护士姓名
				内科护理常规				
				Ⅰ级护理				
				普食				
				心电监护,q1h				
				鼻导管给氧(2～3 L/min)				
				测 P、R、BP, q4h				
				NS 2 ml ⎫				
				特布他林 2 ml ⎬ 超声雾化吸入 q12h				
				布地奈德 1 mg ⎭				
				班布特罗片 10 mg, qn				
				阿奇霉素片 0.2 g, bid				
				孟鲁司特片 10 mg, qn				

三、病例背景知识

1. 护理技术背景知识

(1) 新患者平诊入院:

①新患者入院需办好入院手续,有入院证明,上有住院号。

②给患者固定床位好;做"四查":T、P、R、BP;称体重,填写床头卡、一览表。

③填在医疗病例的体温单上,包括患者的相关信息、"四查"的结果,通知医生。

④填写护理记录首页(在护理体检时):患者个人信息、"四查"结果、入院方式、主诉、主要护理问题、神志、大小便、睡眠、饮食、过敏、四肢、皮肤等。

⑤长期医嘱执行:饮食、护理级别;临时医嘱执行:护士甲过医嘱、上电脑(签名)→护士乙读医嘱,双人查对→打印标签两张,一张贴液体上,一张贴输液卡上;标本:血标本、大小便标本。

(2) 定量雾化吸入器(MDI)的使用:

使用前摇匀→深呼气至不能不能再呼,张开口腔,将 MDI 喷嘴放于口中,闭口以包住咬口,经口缓慢吸气→在吸气开始时以手指压喷药→在吸气末屏气 5～10 s,使雾粒沉降到气道远端,然后缓慢呼气→休息 3 min 再重复→雾化后漱口,减少口咽部雾滴的刺激(护士应边讲解边示范)。

(3) 动脉血气分析(抽动脉血气的专用针,或者肝素化的注射器,木塞/橡胶塞):

在腹股沟中 1/3 与内 1/3 交界处,用一手食指触得动脉搏动最明显部位,常规消毒皮肤和左手食指和中指,再用左手食指和中指固定所选动脉,另一手持注射器,垂直刺入动脉,见有鲜红血涌进注射器,即为动脉血,要 1 ml 左右,拔出针头,让另一个人按压 5 min 以上。若是专用注射器立刻盖上针帽;若是普通注射器,立刻插入木塞/橡胶塞,以免影响结果。

2. 治疗该病的相关药物知识

以下为医院常用药(见表 9-8、表 9-9):

表 9-8　平喘药

商品名	药理名	药物类别	药理作用、适应证、禁忌证及不良反应
浪宁,喘必灵	长效茶碱	茶碱类药物	请查内科护理、药理学书籍

（续表）

商品名	药理名	药物类别	药理作用、适应证、禁忌证及不良反应
阿斯美,强力氨喘通,息喘灵	氨茶碱复方制剂	茶碱类药物	同上
舒弗美,优喘灵	茶碱控释片或缓释片	茶碱类药物	同上
博利康尼,喘康速	特布他林	β_2 受体激动剂	同上
舒喘灵,喘特宁,喘乐宁	沙丁胺醇	β_2 受体激动剂	同上
帮备	盐酸班布特罗	β_2 受体激动剂	同上
美喘清	丙卡克罗	β_2 受体激动剂	同上
施立稳	沙美特罗	β_2 受体激动剂	同上
爱喘乐,爱全乐	溴化异丙托品	抗胆碱能药物(抑制 ACh)	同上
可必特	溴化异丙托品与硫酸沙丁胺醇复合剂		同上
治喘灵	异丙肾上腺素	拟肾上腺药物(抑制 PDE)	同上
普米克	布地奈德	肾上腺糖皮质激素	同上
必可酮	二丙酸倍氯美松	肾上腺糖皮质激素	同上
美卓乐	甲波尼龙	肾上腺糖皮质激素	同上

表 9-9　其他治疗药

商品名	药理名	药物类别	药理作用、适应证、禁忌证及不良反应
安可来	扎鲁斯特	抗白三烯药物,LT3 受体拮抗剂	请查内科护理、药理学书籍
顺尔宁	孟鲁斯特钠	抗白三烯药物,LT3 受体拮抗剂	同上

四、项目任务教师用活页(学生用活页反馈)

项目任务

项目：支气管哮喘患者的救护

教师用活页(学生活页反馈)

学习领域(课程)：内科护理

学习子领域：xx1 呼吸系统疾病患者的护理

学习情境：jq1.1 支气管哮喘患者的救护

(一) 资讯

1. 布置任务,让学生了解项目,并采集信息(资讯),完成背景知识问答

2. 收集信息(资讯)

答案

A1 型题

(1) C (2) D (3) E (4) E (5) E (6) D (7) B (8) A (9) B (10) D (11) E

A2 型题

(1) C (2) D (3) E (4) E

X 型题

(1) BCE (2) CD (3)ABCDE

简答题

(1) 支气管哮喘发作时机体产生低氧血症的原因? 阐述低氧血症对机体的危害。

答：气道过敏性炎症和广泛支气管痉挛是支气管哮喘发作导致机体产生低氧血症的两大基本的原因。发生在气道管壁的变态反应使管壁黏膜因炎性介质释放而发生毛细血管扩张、炎症、血浆渗漏,黏膜下腺体分泌增多,炎细胞向黏膜病灶聚集使气道狭窄;炎性介质释放还可使支气管平滑肌收缩、痉挛,患者哮喘发作时迷走神经功能亢进进一步收缩支气管平滑肌细胞,气道狭窄进一步加重,患者通气功能下降,出现呼吸困难。肺泡通气量减少,肺泡氧分压下降,机体动脉氧分压降低而产生低氧血症。

缺氧对机体的影响是全身性的：大脑对缺氧十分敏感,缺氧患者随缺氧程度加重可出现注意力不集中、大脑皮质功能减退、烦躁、神志恍惚、谵妄甚至昏迷等脑功能障碍;缺氧使循环系统血管收缩,患者 HR 加快、BP 上升。全身重要脏器如肺、心、肾、肝等血流减少。如果不及时纠治,机体脏器因组织氧供不足继发细胞能量代谢障碍而出现炎症、出血、坏死,脏器功能衰竭。

(2) 支气管哮喘急性、持续发作状态时患者通常容易出现哪种酸碱平衡紊乱? 请说出理由。

答:支气管哮喘急性、持续发作状态时患者因气道广泛、持续性阻塞,肺泡通气不足而使机体动脉血氧分压下降。同时气道狭窄导致在肺组织换气后产生的二氧化碳不能及时排出,肺泡二氧化碳浓度不断增高,$PaCO_2$上升,PaO_2进一步降低,可发展为呼吸性酸中毒、代谢性酸中毒、呼酸合并代酸等复杂酸碱平衡紊乱。

(二) 计划

规划工作步骤,编制材料、工具及护理人员分工合作清单。

1. 本组护理人员分工合作计划

以下表是教师总结的大组工作计划,各小组可写本小组人员具体工作任务。

表 9‐10　本组护理人员分工合作计划(小组成员工作任务)

人员	数量	工　作
第 1 小组	4～6	接诊患者,采集患者的主要症状及既往基础疾患史,过敏史及与疾病有关的个人生活状况,并作简要汇报,完成体温单的首次记录
第 2 小组	4～6	对患者进行护理体检,评估出阳性体征,并作简要汇报
第 3 小组	4～6	提出该患者目前的护理问题及依据,执行临时医嘱
第 4 小组	4～6	执行检验项目及长期医嘱
第 5 小组	4～6	当患者病情发生变化时,实施进一步采取的护理措施,配合医生为患者提供及时的救护,执行医嘱

2. 材料计划

住院医疗病历及护理文书空白资料:体温单、专科护理记录单、治疗单、输液卡、输氧卡、医疗病历(包括长期医嘱与临时医嘱单、住院病历、病程记录)。

3. 工具/用物计划

（1）生命体征与护理体检用品：体温计、血压计、无菌棉签、压舌板、听诊器。

（2）主要医疗物品、仪器与设备：病房车,治疗车,病历夹及住院病历空白资料,病历卡,输液卡,听诊器,心电监护连接装置,适合模拟人的血压袖带,SpO_2 监测皮套,氧气筒/中心导管给氧装置,鼻导管/氧气面罩及连接管,气管插管/气管切开设备,超声雾化吸入器,电动吸痰器,吸氧用物一套,输液用物一套,心电监护(血压、SpO_2 监测皮套),采血用物一套(手套),超声雾化仪,血气分析用物一套(血气针),尿壶/便盆,量杯,口服药(盒),过医嘱的小纸,床头卡,饮食卡。

（3）其他护理操作常规用物。

① 相关治疗药品：病房常规抢救药品、带药液体(各种浓度的 GS、0.9％NS、注射用蒸馏水等)；静脉输液常规耗品备用；

② 原发病治疗药品：平喘药气雾剂、支气管舒张剂(β_2 受体激动剂、茶碱类、抗胆碱类药等)、H_1 受体阻滞剂和(或)其他抗过敏药、抗生素、肾上腺糖皮质激素、祛痰剂等。

③ 相关护理技术：心电监护、血氧饱和度监测、口服给药技术、静脉注射技术、氧疗术、超声雾化术、机械吸痰术、所有保持气道通畅的医疗护理措施。

(三) 决策

体现在"学生用活页"的"实施"中。

(四) 实施

1. 提出对该患者主要的护理问题(医护合作性问题/护理诊断)

（1）气体交换受损：与气道阻力增加有关。

（2）潜在并发症：呼吸衰竭、自发性气胸、酸碱平衡紊乱。

2. 护理计划及措施

（1）给予高枕半卧位,绝对卧床休息,减少活动,注意保暖,环境应安静、舒适,温、湿度适宜,空气新鲜、流通,减少不良刺激。

（2）保持呼吸道通畅,持续低流量、低浓度给氧(2 L/min)。

（3）遵医嘱及时静脉滴注氨茶碱和地塞米松,并根据患者症状情况调控滴速,若患者在用药过程中出现心悸不适、脉搏增快,需减慢滴速并报告医生。

（4）密切观察患者胸闷、气促症状和肺部哮鸣音转归,做好血气分析监测。

（5）遵医嘱予患者平喘气雾剂吸入。

（6）心理护理：给予安慰,舒缓患者紧张、焦虑的心情,使其积极配合治疗。

（7）饮食护理：给予足够热量、蛋白质、维生素的清淡易消化饮食,鼓励其多饮水。

（8）积极防治呼吸道及肺部感染，做好生活护理。

3. 健康教育提纲

（1）建立规律的生活方式，告诉患者避免被动吸烟和预防上呼吸道感染，充分休息、定期运动和放松情绪。

（2）告诫患者应遵医嘱规律使用药物，使之成为患者日常生活的常规。

（3）家庭教育：使他们积极参与治疗与护理活动，帮助患者树立战胜疾病信心。

（4）向患者宣传哮喘发病知识与治疗方法，教会患者熟悉哮喘发作的警告。

（5）指导并教会患者使用气雾剂，告诉患者外出时随身携带止喘气雾剂，并且最好佩戴一个病历牌。哮喘发作时首先应平静、休息并立即吸入气雾剂以便迅速控制症状。

（6）饮食方面：多饮水，低盐、高蛋白、高热量、高维生素饮食。

（7）保持居住环境干净、无尘、无烟，无已知可能的过敏原，避免香水、有香味的化妆品、发胶、动物皮毛制品等可能的过敏原。

（8）定时到医院复诊，与医护人员共同制定与调整用药计划。

（9）教会患者自我检测病情，记录哮喘日记，其内容应包括每日症状、用药情况和峰速仪监测呼气峰流速 PEF 的变化。

（10）鼓励患者加入哮喘管理组织，以获得长期系统的支持与帮助。

（五）评估（评价）

1. 工作任务执行过程总体评价（权重占考核评价的 50％）

主讲教师、辅助教师和兼职教师将各届、各班级项目小组在模拟救护中的整体护理执行情况反馈如下（注：七大项目的综合反馈救护过程中整体护理的问题，主讲、辅助和兼职教师评价内容不一定为同一届同一班级）。

1）项目任务主讲教师评价反馈（模拟救护中发现的问题）

第 1 小组：

病史时间要详细询问，这是现病史资料中非常重要的信息，不该遗漏。伴随症状问诊不全面。患者是一位反复气喘的老年患者，除发作性呼吸困难外，该小组问及有无咯血、胸闷，但未详细问诊有无胸痛、咳嗽、咳痰等呼吸系统常见症状。另外与鉴别诊断有关的阴性症状为现病史问诊的七大要素之一，如有无尿、水肿等，均应详细询问。另外，小组进行症状评估前还应再询问患者年龄，再次核对患者的姓名和床号。

第 2 小组：

叩诊时要考虑天气冷时体检只暴露检查部位，评估时动作要麻利并注意保护患者隐私。重症哮喘急性发作时双肺叩诊通常为过清音，小组同学注意解释过清音的形成原因。体检时通常一人进行，以免增加患者心理压力。患者为呼吸系专科患者,体检应有针对性,重点进行肺部检查,临床主要进行的是听诊检查。

第 3 小组:

临时医嘱执行有遗漏,所有写"立即执行(st!)"的临时医嘱应马上执行,但小组未执行"沙丁胺醇气雾剂吸入,st!"的临时医嘱。

组员在留置痰标本的护理操作前解释工作很好,态度亲和、语言简洁,能及时、正确解答患者的疑问并取得患者的配合。进行动脉采血行血气分析操作的组员解释也很到位,内容简洁、正确,能够让患者理解。

静脉采血留置标本准备不足,教师在过程评估检查中只看到血常规检验的紫色试管,肝肾功能、血生化标本未留。

第 4 小组:

给氧操作的解释很到位,内容简洁、正确,态度和蔼。

对患者行氧喷雾化吸入操作前解释正确,但执行时顺序较乱,应先打开氧源总开关调节好流量再接药液器,雾化结束后未交代患者漱口。

长期医嘱用药护理工作有疏漏,对于药名、药物作用和可能的不良反应不熟悉。

心电监护仪与心电图机的连接不同,监护仪连接电极少,并应事先在患者身体的相应部位贴电极贴,宜事先熟悉心电监护仪连接操作再进行与患者连接的护理技术操作。

该小组成员对患者反复询问化验结果未及时予以恰当解释。

第 5 小组:

患者病情突然变化时较忙乱,未对患者症状和体征尤其是一般状况和生命体征进行实时评估。

抢救过程中没有调节患者体位的意识,未及时给患者保暖。

执行静脉注射抢救药液的护士应该对所给药物有充分的认识,包括药名、注射过程中应注意的问题和药物在输注过程中患者可能出现的反应及应对措施等。组员对此很茫然,甚至不知道自己在打什么针。

患者病情突然变化与第 1 小组在进行病史资料采集时未能问诊患者的既往史有直接关系,患者为老年患者,是严重的哮喘发作,并且有前列腺肥大病史(第 1 小组未问诊到这个重要信息)。在诱因预防方面,应该交代患者小便需有专人陪护,并告诉患者不可用力小便,便后还应卧床休息并加强观察。通过这次模拟救护,大家在治疗护理的过程中需关注患者的既往史,把健康宣教工作做得更好。

患者家属现场干扰较大,会直接影响到医护人员的抢救工作,护士应该及时劝解疏散家属,保持一个安静有序的环境,才有利于患者病情的转归。

病情稳定后能及时评估患者,询问患者主观症状并观察生命体征,很好!但应注意,这名患者是有床旁心电监护的,因而应敏锐地观察监护仪面板的数值变化。

对五个小组工作的一个建议：

对模拟救护项目体验较好，医嘱执行到位。主要的问题是，各小组着重于护理操作，对患者诉求关注少，护患沟通、医护沟通较欠缺，对患者的病情变化的观察缺乏足够的认识。患者的医疗诊断和医嘱随着病情转归并非一成不变，应该动态观察，有疑问及时提出并及时报告给医生，以免延误患者病情；同时应把患者当作一个有血有肉、有感情需求的"人"来对待而不是一个生硬的"护理对象"。

工作过程模拟是整体护理的实践应用，充分准备可减少差错预期，回顾与总结可梳理自己执行医嘱进行治疗护理的条理性，锻炼自己的临床思维。

2）项目任务辅助教师评价反馈

第 1 小组：

优点：注意查对，患者诉胸闷时，及时摇高床头，问病史能把握七大要素。

缺点：无入院宣教，如地点、主管医生、主管护士、住院注意事项等；未通知医生，未插入床头卡；三测单一般资料未填。活页书写不全，无工具用物计划，书写者仅为组长一人，护理记录未实时记录，补填错漏。

第 2 小组：

优点：体检程序较清晰，评估口腔、叩诊手法较好。

缺点：患者问是否要量体温时？护士解释欠佳；测呼吸前未告知患者；患者诉冷，护士未及时处理；患者反复追问用什么药，护士未解释；病历中未见入院评估单。

第 3 小组：

优点：个别护士执行操作前有询问姓名，整体仪表可；留痰的宣教好，但可以更详细。标本瓶的选择都对了。

缺点：指导患者留取大便要中段；小便留取用 2 个容器，尿标本采集指导不正确；静脉抽血说成血气分析，备物不齐，少试管（只有紫色），未备弯盘，未戴口罩，抽血时止血带松了，仍继续抽，抽血后未交代或执行按压 5 分钟；所有标本未核对验单。MDI st！的医嘱应执行；动脉血气分析抽取方法错误，也未在标本试管上贴标签；医嘱单签署错误。

第 4 小组：

优点：患者要求小便时能提供床上便器，呼吸功能锻炼指导好，健康宣教好；测 BP、P、R 有记录，很好。

缺点：耗时长；吸氧的解释详细，但注意宣教不延误护理操作；心电监护可同时做；鼻导管给氧是长期的，应雾化暂停后及时补回；氧气雾化操作失误，氧流量太低雾化效果不好，湿化瓶里不能有水；心电监护，测 BP、P、R 应在进行治疗护理之前做，并动态监测病情；心电监护解释欠佳，未保护患者隐私。

第 5 小组：

优点：集体配合较好，抽血气时动脉血采集试管标签清楚。

缺点：抢救患者时，有心电监护，却撤离监护；输液标签、试管标签使用错误（红色为外用药标签）；用 1 ml 注射器静脉注射；静脉滴注未消毒肝素锁，止血带未松；静脉注射和抽血可以一起做，先抽血后静脉注射；血清离子测定的医嘱未执行；告病重医嘱未执行。

2. 护理文书书写质量及活页完成情况评价(占 20%)

模拟救护过程中对患者的现场护理文书记录，包括本小组及其他小组的书写记录，要求详细总结分析。

主要问题：活页书写不全，无工具用物计划，书写者仅为组长一人，护理记录未及时记录或有缺漏，如床头卡、三测单未填写全面；可能涉及的护理操作用物准备不充分，现场护理文书记录未完成；现场医嘱单签名未完成；本组病情观察结果和所执行的治疗护理记录不完整；工作过程执行评价(对本组及其他小组)需注意条理性，按知识点不同提纲挈领进行整理。

(六) 考核

参照"第八章：项目考核→第二节：考核指标与评分细则"给学生组评分。

附表：支气管哮喘病例护理记录单

表 9-11　支气管哮喘病例护理记录单（呼吸专科）

姓名：李×× 性别：男 年龄：65 岁
诊断：支气管哮喘 科室：呼吸科 床号：12 住院号/ID号：×××××××
入院日期：×年×月×日×时×分

日期	时间	T/℃	HR /(次/min)	R 次/min	R 律	呼吸困难	BP /mmHg	意识	入 量/ml	入 内容/ml	出 量/ml	出 内容/ml	血气分析 $(PaO_2/PaCO_2)$ /mmHg	血氧饱和度/%	咳嗽/咳痰	胸痛	体位	排痰/吸痰	吸氧/(L/min)	特殊情况记录	护士签名
12-13	16:15	36.7	108	24	呼吸浅快	轻度											半坐卧位			患者自诉胸闷、气促于16:10入院，有服药史。已通知医生，待进一步检查	××
12-13	16:30	36.5	108	28	呼吸浅快	轻度	108/64	清醒						92	偶见白泡沫痰		半坐卧位	排痰	2	主诉胸闷、气喘，遵医嘱予沙丁胺醇气雾剂MDI吸入，指导患者适当多饮水	××
12-13	16:35				呼吸浅快	轻度		清醒						93	偶见白泡沫痰		半坐卧位	排痰	2	咳白色泡沫痰护理15 ml。实施排痰护理，予鼻导管吸氧。特布他林、布地奈德氧气化雾吸入。予禁食指导	××
12-13	16:38		120	30		中度		清醒						90			半坐卧位	排痰	4	患者拒绝床上排便，执意如厕，经劝阻无效。如厕后出现呼吸加快、面色发绀，通知医生后即遵医嘱予地塞米松静脉推注、氨茶碱静脉滴注，面罩给氧，告病重	××

第三节　慢性阻塞性肺气肿加重并呼吸衰竭患者的救护

一、项目任务学生用活页

见本章第一节"项目任务学生用活页范例"。

二、病例医嘱单

1. 慢性阻塞性肺气肿并呼衰病例临时医嘱单

具体见表 9-12。

2. 慢性阻塞性肺气肿加重并呼吸衰竭病例长期医嘱单

具体见表 9-13。

三、病例背景知识

（一）模拟患者对白设计

"护士,我现在浑身没力气,总是觉得有口痰堵着,气也上不来,有什么方法?"

"护士,请问卫生间在哪里? 我想自己去大小便。"

"护士,我觉得这几天的胃口都不好,应该吃点什么好?"

"护士,怎么我总是觉得我的心怦怦怦跳得很快,我的心跳正常吗? 我的血压正常吗? 我的体温正常吗?"

"护士,身上接这么多线,我动都动不了,有什么用啊"（心电监护）

"吸这个雾有用吗? 要吸多长时间?"（超声雾化）

"护士,我以前做过的,可难受了,能不能不做?"

"哎,护士,怎么两个血不能同时抽啊,还要扎我两次,你轻点啊,我老人家了,血管不好"

"吃这个药有什么用"

"这个针水里是用的什么药啊"

……

表 9-12　慢性阻塞性肺气肿并呼衰病例××医院医嘱单

科别：呼吸内科

姓名：杨×× 　　性别：男 　　年龄：75 岁 　　床号：6 床 　　住院号：××××××

开　　始				临 时 医 嘱	执行时间		执行者 姓名
日期	时间	医生 姓名	护士 姓名		日期	时间	
				痰常规＋细胞学分类检查			
				血常规＋BG			
				尿常规			
				粪常规			
				动脉血气分析,st!			
				肝功能十项			
				电解质、肾功能十项			
				胸部正侧位片			
				沙丁胺醇气雾剂 MDI 吸入,st!			
				5%GNS 250 ml ╱ iv drip,st! 氨茶碱针剂 0.25 g			
				0.9%NS 20 ml ╱ iv,st! 甲泼尼龙针 80 mg			
				5%GS 500 ml ╱ iv drip, 12 h 维持 尼可刹米针 3 g			
				双水平气道正压(BiPAP)呼吸机辅助通气 (S/T 模式)			
				告病危			
				NS 40 ml ╱ iv,st! 纳洛酮针 0.4 mg			
				24 h 持续心电监护及皮氧监测			
				泮托拉唑针 40 mg iv,st!			
				测 P、R、BP, q15min			
				气管插管行人工机械通气(SIMV 模式)			
				动脉血气分析,st!			
				改特级护理			

表9-13 慢性阻塞性肺气肿加重并呼吸衰竭病例长期医嘱单

××医院医嘱单

科别：呼吸内科

姓名：杨×× 性别：男 年龄：75y 床号：6床 住院号：××××××

开　始				长　期　医　嘱	停　止			
日期	时间	医生姓名	护士姓名		日期	时间	医生姓名	护士姓名
				内科护理常规				
				Ⅰ级护理				
				半流质、低碳水化合物饮食				
				告病重				
				测 P、R、Bp, q2h				
				记录 24 h 液体出入量				
				心电监护 q1h				
				吸痰，prn				
				持续低流量给氧(1～2 L/min)				
				NS 2 ml				
				特布他林 2 ml ┓超声雾化吸入　q8h				
				布地奈德 1 mg				
				NS 2 ml				
				氨溴索针 30 mg ┛iv,q12h				
				NS 100 ml				
				哌拉西坦舒巴坦针 4.5 g ┛iv drip, q12h				
				NS 100 ml				
				克林霉素针 1.2 g ┛iv drip, bid				
				班布特罗片 10 mg,qn				
				茶碱缓释片 0.2 g,bid				
				扎鲁司特片 20 mg,bid				

（二）护理操作知识

1. 促进有效排痰的物理措施

（1）深呼吸和有效咳嗽。

（2）湿化：蒸馏水、生理盐水、低渗盐水。

（3）雾化：痰溶解剂（糜蛋白酶、氨溴索）、抗生素（庆大霉素）、平喘药（氨茶碱、异丙托溴铵）。

（4）减轻水肿（地塞米松），10～20 min，雾化后漱口。

（5）胸部叩击：侧卧，杯状手，自下往上，由外向内。

（6）体位引流。

（7）机械吸痰。

2. 雾化操作步骤

（1）超声雾化：

连接雾化器的各部件，水槽内加冷蒸馏水，将雾化罐底部的透声膜浸没。

遵医嘱加药 30～50 ml，将雾化罐放入水槽，旋紧。

核对，协助患者去舒适卧位，接通电源，预热 3～5 min，调整定时开关至 15～20 min，打开雾化开关，调节雾量大小，将口含嘴放患者口中，嘱其深呼吸。治疗毕，取下含嘴，先关雾化开关，再关电源开关。

清理用物：排尽水槽内的水，擦干水槽，将口含嘴、雾化罐等浸泡于消毒液内 1 h，再洗干净晾干备用。

（2）氧气雾化吸入：

遵医嘱配药，稀释至 5 ml 左右，注入雾化器。

核对，协助患者去坐位或半坐位，连接氧管和雾化器的接气口，调节氧流量达 6～10 L/min，指导患者手持雾化器，紧闭口唇深吸气，用鼻呼气，做 10～15 min 至药液完。

治疗毕，消毒雾化器，洗净晾干备用。

3. 机械吸痰护理

吸痰前先评估：听诊，缺氧情况，呼吸情况，痰液的量和黏稠度。

痰液黏稠，可配合叩击、蒸气吸入、雾化吸入。

电动吸引器所用负压一般成人 40.0～53.3 kPa（0.03～0.04 mPa）小儿 0.01～0.02 mPa，若口腔（插入 14～16 cm）吸痰有困难者，可从鼻腔吸入（插入 22～25 cm）。

昏迷患者可用压舌板或开口器帮助张口；插管时不可有负压，以免引起呼吸道黏膜损伤。

操作时一手返折吸痰导管末端,另一手用无菌血管钳(镊)持吸痰管前端,插入口咽部,然后放松导管末端,先吸口咽部分泌物,再吸气管内分泌物;若气管切开吸痰,注意无菌操作,先吸气管切开处,再吸口(鼻)部。

每次吸痰时间<15 s,以免造成缺氧;贮液瓶内吸出液(<2/3)应及时倾倒;吸痰用物每班更换、消毒(4 h更换)。

观察气道是否通畅,患者的反应如面色、呼吸、心率、血压等,吸出液的色、性质、量并记录。

4. 动脉血气分析标本留取(抽动脉血气的专用针,或者肝素化的注射器,木塞/橡胶塞)

在腹股沟中1/3与内1/3交界处,用一手示指触得动脉搏动最明显部位,常规消毒皮肤和左手示指和中指,再用左手示指和中指固定所选动脉,另一手持注射器,垂直刺入动脉,见有鲜红血涌进注射器,即为动脉血,要1 ml左右,拔出针头,让另一个人按压5 min以上。若是专用注射器则立刻盖上针帽;若是普通注射器,立刻插入木塞/橡胶塞,以免影响结果。

(三) 呼吸衰竭时呼吸机人工机械通气

1. 呼吸衰竭患者使用呼吸机的适应证

(1) 意识障碍、呼吸不规则。

(2) 气道分泌物多且有排痰障碍。

(3) 有较大的呕吐、反吸可能性,如球麻痹或腹胀呕吐者。

(4) 全身状态较差,疲乏明显者。

(5) 严重低氧血症伴/不伴CO_2潴留,达危及生命的程度(如$PaO_2 \leqslant 45$ mmHg,$PaCO_2 \geqslant 70$ mmHg)。

(6) 合并多器官功能损害者。

2. 人工机械通气的目的(作用)

(1) 维持合适的通用气量。

(2) 改善肺的氧合功能,减轻呼吸做功。

(3) 维持心血管功能稳定。

3. 呼吸机机械通气方式(是使用经口鼻面罩给氧无创通气,还是选择建立人工气道的有创通气?)

呼吸衰竭未发展至危重阶段可尽早应用无创通气支持,减少气管插管的需要。但当患者出现昏迷、吞咽障碍、气道分泌物多,且伴清除障碍或伴多器官功能损害时,应使用气管插管的有创通气方式。

4. 经口鼻面罩给氧无创通气模式的选择

有两种：T/spont，spont。

T/spont 参数：

IPAP（吸气末压力）：12 cmH$_2$O；EPAP（呼气末压力）：4 cmH$_2$O；吸氧浓度：50%。

临床上常选择 BiPAP 呼吸机辅助呼吸（双水平式呼吸道正压通气）。

选用流量触发＋压力支持模式，通气时宜用密封性好且无效腔较小的面罩，注意气道分泌物的清除和密切的监护。

5. 气管插管有创通气模式的选择

临床上较常选择 SIMV 模式。

呼吸频率：18 次/分；潮气量：500 ml；PEEP：3～5 cmH$_2$O；吸氧浓度：45%；吸气时间：1.3 s；压力上升时间：50 ms；呼吸触发灵敏度：25%；支持压力：3～5 cmH$_2$O。

6. 机械通气中的病情观察

通气期间应加强呼吸道湿化，分泌物吸引，保持气道通畅，呼吸机的洁净消毒，避免发生交叉感染及呼吸机相关性肺炎。加强对呼吸和心血管的监护，及早发现和解决通气中出现的异常。

（四）气管插管或气管切开进行人工机械通气治疗的护理方法

1. 心理护理

COPD 患者因久病不愈而焦虑、孤寂，有的甚至出现性格方面的改变，如烦躁、易怒，加上环境改变、病情危重，而导致巨大的心理压力。重症患者因接受机械通气治疗时间延长，而产生呼吸机依赖心理，在撤机过程中，应为患者提供足够的心理支持，灵活运用语言及非语言沟通技巧，加强与患者交流，及时了解患者的感受和需要，鼓励多做自主呼吸试验，锻炼和增强患者的呼吸肌和自信心，并向其保证，如果在撤机过程中出现呼吸困难，一定会再加强呼吸机辅助，以确保其足够的供氧和通气。

2. 饮食、体位护理

COPD 并 Ⅱ 型呼吸衰竭患者因膈肌疲劳、组织缺氧及精神压抑等因素导致消化力减弱，出现营养不良、代谢降低、抵抗力下降，使病情加重，应给予高蛋白、高热量、富含维生素及易消化的食物，可通过鼻饲或静脉提供营养。在病情允许的情况下，接受机械通气治疗的患者应取半卧位，半卧位可减少胃肠道食物反流及误吸，并作为预防呼吸机相关性肺炎发生的相对经济、有效、简单和安全的措施。

3. 气道护理

(1) 加强气道湿化:开启电源恒温湿化器加温、湿化空气,湿化温度控制在28~32℃,以减少寒冷、干燥的空气对呼吸道黏膜的刺激,并可使相应的温度达到纤毛活动的生理要求,预防气道水分丢失过多所致的分泌物黏稠和排出障碍。及时添加湿化液,湿化液用无菌蒸馏水,对痰液黏稠者可配用雾化装置和呼吸机管道相连,开启后随呼吸机送气,达到稀释痰液、控制气道感染的作用,每天 2~3 次。

(2) 保持呼吸道通畅:根据患者一般情况、咳嗽、双肺呼吸音、气道压力、血氧饱和度等方面进行观察与判断,做到适时吸痰,防止肺部感染。注意观察痰液的量、颜色、气味和黏稠度。建立人工气道的患者吸痰前先给予翻身、叩背,气道内滴2~5 ml 生理盐水等措施以提高吸痰效果。吸痰前后通过气囊辅助或加大吸入氧浓度以防止低氧血症的发生。

4. 严密观察病情,监测机械通气效果

(1) 一般指征:严密观察患者的意识、面色、呼吸、发绀程度和生命体征、血氧饱和度及血气指标变化,及时提供病情动态信息及呼吸机治疗参数的依据。严密监测呼吸机性能,如声音、节律等,保持呼吸机运转正常。准确记录通气参数,根据病情合理设置报警范围,呼吸机出现报警要及时查找原因并处理。

(2) 患者气道与呼吸机的连接应紧密:无论经口、鼻气管插管均应固定妥善,防止插管脱出或接头脱开。插管的深度应严格交接班并做记录,防止移入一侧肺。NIPPV 患者应选择合适的面罩,固定带松紧度适宜,防止固定过松致面罩周围漏气而影响通气效果。

(3) 观察人机协调情况:机械通气时人机不协调直接影响机械通气的顺利进行及其效果。我们在对患者的观察中总结其原因有三:①缺氧、CO_2 潴留致精神症状患者治疗及护理依从性差;②气管插管尤其经口插管患者难以接受,不易配合;③患者首次接受通气治疗,缺乏相关知识和经验,难以与呼吸机同步。针对以上原因采取相应的措施:①合理选择通气模式与参数;②适当应用镇静剂有利于减轻患者焦虑及插管不适,促进人机协调;③指导患者以自身节律平静放松地呼吸,以配合呼吸机治疗。

(4) 预防和减少下呼吸道感染:引起 COPD 加重的原因为气管-支气管感染。预防和减少下呼吸道感染发生最主要的是要加强预防措施:①医护人员要规范无菌操作,接触患者前后要洗手。②病室通风换气,严格执行各项消毒措施,避免交叉感染。③加强口腔护理,每8 h 行口腔护理 1 次,保持口腔清洁。④合理使用抗

菌药物,及时将感染标本送检培养,根据药敏结果选用有效的抗菌药物。⑤减少机械通气时间,当患者病情稳定且符合拔管条件时,应尽快停机拔管或尽早使用鼻面罩机械通气治疗以缩短机械通气时间,减少呼吸机相关性肺炎的发生和呼吸机依赖的发生率。综上所述,恰当应用机械通气策略,精心周到的基础护理、严格有效的呼吸道管理是 COPD 并呼吸衰竭患者机械通气治疗成功的三个重要环节。

(五) 人工机械通气治疗的临床应用

1. 适应证

COPD 并呼衰患者,给予吸氧、抗炎、平喘等常规治疗往往很难纠正呼衰,需要进行机械通气治疗。应用无创性 BiPAP(双水平气道正压)呼吸机治疗或气管插管/气管切开接呼吸机行有创机械通气治疗为临床常用的机械通气方式。

2. 禁忌证

中枢神经系统疾病和神经肌肉性疾病,严重脏器功能不全,严重心律失常或急性心肌缺血,晚期恶性肿瘤,气胸和严重的肺大疱。

3. 人工机械通气治疗的作用

迅速改善通气,纠正低氧血症和高碳酸血症是治疗 COPD 急性加重期合并呼吸衰竭的重要措施。机械通气的目的在于帮助患者度过呼吸衰竭的急性加重期,并增加慢性通气受损患者的气体交换,为进一步治疗创造条件,争取时间以便其他治疗措施发挥作用。COPD 合并型呼衰患者应用 BiPAP 呼吸机治疗后能使 SaO_2 和 PaO_2 升高,$PaCO_2$ 降低,血气分析通气功能的各项指标得到明显改善。无创机械通气治疗在近期内或急性期内对提高 SaO_2 和 PaO_2,降低 $PaCO_2$ 优于鼻导管给氧方式。因此,BiPAP 呼吸机无创机械通气治疗能明显纠正 II 型呼吸衰竭患者的低氧血症,减轻 CO_2 的潴留,缓解呼吸性酸中毒,治疗作用明显优于传统的鼻导管给氧。

4. 人工机械通气治疗有效的指标

经治疗后患者有不同程度心率减慢,呼吸由浅快变为深而有规律,呼吸频率减慢、胸闷、气促、呼吸困难有不同程度缓解。动脉血气分析监测显示 $PaCO_2$ 降低,PaO_2 升高,SaO_2 得到明显改善。

5. 人工机械通气治疗的不良反应

机械通气能有效改善 COPD 急性发作时所致的通气功能障碍。然而 COPD 患者机械通气时间一般较长,实施机械通气很容易引起呼吸机依赖,造成撤机困难,甚至发生呼吸机相关性肺炎。呼吸肌的废用性萎缩和呼吸肌疲劳是造成呼吸机依赖的重要原因。对于有创通气而言,SIMV＋PSV(同步间歇指令通气联合压力支持模式)是目前最常用的撤机模式之一,既保留了患者的自主呼吸功能,又可逐渐降低呼吸机辅助支持的水平,有利于撤机。

6. 撤机失败的指征

撤离有创呼吸机后 48 h 内出现下列 2 项或以上指标,经调整无创呼吸机支持指标不能缓解者,被认为撤机失败并需要重新有创机械通气:$PaCO_2$ 上升 >20 mmHg(1 mmHg$=0.133$ kPa);$PaO_2<60$ mmHg;RR 增快 >10 次/min 或 P 增快 >20 次/min;极度疲劳;胸锁乳突肌明显参加呼吸运动;心力衰竭、心律失常和休克;再次呈现肺性脑病。

拔管 48 h 内严密观察,无上述改变、不需要重新插管者认为撤机成功。

(六) 无创机械通气治疗慢性呼吸衰竭的临床治疗方法及进展

1. 无创机械通气治疗的原理

BiPAP 通气是一种经鼻(面)罩进行的无创通气模式,它以压力支持(PSV)提供较高吸气正压,可以辅助患者呼吸,减少呼吸做功,利于呼吸肌肌力的恢复,有助于气体进入通气不良的肺泡,改善气体分布,使痉挛的支气管扩张,改善通气/血流比例,从而有效改善低氧血症及 CO_2 潴留;而当患者呼气时又自动调至较低呼气正压,提供较低的呼气压(EPAP),使患者轻松呼出气体。EPAP 又可起到呼气末正压(PEEP)的作用,以对抗内源性 PEEP(PEEPi),减少呼吸功,还可以增加功能残气量,有助于保持气道开放,防止肺泡陷闭,促进肺泡内气体均匀分布和氧的弥散,改善通气/血流比值失调,改善氧合和气体交换,从而提高 PaO_2,降低 $PaCO_2$。由于 COPD 急性加重时导致呼衰的主要原因是缺氧和呼吸肌疲劳,因此应用 BiPAP 无创通气疗效肯定。

2. 工作模式及参数选择

治疗基础上,确诊呼衰 20 min 内应用双水平气道正压(BiPAP)呼吸机辅助通气,根据患者具体情况选用大小合适的硅胶面罩。通气模式为:压力支持通气/压力控制通气(S/T),呼吸频率为 12~18 次/min,鼻面罩旁孔给氧,氧流量 3~5 L/min,吸气压(IPAP)以 8~10 cmH_2O 开始,逐渐增加压力至 10~18 cmH_2O,呼气压力(EPAP)3~6 cmH_2O,吸呼比为 1:2。接湿化装置,根据患者的 SaO_2 调整吸氧浓度,使 SaO_2 维持在 90%以上,通气时间视患者的情况而定,最初 3 日原则上除咳痰、吃饭外尽量使用呼吸机,病情好转后可以减少使用时间,6~20 h/d,通气间期辅助拍背,鼓励咳痰,通气天数为 5~12 天。通气过程中可允许 10~30 min 的暂停,以利排痰及进食。行机械通气前,首先稳定患者情绪,教会患者如何呼吸、排痰,不合作者可间断 10~20 min 再治疗,注意观察患者鼻面罩是否有漏气现象。

治疗数天后,在自主呼吸状态下复查动脉血气分析。

3. 适应证及治疗效果

BiPAP 作为一种新型的通气模式早期应用于 COPD 并呼吸衰竭患者可使部分患者避免有创通气,具有一定的临床应用价值。BiPAP 呼吸机工作模式为压力支持通气,其可在吸气相和呼气相双水平给予气道正压,减少了呼吸功,使患者感到舒适。由于采用鼻罩和面罩与患者相连,避免了气管插管或气管切开,患者乐于接受,特别适合于基层医院使用。

4. BIPAP 无创通气治疗的优点

BIPAP 无创通气治疗操作简便,易掌握,能及时开始,随时撤机;上呼吸道防御功能不受损害,减少了插管所致呼吸机相关肺炎及黏膜损伤等并发症;声门处于自然状态,避免了因插管、声门被动开放所致误吸;避免气管切开或插管,患者感觉舒适,保留患者正常的吞咽、进食、咳嗽、说话的功能,保留上呼吸道的生理性温化、湿化和免疫功能,有利于病情观察和气道管理,护理工作量大大减少,同时治疗费用也明显减少;及早应用 BiPAP 呼吸机能改善患者 PaO_2、$PaCO_2$,明显缩短治疗时间及费用,逆转病情恶化;对循环系统影响小,可减少回心血量,减轻心脏前负荷,减少心室跨壁压,改善氧合,使心肌供氧增加减轻水肿,从而使心功能改善,心率减慢;不易发生气压伤;由于具有无创性,易被患者及家属接受。

对于 COPD 合并呼吸衰竭的患者,越早使用无创通气治疗,其效果越好。对于缺氧明显的患者,可调高吸气压,对于二氧化碳潴留严重的患者,应降低呼气压。在使用过程中,还应注意湿化痰液,保持气道通畅,否则将不能起到应有的治疗效果。

5. 何种情况下仍需选择有创通气?

无创通气治疗对于 COPD 并呼衰患者虽有良好的治疗效果,但对于病情危重、严重意识障碍、二氧化碳潴留严重、气道阻力大及分泌物多的患者,仍需选择气管插管和气管切开,应用其他类型的呼吸机进行辅助通气治疗。

四、项目任务教师用活页(学生活页反馈)

项目：慢性阻塞性肺气肿加重并呼吸衰竭患者的救护
学习领域(课程)：内科护理
学习子领域：xx1 呼吸系统疾病患者的护理
学习情境：jq1.2 慢性阻塞肺气肿加重伴呼吸衰竭患者的救护

(一) 资讯

1. 布置任务,让学生了解项目,并采集信息(资讯),完成背景知识问答
2. 收集信息(资讯)

答案

A1 型题

(1) C　(2) C　(3) A　(4) C

A2 型题

(1) C　(2) E

A3 型题

(1) B　(2) A　(3) A　(4) A　(5) D　(6) C　(7) D　(8) D

X 型题

(1) BCE　(2) CD　(3) ABCDE

简答题(以下部分题目来自《临床情境模拟教程》第三章：情境模拟案例教学设计,项目四：知识拓展,第18页)

(1) 慢性支气管炎是如何进展至 COPD 的？COPD 可导致哪些肺功能障碍？

答：COPD 是一种具有气流受限特征的疾病,气流受限不完全可逆,呈进行性发展,各级支气管壁有各类炎性细胞浸润,黏液分泌腺体增大和杯状细胞增多使黏液分泌增加;慢性炎症最终导致气道壁结构重构、胶原含量增加、瘢痕形成、气腔狭窄阻塞,肺通气与换气功能发生障碍,可引起缺氧和二氧化碳潴留。此时如受到某些危险因素的侵袭,可导致胸闷、气促,咳嗽加重,发生呼吸衰竭,严重者意识障碍,昏迷而致死亡。

（2）引发慢性支气管炎急发和 COPD 加重的危险因素。

答：机体抵抗力下降、过度劳累、上呼吸道感染等。

（3）COPD 患者临床发病的典型特点？

答：慢性支气管炎患者在原有咳痰喘基础上出现渐进性呼吸困难（气促），肺气肿征。

（4）COPD 患者肺部听到喘鸣音、湿啰音分别提示什么？

答：COPD 患者肺部听到喘鸣音提示支气管痉挛，听到局限性湿啰音提示肺炎。

（5）根据哪些指标可判断 COPD 患者并发了肺部感染？

答：COPD 患者在疾病过程中，出现咳嗽、咳痰、气短和（或）喘息加重，痰量增多，痰色转黄、脓稠，伴发热、食欲缺乏、消化不良等全身毒血症状，肺部体征于患肺某部位闻及局限性细湿啰音，血常规化验白细胞数目增高，中性粒细胞比例增加，胸片发现患肺某部位炎性阴影，可判断其并发了肺部感染。

（6）COPD 患者通常容易发生哪种类型的慢性呼吸衰竭？解释原因。

答：COPD 患者通常容易发生 II 型慢性呼吸衰竭。因肺泡通气不足导致 PaO_2 降低和 $PaCO_2$ 增高。

（7）COPD 急性加重时导致呼衰的主要原因是什么？

答：COPD 急性加重时导致呼衰的主要原因是缺氧和呼吸肌疲劳。因此，迅速纠正缺氧和二氧化碳潴留、改善呼吸肌疲劳是救治成功的关键。

（8）COPD 急性加重期合并呼吸衰竭的治疗要点是什么？

答：迅速改善通气，纠正低氧血症和高碳酸血症是治疗 COPD 急性加重期合并呼吸衰竭的重要措施。

（9）COPD 急性加重期合并呼吸衰竭的治疗最佳的办法是什么？说出理由。

答：人工机械通气。机械通气的目的在于帮助患者度过呼吸衰竭的急性加重期，并增加慢性通气受损患者的气体交换，为进一步治疗创造条件，争取时间以便其他治疗措施发挥作用。呼吸机治疗后能使 SaO_2 和 PaO_2 升高，$PaCO_2$ 降低，血气分析通气功能的各项指标得到明显改善。对提高 SaO_2 和 PaO_2 降低 $PaCO_2$ 优于鼻导管给氧方式。呼吸机机械通气治疗能明显纠正 II 型呼衰者的低氧血症，减轻 CO_2 的潴留，缓解呼吸性酸中毒。

（10）请说说人工机械通气有哪些方式？治疗作用？治疗有效的指标？可能出现的不良反应？呼吸机机械通气的护理要点？

答：详见"本项目背景知识"。

（二）计划

可参考项目任务"支气管哮喘患者的救护→四、项目任务教师用活页（学生用活页反馈）→（二）计划"的内容。

（三）决策

体现在"学生用活页"的"实施"中。

（四）实施

1. 提出对该患者主要的护理问题（医护合作性问题/护理诊断）

（1）气体交换受损：与呼吸道痉挛、有效呼吸面积减少、换气功能障碍有关。

（2）清理呼吸道无效：与无效咳嗽、痰液黏稠有关。

（3）潜在并发症：水、电解质、酸碱平衡紊乱，上消化道出血。

（4）活动无耐力：与呼吸困难有关。

（5）皮肤完整性受损的危险：与昏迷、机械通气有关。

2. 护理措施

（1）助患者静卧、取高枕半卧位，将其置于舒适、洁净、安静与空气新鲜流通的环境（温度 18～22℃，湿度 50%～70%），按危重病护理常规护理。

（2）保持呼吸道通畅：行超声雾化吸入气道湿化、遵医嘱予祛痰药物、支气管解痉与抗炎气雾剂等。避免使用中枢镇咳药如可待因。

（3）合理氧疗：遵医嘱持续低流量（1～2 L/min）、低浓度（25%～29%）给氧，并记录吸氧方式、浓度、时间，观察效果及不良反应。

（4）危重病患者病情监测：严密观察患者意识状态、一般状况、生命体征及其原症状、体征的变化，记录 24 h 液体出入量；监测动脉血气分析、动脉血氧饱和度（SaO_2）和血清离子变化，配合医师及时纠治酸碱失衡与水盐、电解质紊乱。

（5）抗感染的护理：遵医嘱使用抗生素静脉滴注，患者保暖，观察药物疗效。

（6）饮食护理与营养支持：低盐、高蛋白、高脂肪、高维生素、低碳水化合物饮食。

（7）遵医嘱使用呼吸中枢兴奋剂时观察患者的用药反应，调控药物滴入浓度。

（8）人工机械通气的护理：呼吸机试机备用，上呼吸机前取得患者的配合，上机后密切观察以下内容：患者左右胸廓是否对称、双肺呼吸音有无异常、患者口唇、指甲末梢循环、生命体征、意识状态、SpO_2，检查人机是否同步、呼吸机的工作状况（气囊有无漏气、报警处理等），记录上机时间、给氧浓度、痰液的色、性状、量等;同时做好气道湿化的护理。

（9）保持大便通畅、做好心理护理,避免一切可能加重患者氧耗的因素。

（10）待患者呼吸衰竭纠正、病情缓解后指导其进行腹式呼吸、缩唇呼气等呼吸肌功能锻炼。

3. 健康教育

（1）帮助患者度过危险期后,告诫其预防呼吸道感染、充分休息、避免劳累、合理饮食,保持良好心态。

（2）保证居住环境安静、舒适、空气新鲜流通,无理化因素刺激。

（3）教会患者坚持家庭氧疗,讲述氧疗的目的、作用及设备的使用、维持等方面的知识。

（4）坚持锻炼、增强营养,提高机体免疫机能。

（5）坚持呼吸机功能锻炼以改善呼吸功能。

（6）教育患者遵医嘱用药,病情变化时及时就医。

（7）教会患者自我监测病情变化,发现异常及时诊治。

（8）教育其家人提供更多、更有效的心理支持以帮助患者康复。

（五）评估（评价）

1. 工作任务执行过程总体评价（占50%）

1）项目任务主讲教师评价反馈（模拟救护中发现的问题）

第1小组:

小组成员对病史采集做了充分准备,分工协作好,病史询问较详尽,并能先核对床号、患者姓名和床头卡。仍存在的问题有:

（1）发病时间未问,病程未问,既往史未问。

（2）主病特点、伴随症状未细问。

（3）未问患者慢性病程的诊治经过。

（4）未问既往史,这对于有基础疾患史的患者来说尤其不该遗漏的。

（5）在病史资料采集过程中,应注意关注患者诉求并及时处理。

（6）患者初入院,可简单补充交代一下入院须知。

第2小组:

（1）生命体征检查耗时太长。

（2）专科情况的评估不够熟练;肺脏评估手法不规范,应重点听诊病变部位并注意对比健侧;心脏听诊应在听心音的同时数脉率。

（3）在评估时有小组成员与患者的沟通方式不妥,核对患者姓名宜冠以亲切、礼貌的称呼。

第3小组：

（1）刚开始时未按照分组任务要求，错误执行了长期医嘱，且在执行口服给药长期医嘱时应事先核对好药名与给药时间再与患者沟通。患者若对药物有疑问应耐心解释，患者服药依从性较差时不能把药物拿回，或告知患者"不是现在吃的药，是晚上才吃的"，或是放在患者床头柜就离开。这些违反用药护理要求的错误做法很可能导致患者的不信任，激化医患矛盾。正确做法是做好用药宣教，必要时与医生沟通，敦促患者遵医嘱服药。

（2）静脉输液前准备不充分。患者反复说自己还没吃过东西，此时需有应变措施。在患者病情平稳的前提下，宜详细询问患者空腹的时间，告之胃排空时间是4～6小时，做好输液前的宣教与输液护理。

（3）对"氨茶碱"药理作用不熟悉，用药护理解释错误（把支气管舒张剂误解为"帮助咳痰"），且未交代患者静脉滴注这一类有心血管兴奋作用的药物可能带来的心率增快的不良反应；静脉输注"甲泼尼龙"的药理作用解释也不正确，此为抗炎药而非祛痰剂。

（4）静脉采血留置标本管准备充分，但二便常规留置标本的方法是错误的；临时医嘱执行的优先顺序不清，应先执行"st!"的医嘱，"动脉血气分析 st!"和"呼吸兴奋剂静脉维持 st!"的医嘱均未执行。

（5）输液标示不明晰易混淆，输液瓶外贴的标签未及时更换。患者临时医嘱中要输注两组液体，其中有一组输液是 24 h 静脉滴注维持，故宜开放两条静脉通道。

（6）与患者的沟通没有亲和力，不应使用"这位患者"之类的字眼。

2）项目任务辅助教师评价反馈

第1小组：

优点：及时通知医生，问诊抓住核心。有简单的入院介绍，患者问及"病这么重，怎么办"时，护士解释较好。

缺点：无查对，接待患者入院时，未先介绍自己；入院评估时，照单宣读；入院介绍可再详细点，与患者沟通时，注意使用身体语言、增强亲和力的技巧；可简短评估者呼吸状况，病情重加护床栏。注意要事先准备床头卡核对患者。

第2小组：

优点：组员间合作较好，发现错误相互间及时纠正。患者诉气喘、痰不易咳出，护士能采取正确的措施。患者要求快点打针，护士解释较好。交代患者卧床休息、保暖等措施，很好。

缺点：无查对；语言欠规范，如核对患者姓名时，可使用"您叫什么名字"，而不是生硬唐突；测量生命体征耗时较长，方法欠规范，测量结果要实时记录，而不是均照抄书本；专科检查时未保护隐私，未查发绀等情况，口腔检查欠规范，心肺听诊可一起进行。

第 3 小组：

优点：静脉输液操作较熟练。

缺点：无查对，小组分工时间分配不佳，讨论时间太长；给药护理匆忙；患者问能否吃东西，护士解释不清；药物的药理作用不熟悉，患者问及药物对治疗的作用时，解释不清；输液瓶签粘贴错误并在一个瓶上贴了 3 张标签；静脉输液进针部位固定不好；沙丁胺醇气雾剂的给药方法错误；患者诉心慌不适，护士解释滴速快，不恰当；静脉抽血未扎好止血带，未备好弯盘；未抽动脉血气分析；护士用语欠规范，如"患者，你好"用语不当；留大小便的标本瓶错误，指导患者留取方法错误；"尼可刹米静脉滴注维持"的临时医嘱未执行。

第 4 小组：

优点：护士先评估患者呼吸、痰鸣，解释较好；有记录出入量；向家属交代病重。

缺点：无查对床头卡；吸氧可先做，动作要麻利。输氧卡有填写但漏签名；未及时上心电监护仪，测生命体征可借助监护仪；用语欠规范，如"老人，你好""我们已经尽力了"；漏执行"克林霉素、超声雾化"两项医嘱；"氨溴索"静脉给药方法错误，静脉推注做成静脉滴注；"哌拉西林舒巴坦"未皮试；输液架上同时挂了 3 个输液卡，患者只在滴注 1 瓶液体，易混乱。总体来说医嘱核对与执行不规范。

第 5 小组：

优点：忙而不乱，安排合理，专人守护，抢救得当。及时疏导家属。

缺点：无查对；调节氧气流量未记录，静脉注射药物未加入稀释液，直接使用 1 ml 注射器；输液瓶贴了 3 个标签，输液卡未签；对"泮托拉唑"的药理作用不熟悉，医师未开大小便标本采集的医嘱，应加强核对医嘱；执行医嘱留置尿管、胃管不及时，在医生提醒下才置入。

3）项目任务兼职教师评价反馈

优点：有大部分的同学查对意识增强了，整体护理的条理性也有提高。

缺点：沟通应该穿插在整个护理过程中，还可利用操作的机会进行宣教，要注重整体护理的工作效率。

第 1 小组：

（1）问诊详细，思路清晰，作了安全方面的宣教，很好；入院介绍较全面，但漏掉了介绍床位、科室。

(2) 在问诊的过程中,个别使用了医学术语,如"过敏"。因患者为老年农民,难理解。

(3) 患者在问诊过程中诉"气促",护士回应摇高床头,却未做;后一位护士做了,但未扶起床栏,安全意识不强;问诊结束,未通知医生检查患者。

第 2 小组:

(1) 护士比较关心患者,但评估不完全,未做专科检查,未听心肺,胸部的视、触、叩、听均未做。

(2) 全身皮肤检查也不完全,老年呼吸系统疾病患者要注意骶尾部、踝部等易受压部位的皮肤。

(3) 测脉搏、呼吸需计时 1 min,测量完成后未将结果告诉患者。

第 3 小组:

(1) 健康宣教做得较好。执行医嘱顺序安排欠妥,动脉血气分析,氨茶碱、甲波尼龙等的给药应先执行,按轻重缓急的顺序。

(2) 介绍标本留取的方法欠妥,大便的留取方法错误。未告知患者要做 X 线检查。

(3) 给沙丁胺醇时示范的方法漏 2 步:摇匀气雾剂、屏气。

(4) 抽动脉血气分析未立即用胶塞封口;抽静脉血、输液时未扎止血带;试管的顺序安排不佳,蓝-紫-红-绿;输液和抽血临床工作中同时进行,只扎 1 针即可,减少患者痛苦。

(5) 患者问到药物作用时,护士解释为营养药物,是错误的;输液卡记录不规范,静脉推注污染了针头,分离时有空气进入,未观察患者反应。

(6) 呼吸兴奋剂为维持药物,未开两个通道。

(7) 上呼吸机的操作、输液、采血的操作不规范;如果情况允许,在患者上面罩前,先让患者适应一段时间,同时教会患者如何配合呼吸。上呼吸机后,特别是使用面罩的患者,由于不能说话,我们要观察患者的面色和肢端有无发绀来观察疗效。

(8) 要学会正确处理呼吸机的报警;所有的急救设备都应处于备用状态,并且每天检查。

(9) 呼吸机使用后,其管道送供应室消毒。用清水擦拭呼吸机表面,再用紫外线消毒灭菌。

(10) 临床工作中要注意职业防护,接触患者体液的操作应戴手套,如采血,正确处理各种锐器。

第 4 小组：

（1）未注意处理医嘱的先后顺序，有些同学执行操作时未戴口罩。

（2）能插床头卡资料，标注患者姓名、年龄、床号和护理级别、饮食牌，但未进行宣教。

（3）向患者宣教新入院每日只测 2 次体温，不恰当，测体温未擦汗，数脉搏未戴手表，数呼吸方法错误。测到体温 38℃ 的处理方法不恰当。

（4）给口服药的药名叙述错误，给药方法错误。心电监护仪电极接错，吸氧的操作不规范，无宣教。

（5）超声雾化的注药错误，未交代漱口。吸痰医嘱 prn，未准备用物。

（6）皮试操作不规范，未问过敏史，未交代过敏反应表现，什么情况下通知医生。

（7）输液操作不规范，无扎止血带、排气、固定、输液卡未签。

（8）静脉注射氨溴索解释得较好，但污染了针头。

（9）即 24 h 出入量未记，皮试未记录。吸痰操作不规范，压力过大，未戴手套。

第 5 小组：

（1）抢救患者不及时，致模拟人死亡，小组成员无抢救意识。消毒隔离意识不强，操作中都污染了无菌物品。

（2）患者主诉不适，应快速检查患者后，视情形及早通知医生，医嘱告病危要通知家属。

（3）观察病情不细致，无人注意心电监护仪的参数，氧饱和度低至 82%，还未上呼吸机。

（4）抽血气动作不规范，未核对验单。发现患者已无反应，医生已下医嘱，但迟迟未执行。

（5）气管插管接呼吸机不会做，生命体征 15 min 一次，无人记录。有心电监护，还在手臂上测血压，并且在输液的同侧手。

（6）留置胃管的操作不规范，污染了床单元，在无医嘱的情况下，向胃管内注入液体。

（7）无人记录 24 h 出入量，解释留置胃管的目的是补充营养也欠妥。

（8）留置尿管操作也不规范，严重违反无菌原则。

（六）考核

参照"第八章：项目考核→第二节：考核指标与评分细则"给学生组评分。

附表：COPD 加重并呼吸衰竭病例护理记录单

表 9-14 COPD 加重并呼吸衰竭病例护理记录单（呼吸专科）

姓名：杨×× 性别：男 年龄：75 岁 科室：呼吸科 床号：6 住院号/ID号：××××××

诊断：COPD 加重并呼吸衰竭 入院日期：×年×月×日×时×点×分

日期	时间	T/℃	HR/(次/min)	R 次/min	R 节律	R 呼吸困难	BP/mmHg	意识	入 内容/ml	入 量/ml	出 内容/ml	出 量/ml	血气分析(PaO₂/PaCO₂)/mmHg	血氧饱和度/%	咳嗽/咳痰	胸痛	体位	排痰/吸痰	吸氧/(L/min)	特殊情况记录	护士签名
12-20	16:00	38	128	28	浅快	轻度	120/68	清醒						93			半坐卧位			患者于 4pm 入院，气促，有慢性肺肿史	××
12-20	16:30	38	130	28	浅快	轻度	118/65	清醒						92	少量白黏痰		半坐卧位	排痰	2	咳白色黏痰 10 ml，实施排痰护理，予鼻导管吸氧，2 L/min。特布他林、布地奈德超声雾化吸入。予半流质、低碳水化合物饮食指导	××
12-21	17:00				浅快	轻度		清醒	液体	22				92	少量白黏痰		半坐卧位	排痰	2	按医嘱予甲波尼龙 80 mg iv，尼可刹米 3 g 静滴维持 12 h。指导患者适当多饮水	××
12-21	10:00	37.8	135	24		轻度	90/60	昏睡	液体	40	胃液			50						突然呼吸不应，告病危，已通知家属，遵医嘱予纳洛酮 0.4 mg iv，洋托拉唑 40 mg iv，实施防压疮护理	××
12-21	10:05										尿液			100							

第四节　重症肺炎并感染性休克患者的救护

一、项目任务学生用活页

见本章第一节"项目任务学生用活页范例"。

收集信息(资讯)：以下题目均选自全国执业护士资格考试全真模拟题或历年真题标准化资格认证考试题库。

A1 型题(每题有 A、B、C、D、E 5 个备选答案,从中选择一个最佳答案)

(1) 支气管呼吸音不应出现在(　　)

A. 喉部　　　　　　　　　　　B. 背部第 6、7 颈椎处

C. 背部第 1、2 颈椎处　　　　D. 胸骨上窝

E. 肩胛下区

(2) 慢性支气管炎最突出的症状是(　　)

A. 时有喘息　　　　　　　　　B. 长期反复咳嗽,咳痰

C. 反复发热　　　　　　　　　D. 咯血

E. 胸痛

(3) 下列不是休克型肺炎的表现的是(　　)

A. 体温不升　　　　　　　　　B. 脉压增大

C. 烦躁不安　　　　　　　　　D. 脉搏快而弱

E. 四肢阙冷

(4) 下列不是慢性支气管炎的临床表现的是(　　)

A. 咳嗽　　　　B. 气喘　　　　C. 咳痰　　　　D. 炎症

E. 呼吸困难

(5) 观察中毒性肺炎的病情变化,最重要的是(　　)〖历年考试真题〗

A. 意识状态　　　　　　　　　B. 体温、热型

C. 脉搏、血压　　　　　　　　D. 呼吸频率及深度

E. 痰的性状

A2 型题(每题是以一个小案例出现的,其下有 A、B、C、D、E 5 个备选答案,从中选择一个最佳答案)

(1) 某患者因发热、胸痛、咳痰 2 天入院,护理体检:体温 40℃,右下肺闻及湿啰音,血白细胞计数 12×10^9/L,入院诊断:发热待查(肺炎?)。下列可作为该患者的护理问题的是( )

A. 发热待查　　　B. 肺炎　　　　　C. 体温过高　　　D. 肺部啰音

E. 白细胞计数增高

(2) 一老年患者,因患肺炎而入院,体湿 39.3℃,对其高热护理,尽量不采用( )

A. 头部置冰袋　　B. 温水擦浴　　　C. 酒精擦身　　　D. 鼓励饮水

E. 口服退热药

(3) 某患者一侧胸廓膨胀,语颤消失,叩诊呈实音,呼吸音消失,应考虑( )

A. 气胸　　　　　B. 胸腔积液　　　C. 胸膜增厚　　　D. 肺气肿

E. 肺实变

(4) 某老年体弱肺炎患者,肺部喘鸣音明显,常感痰脓稠、不易咳出。某日突诉胸闷痰堵、咳痰动作突然中止,张口瞠目,双手乱抓,大汗淋漓,应首选考虑( )

A. 失血性休克　　B. 窒息　　　　　C. 呼吸衰竭　　　D. 心力衰竭

E. 肺性脑病

(5) 刘先生,30 岁,因寒战,发热,咳嗽,咳铁锈色痰,右胸痛 2 天入院。护理体检:T 41℃,P 110 次/min,BP 60/38 mmHg,R 40 次/min,嗜睡,右肺呼吸音低,可闻支气管呼吸音。该患者护理诊断,下列不妥的是( )

A. 肺炎双球菌肺炎伴感染性休克　　B. 体温过高　　　C. 疼痛

D. 气体交换受损　　　　　　　　　E. 组织灌流量改变

(6) 宋先生,65 岁,因寒战,高热,咳嗽,胸痛 1 天而入院,初诊为肺炎球菌肺炎,次日体温骤降,伴四肢厥冷,大汗及意识模糊,血压 80/49 mmHg,脉搏 102 次/min,下列护理措施不妥的是( )

A. 迅速建立静脉通路　　　　　　　B. 去枕平卧

C. 热水袋加温保暖　　　　　　　　D. 高流量吸氧,保持呼吸道通畅

E. 按医嘱快速滴入低分子右旋糖酐

(7) 某患者,62 岁,因慢性咳、痰、喘 10 年余,加重 1 周入院,初诊为慢性支气管炎、慢性阻塞性肺气肿,为缓解呼吸困难,给予鼻导管低温量持续吸氧,氧流量应为(　　)

A. 1～2 L/s　　　B. 2～3 L/s　　　C. 1～2 L/s　　　D. 2～3 L/s

E. 5～6 L/s

(8) 张先生,75 岁,自幼患小儿麻痹症合并肺炎后,开始咳嗽,咳黄痰,每日痰量约 300 ml,诊为支气管扩张症,多次住院治疗,此次因上述症状加重 1 周而入院。既往有高血压病史,为保持呼吸道畅通的各项措施中,不适合本患者的是(　　)

A. 帮助翻身拍背　　　　　　　B. 体位引流

C. 指导有效咳嗽　　　　　　　D. 超声雾化吸入

E. 按医嘱给予祛痰剂

(9) 女,35 岁,因发热、咳嗽就诊,右侧 X 线胸片显示为密度增高的条索状阴影,肺部基本病变为(　　)

A. 渗出　　　　B. 增殖　　　　C. 纤维化　　　　D. 钙化

E. 空洞

A3 型题

以下提供了若干个病例,每个病例下设有 2～3 个考题,请根据病例所提供的信息,在每道考题下面的 A、B、C、D、E 5 个备选答案中选择一个最佳答案。

男,50 岁,患有糖尿病 18 年,半月前酮症酸中毒经抢救后病情稳定,昨日因高热、咳嗽、咳黄痰,突感极度口渴,厌食、恶心,呼吸增快,有烂苹果味。晚上出现四肢厥冷,脉细速,血压下降,随即意识不清,急送院。

(1) 该患者最有可能发生的是(　　)

A. 急性左心衰竭　　　　　　　B. 败血症

C. 急性肾功能衰退　　　　　　D. 糖尿病酮症酸中毒

E. 低血糖反应

(2) 首先应采取的处理措施是(　　)

A. 5%葡萄糖溶液静脉注射　　　B. 应用呼吸兴奋剂

C. 静脉补充生理盐水　　　　　D. 加大口服降糖药剂量

E. 10%葡萄糖溶液静脉滴注

王某,男,25 岁,以突然畏寒、高热,伴恶心、呕吐就诊。体检:右下肺呼吸音低,可闻及湿性啰音,体温 40℃,脉搏 120 次/min,呼吸 28 次/min,血压 60 mmHg/40 mmHg。血常规白细胞 $2 \times 10^9/L$,中性粒细胞 0.9,诊断为休克型肺炎。

(1) 对该患者的治疗中,首先应采取的措施是( )

A. 补充血容量 　　　　　B. 选用氨基糖苷类抗生素

C. 尽早使用退热药 　　　 D. 尽早进行胃镜检查

E. 进行体位引流

(2) 该患者最主要的护理诊断是( )

A. 活动无耐力 　　　　　 B. 体温过高

C. 有感染的危险 　　　　 D. 组织灌注量改变

E. 有窒息的危险

(3) 对该患者的护理措施错误的是( )

A. 给予患者去枕平卧位 　 B. 给予保暖

C. 迅速建立静脉通道 　　 D. 高流量吸氧

E. 输液速度先慢后快

X 型题

在每题给出的 A、B、C、D、E 5 个备选答案中,至少有一项是符合题目要求的,多选或少选均不得分。

(1) 严重缺氧时患者会出现( )

A. 发绀 　　　B. 昏迷 　　　C. 三凹征 　　　D. 休克

E. 烦躁不安

(2) 下列关于肺炎的治疗正确的是( )

A. 休克型肺炎应首先补充血容量

B. 肺炎球菌性肺炎应首选青霉素

C. 发热患者应尽早使用退热药

D. 对胸痛、咳嗽可以对症处理

E. 有低氧血症者予以吸氧

简答题

（1）哪一类人群容易发生肺炎？为什么？

（2）对于有肺部基础疾患的患者，根据哪些体征和（或）指标提示其并发了肺部感染？

（3）根据哪些指标可判断患者出现感染性休克？

（4）肺炎患者感染性休克后期有哪些典型表现？

二、病例医嘱单

1. 重症肺炎并感染性休克病例临时医嘱单

具体见表 9-15。

2. 重症肺炎并感染性休克病例长期医嘱单

具体见表 9-16。

三、病例背景知识

1. 用物准备

护理记录首页、一般护理记录单、医疗病历、吸氧用物一套、输液用物一套、心电监护（血压、SpO_2）、采血用物一套（手套）、负压吸痰用物一套、血培养瓶（需氧菌、厌氧菌）、痰标本盒、冰袋/酒精擦浴、血气分析用物一套、尿壶/便盆、冰袋、量杯。

2. 采集血培养标本

（1）在使用抗生素之前采集，以提高阳性结果。

（2）一般抽 5 ml，亚急性细菌性心内膜炎患者，为提高细菌培养阳性率，采血量可增至 10~15 ml。现在临床上是两个瓶：需氧瓶（AE, aerobic）和厌氧瓶（AN, anaerobic）。或者记住盖子的颜色。

（3）常规消毒瓶口，用采血针（只露出针头，不拆其他外包装，保持注入端无菌）先注入需氧瓶，再注入厌氧瓶，拔针前先分离注入端；若用注射器采血，抽 10 ml，把注射器垂直注入，先厌氧瓶再需氧瓶。

备注：若同时抽不同种类的血标本，先注入血培养瓶，再注入抗凝管，最后是干燥管。

表 9 - 15   重症肺炎并感染性休克患者临时医嘱单
××医院医嘱单

科别：呼吸内科

姓名：李××   性别：男   年龄：60y   床号：5 床   住院号：××××××

开 始				临 时 医 嘱	执行时间		执行者姓名
日期	时间	医生姓名	护士姓名		日期	时间	
				心电监护,q1h			
				动脉血气分析,st!			
				血清电解质测定			
				肝功能十项			
				电解质、肾功能十项			
				凝血 4 项			
				尿常规			
				床旁胸片			
				床旁 ECG			
				羟乙基淀粉注射液　250 ml, iv drip			
				NS 100 ml ⎫ 微泵泵入,5 ml/h 起, DA 10 mg ⎭ 据 BP 调整滴速			
				测 P、BP, q15min			
				NS 2 ml ⎫ 甲泼尼龙针 40 mg ⎭ iv drip			

表 9-16　重症肺炎并感染性休克患者长期医嘱单
××医院医嘱单

科别：呼吸内科

姓名：李××　　性别：男　　年龄：60y　　床号：2床　　住院号：××××××

开　始				长 期 医 嘱	停　止			
日期	时间	医生姓名	护士姓名		日期	时间	医生姓名	护士姓名
				内科护理常规				
				Ⅰ级护理				
				半流质、低碳水化合物饮食				
				告病重				
				测 P、R、BP, q2h				
				记录 24 h 液体出入量				
				心电监护, q1h				
				吸痰, prn				
				持续低流量给氧(1～2 L/min)				
				NS 2 ml 特布他林 2 ml　氧喷雾化吸入 q8h 布地奈德 1 mg				
				NS 2 ml 氨溴索针 30 mg　iv, q12h				
				NS 100 ml 哌拉西林舒巴坦针 4.5 g　iv drip, q12h				
				NS 100 ml 克林霉素 1.2 g　iv drip, bid				
				班布特罗片 10 mg, qn				

3. 促进有效排痰的措施

(1) 深呼吸和有效咳嗽。

(2) 湿化：蒸馏水、生理盐水、低渗盐水；雾化：痰溶解剂(糜蛋白酶、氨溴索)、抗生素(庆大霉素)、平喘药(氨茶碱,异丙托溴铵),减轻水肿(地塞米松),10～20 min,雾化后漱口。

(3) 胸部叩击：侧卧,杯状手,自下往上,由外向内。

(4) 体位引流。

(5) 机械吸痰要点：

吸痰前先评估：听诊,缺氧情况,呼吸情况、痰液的量和黏稠度；痰液黏稠,可配合叩击,蒸气吸入、雾化吸入；电动吸引器所用负压一般成人 40.0～53.3 kPa(0.03～0.04 mPa),小儿 0.01～0.02 mPa；若口腔(插入 14～16 cm)吸痰有困难者,可从鼻腔吸入(插入 22～25 cm)；昏迷患者可用压舌板或开口器帮助张口；插管时不可有负压,以免引起呼吸道黏膜损伤。

一手返折吸痰导管末端,另一手用无菌血管钳(镊)持吸痰管前端,插入口咽部,然后放松导管末端,先吸口咽部分泌物,再吸气管内分泌物。

若气管切开吸痰,注意无菌操作,先吸气管切开处,再吸口(鼻)部。每次吸痰时间<15 s,以免造成缺氧；贮液瓶内吸出液(<2/3)应及时倾倒；吸痰用物每班更换、消毒(4 h 更换)。

观察气道是否通畅,患者的反应如面色、呼吸、心率、血压等,吸出液的色、性质、量并记录。

4. 感染性休克的抢救配合

(1) 体位和吸氧：中凹位、高流量吸氧。

(2) 补充血容量：双静脉通道,"先晶后胶"扩容原则维持有效血容量。

(3) 血管活性药物：多巴胺,间羟胺根据血压调速,收缩压维持在 90～100 mmHg,保证重要脏器的血供。小心药物外渗,引起组织局部坏死。

(4) 若药液外渗,立刻拔针,硫酸镁湿敷和行局部封闭；放射状皮丘封闭："136"=1 ml 酚妥拉明＋3 ml 利多卡因＋6 ml Ns。

(5) 控制感染,纠正水电解质、酸碱失衡。

(6) 病情观察：神志、体温、呼吸、脉搏、血压和尿量,末梢循环。

四、项目任务教师用活页(学生活页反馈)

项目：重症肺炎并感染性休克患者的救护
学习领域(课程)：内科护理
学习子领域：xx1 呼吸系统疾病患者的护理
学习情境：jq1.2 重症肺炎并感染性休克患者的救护

(一) 资讯

1. 布置任务,让学生了解项目,并采集信息(资讯),完成背景知识问答
2. 收集信息(资讯)

> **答案**
>
> **A1 型题**
>
> (1) E　(2) B　(3) B　(4) E　(5) A
>
> **A2 型题**
>
> (1) C　(2) E　(3) B　(4) B　(5) A　(6) C　(7) C　(8) B　(9) A
>
> **A3 型题**
>
> (1) D　(2) C　(3) A　(4) D　(5) E
>
> **X 型题**
>
> (1) ABCDE　　(2) ABDE
>
> **简答题**
>
> (1) 哪一类人群容易发生肺炎？为什么？
>
> 答：老人、婴儿,轻度上呼吸道病毒感染、吸烟、酗酒或全身麻醉的人群,慢性心肺疾患,某些免疫功能受损的全身性疾病如糖尿病、再障、白血病、淋巴瘤等血液病,艾滋病,肺病,营养不良,酒精中毒以及原有支气管-肺疾患和全身衰竭患者。这些人容易发生肺炎,因为这类人群的呼吸道防御功能低下,易受损,细菌被吸入下呼吸道,在肺泡内繁殖,易发生肺炎。
>
> (2) 对于有肺部基础疾患的患者,根据哪些体征和(或)指标提示其并发了肺部感染？

答：肺部基础疾患的患者在疾病过程中，出现咳嗽、咳痰、气短和（或）喘息等原有症状加重，体温升高，痰量增多，痰色转黄、脓稠，伴发热、食欲缺乏、周身酸痛不适、消化不良等全身毒血症状，痰液转黄、痰量增多，听诊肺部闻及湿性啰音（该部分叩浊或呈实音、语颤增强），X 线检查提示肺部新炎性浸润阴影（典型描述为：云雾状、斑片状、纤维条索影和（或）肺野透亮度降低的实变阴影等），血象化验提示 WBC 计数增加，NC 比例增高和（或）核左移。患者出现以上征象之一或几种时，提示其发生了肺部感染。

（3）根据哪些指标可判断患者出现感染性休克？

答：患者因肺部感染毒血症状加重并发感染性休克时，监测病情发现其精神萎靡或烦躁不安，高热不退或体温不升，呼吸、脉率、心率明显变快，尿少，皮肤、口唇青紫，手足发凉或厥冷，多汗，尿少，脉压变小等循环血容量不足表现时，提示患者病情加重，可能并发了感染性休克，应及时通知医生处理并作好抢救准备及相应护理。

（4）肺炎患者感染性休克后期有哪些典型表现？

答：当肺炎患者发生感染性休克时若救治不力，则很快出现血压下降、四肢湿冷、意识障碍、无尿、体温不升、生命体征波动不定等危重表现，甚至死亡。

（二）计划

可参考项目任务"支气管哮喘患者的救护→四、项目任务教师用活页（学生用活页反馈）→（二）计划"的内容。

（三）决策

体现在"学生用活页"的"实施"中。

（四）实施

1. 提出对该患者主要的护理问题（医护合作性问题/护理诊断）

（1）气体交换受损：与呼吸道痉挛、有效呼吸面积减少、换气功能障碍有关。

（2）清理呼吸道无效：与无效咳嗽、痰液黏稠有关。

（3）有窒息的危险：与呼吸道分泌物增多、无力排痰有关。

（4）潜在并发症：水、电解质、酸碱平衡紊乱，肺性脑病，感染性休克。

（5）活动无耐力：与呼吸困难有关。

2. 护理措施

（1）助患者静卧、取高枕半卧位，将其置于舒适、洁净、安静与空气新鲜流通的环境（温度 18～22℃，湿度 50％～70％），按危重病护理常规护理。

（2）保持呼吸道通畅：行超声雾化吸入气道湿化、遵医嘱予祛痰药物、支气管解痉与抗炎气雾剂等；卧床期间，经常帮患者翻身、叩背，促进呼吸道分泌物的排出。必要时机械吸痰；避免使用中枢镇咳药如可待因；嘱患者多饮水稀释痰液以利于咳出。

（3）教会患者注意观察痰液的颜色、量和性质，指导患者正确收集痰液的标本及时送检。

（4）合理氧疗：持续低流量（1～2 L/min）、低浓度（25％～29％）给氧。

（5）病情观察：严密观察患者意识状态、一般状况、生命体征及患者症状、体征的变化。

（6）监测血气分析、动脉血氧饱和度（SaO_2）和血清离子变化，及时纠治低氧血症、酸碱失衡与水、电解质紊乱。

（7）抗感染的护理：遵医嘱使用抗生素静滴，观察药物疗效。

（8）饮食护理与营养支持：低盐、高蛋白、高脂肪、高维生素、低碳水化合物饮食。

（9）记录 24 h 液体出入量。

（10）及时留取血培养标本后予患者物理降温：用冰袋进行头部冰敷，并及时复测体温。

（11）保持大便通畅、做好心理护理，避免一切可能加重患者氧耗的因素。

（12）指导其进行腹式呼吸、缩唇呼气等呼吸肌功能锻炼。

3. 健康教育计划

（1）建立规律的生活方式，充分休息、定期运动和放松情绪；进食高蛋白高热量、高维生素、富含纤维素饮食物；

（2）告诫患者天气变化时，注意保暖，防止感冒；注意劳逸结合，防止过度劳累，适当活动，增强体质。

（3）指导患者遵医嘱用药，告诉患者所使用药物的作用、剂量、用法及可能出现的不良反应。

（4）教会患者自我检测病情，如出现意识障碍、呼吸困难等征象，立即到医院就诊。

（5）家庭教育：使他们积极参与治疗与护理活动，帮助患者树立战胜疾病信心。

(6) 指导患者进行腹式呼吸、缩唇呼气等呼吸肌功能锻炼。

(7) 告诫患者定时到医院复诊,与医护人员共同制定与调整用药计划。

(五) 评估(评价)

1. 工作任务执行过程总体评价

反馈救护过程中整体护理的问题,主讲、辅助和兼职教师评价内容不一定为同一届同一班级。

1) 项目任务主讲教师评价反馈之一

第1小组:

小组成员对病史采集作了准备,分工协作好。部分存在的问题有:

(1) 主症特点不详问,有较多遗漏。

(2) 该患者有 COPD 基础疾患,又是老年男性患者,应详细询问尿次、尿量的情况。

(3) 在症状询问中,病史资料采集时间分配不合理,应着重于现病史七要素,尤其是主症特点,详细询问,根据陈述的主要线索把握问诊的主线。

(4) 未问既往史。即往史在病史采集中的作用在于可进一步解释目前的问题或进一步证实病情判断假设,是病史采集的一部分。

(5) 在病史资料采集过程中,只顾及完成自己组的任务,未关注患者"气短"的诉求。此时应安慰患者,为患者摆有利于气体交换的舒适体位。

第2小组:

(1) 对患者进行身体评估的解释不到位,如对 BP 90/44 mmHg 的解释不够准确。

(2) 专科情况的评估不够熟练。

第3小组:

(1) 对患者进行心电监护的解释工作不到位,应加强疑问解答的完整性与准确性。

(2) 执行医嘱缺乏变通,第3小组虽然分配的是执行临时医嘱,但当患者提出"想吸氧,医生说吸氧对病情改善有利"时,解释"这不是我们小组成员的工作"不恰当,会让患者认为护士缺少人文关怀。

(3) 临时医嘱执行有遗漏,所有写"st!"的临时医嘱应马上执行,但小组未执行"沙丁胺醇气雾剂吸入,st!"的临时医嘱。

(4) 静脉采血留置标本准备不足,只看到血常规检验的紫色试管,肝肾功能、血生化标本未留。

2）项目任务主讲教师评价反馈之二

第 1、2 组：

存在的问题：

① 医嘱核对不仔细，患者既往有糖尿病史，医生医嘱带药液体书写错误没有及时发现并指正，跟着医生犯错误。

② 输液护理时未及时挂输液牌。

③ 超声雾化吸入技术操作不熟练，机械吸痰操作完全错误。

④ 患者发生感染性休克时病情观察不力，不能及时评估患者，抢救患者的应急能力较差，患者休克时冰袋仍敷在其额头，没有及时为患者调整休克体位及采取保暖措施。

⑤ 未抽血培养。

第 3、4、5 组：

存在的问题：

① 病历资料排序不正确。

② 小组之间未及时沟通，第 3 小组对患者病史、症状及体征不熟悉，护理诊断凌乱无主次，应注意把患者目前最主要的护理问题放在第一位！

③ 第 4 小组护理措施执行较差，超声雾化吸入技术操作不熟练，对其报警信息充耳不闻并对患者作不合常理的解释。

④ 患者发生感染性休克时病情观察不力，不能及时评估患者，抢救患者的应急能力较差，患者休克时冰袋仍敷在其额头，没有及时为患者调整休克体位及采取保暖措施。危重病护理的病情观察意识较差，没有及时为患者记录 24 h 液体出入量。

⑤ 大组内事先分组未协调好，第 5 组分工出现分歧，组长协调能力需加强。

2. 辅助教师评价

病史采集比较系统、详细，问到患者是否饮酒和既往史的情况，但是没有问到吸烟史（尤其是 COPD 患者），也没有追问患者高血压和糖尿病的用药史和具体情况，患者说气短的时候，没有询问发作和缓解的诱因等。

抢救执行过程中的优点：组长分配任务到位、组员间的协助较好、过程有序动作迅速、能及时调高氧流量、及时调整体位、关注患者的尿量等循环状况的指标。

各小组护理操作中的问题：

第 1、2 小组：

（1）对采血培养标本、血气分析、负压吸痰、雾化吸入等操作的流程和用物的使用不熟悉。

(2) 采血时没有戴手套、消毒棉签处置不当。

(3) 高热患者物理降温后,没有复测体温,而且患者发生休克时额上冰袋仍不拿走。

(4) 患者刚入院的时候,一般情况还可以,这时护士应教会和协助患者如何有效排痰:深呼吸和有效咳嗽、雾化、胸部叩击、体位引流等。

(5) 刚开始给患者输液时,输液卡上还是上一个病例的名字。

(6) 雾化结束后,没有及时清理用物,影响下一组的操作。

第3、4、5 小组:

(1) 医嘱执行前的核对不仔细,跟着医师犯错误。

(2) 输液操作未及时挂输液牌。

(3) 超声雾化吸入操作不熟练、机械吸痰操作完全错误。

(4) 给患者物理降温时,患者冰敷、酒精擦浴后半小时未复测体温。

(5) 患者已出现了感染性休克,但第 5 小组的护士在配合医师抢救过程中仍未把患者额头上的冰袋拿走。此时应保暖,而不是降温,现场反应能力有待加强。

(6) 休克后期护理忽略了尿量记录。

3) 项目任务兼职教师评价反馈之一

第1、2 小组:

优点:动作迅速,能主动为患者吸痰,且操作标准。

存在的问题:

(1) 病史采集不够系统,疏漏了饮食、睡眠、既往史等重要内容。

(2) 患者诉痰多,无力排痰时,护士应向患者讲解有效排痰方法,并作示范。

(3) 抢救过程中,组织欠佳,略显混乱。

(4) 对雾化吸入和血培养这两个操作的用物和操作流程不清楚。

(5) 高热患者物理降温后,没有复测体温,而且患者发生休克时额上冰袋仍不拿走。

第3、4、5组:

(1) 入院空白病历排列顺序不正确。

(2) 第1、2组与第3组未做好工作任务的交接沟通,第3组对患者病史、症状、体征不熟悉。护理问题的提出不注意主次且有错误。给出护理诊断首先要实事求是,根据患者的病状和阳性体征作出判断,照本宣科不可取。护理诊断应首先针对患者目前的主要症状和体征,按其重要性依次提出。

(3) 第4 小组护理措施中超声雾化给药的护理操作程序不熟悉,未调试好仪器就拿到患者床前给患者雾化,对雾化器因护士操作有误的报警提示充耳不闻,患者对此有疑问还告知患者仪器工作正常,工作作风不严谨。

（4）大组内分组准备不充分,未做好第5小组的成员分配准备工作。

4）项目任务兼职教师评价反馈之二

第1小组：

优点：整体形象好,护理体检有腕表计时,工作态度认真,有疑问能及时与医师沟通。

缺点：问病史未抓住七要素,条理欠清晰,核心问题未问到;未充分发挥组员作用;使用语言不规范,诸如"患者,你好!"与患者的交流应更亲切些;未做入院介绍,未插床头卡。

第2小组：

优点：注重团队合作,个别同学注意礼貌用语,诸如"谢谢您的配合";肺部听诊正确,能听取异常体征,听诊前向患者解释,并注意保暖和保护患者隐私,体现了人文关怀,很好。

缺点：同一时间测量体温与血压应在不同手臂进行,汇报血压 90/44 mmHg,患者已休克,护士却未采取措施;护理体格检查要抓主要体征,快速准确地判断病情。病情不稳时避免做全身体查,以免延误病情;腹部检查手法欠佳。与第3组未交接。

第3小组：

优点：无菌观念强,注意戴口罩、手套,输液的注意事项解释好,悬挂了输液卡。

缺点："st!"的医嘱血气分析、气雾剂、氨茶碱未优先给予,处理医嘱的优先顺序不清;尿常规未用试管留取;抽血气手法欠规范,血气针无标签;用过的棉签随意丢;肝肾功能、电解质、血常规等静脉抽血,只用了一只紫色管;静脉输液时,忘记松止血带就开始滴液,患者问用药情况,护士解释"氨茶碱"的治疗作用时未使用通俗语言。

第4小组：

优点：能对患者的诉求有及时反应,吸氧和雾化同一护士操作,安排较好;能动态观察生命体征,给予床上擦浴;输液双人核对;及时在医嘱单签名,有记录出入量的意识。

缺点：用语欠规范,如"有突变";上心电监护未接电源;药理知识不熟悉;氨溴索静脉注射未松止血带;静脉穿刺2人同时进行时备物不齐;静脉使用的药物贴红标签;输氧卡、输液卡的签署欠规范;"哌拉西林舒巴坦"未皮试;饮食指导使用太多专业术语;一级护理未执行;个别护士语言欠规范;一次把所有口服药都给予,易造成患者一次性吞服所有口服药。

第 5 小组:

优点:抢救不乱,安排较好;有动态观察生命体征,血气分析抽取较规范;医嘱优先顺序处理较好,及时在医嘱单签名;静脉输液穿刺操作好,并签了输液巡视卡。

缺点:未及时排除家属干扰;"氨溴索"稀释液选择错误,整个抢救过程欠紧凑。

(六) 考核

参照"第八章:项目考核→第二节:考核指标与评分细则"给学生组评分。

附表：重症肺炎并感染性休克病例护理记录单

表 9 - 17　重症肺炎并感染性休克病例护理记录单（呼吸专科）

姓名：杨×× 性别：男 年龄：75 岁 科室：呼吸科 床号：6 住院号/ID号：×××××××
诊断：重症肺炎并感染性休克
入院日期：×年×月×日×时×分

日期	时间	T/℃	HR1 (次/min)	R 次/min	R 节律	R 呼吸困难	BP/mmHg	意识	入 内容	入 量 ml	出 内容	出 量 ml	血气分析 (PaO₂/PaCO₂)/mmHg	血氧饱和度/%	咳嗽/咳痰	胸痛	体位	排痰	吸氧/(L/min)	特殊情况记录	护士签名
12 - 15	10:00	39	125	33	呼吸浅快		90/44	清醒						93			休克卧位			患者于10:00入院，气促，有慢性支气管炎、慢性阻塞性肺气肿、高血压、糖尿病史。已通知医生	××
12 - 15	10:00	38	130	28	呼吸浅快	轻度	118/65	清醒						92	常有/黄脓痰		休克卧位	排痰		咳黄脓痰，实施排痰护理，予沙丁胺醇气雾剂，静脉滴注氨茶碱，患者诉气喘好转	××
12 - 22	14:00	39	128	30	呼吸浅快	轻度	90/54	清醒	液体	10				92	偶见/白黏痰		休克卧位	排痰	2	按医嘱予鼻导管吸氧2 L/min，特布他林、布地奈德雾化吸入。予半流质，低碳水化合物饮食指导，指导患者适当饮水。告病重，动态监测生命体征	××
12 - 22	14:30	37.8	135	33			90/44	昏睡	液体	200							休克卧位			突然呼之不应，告病危，已通知家属，甲泼尼龙静脉滴注，实施防压疮护理。动态监测生命体征	××

第五节　慢性心力衰竭并急性肺水肿患者的救护

一、项目任务学生用活页

收集信息(资讯):以下题目均选自全国执业护士资格考试全真模拟题或历年真题标准化资格认证考试题库。

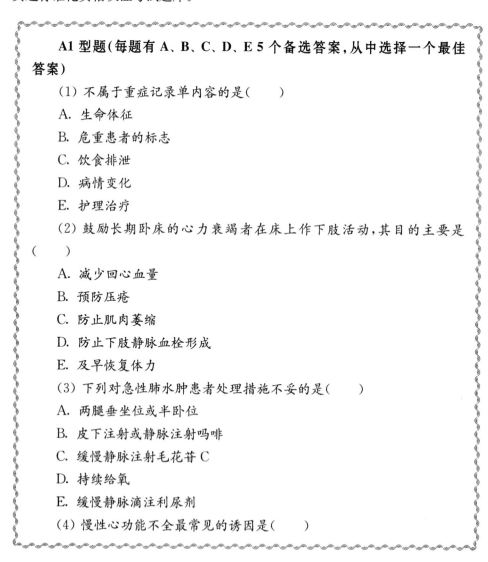

A1 型题(每题有 A、B、C、D、E 5 个备选答案,从中选择一个最佳答案)

(1) 不属于重症记录单内容的是(　　　)

A. 生命体征

B. 危重患者的标志

C. 饮食排泄

D. 病情变化

E. 护理治疗

(2) 鼓励长期卧床的心力衰竭者在床上作下肢活动,其目的主要是(　　　)

A. 减少回心血量

B. 预防压疮

C. 防止肌肉萎缩

D. 防止下肢静脉血栓形成

E. 及早恢复体力

(3) 下列对急性肺水肿患者处理措施不妥的是(　　　)

A. 两腿垂坐位或半卧位

B. 皮下注射或静脉注射吗啡

C. 缓慢静脉注射毛花苷 C

D. 持续给氧

E. 缓慢静脉滴注利尿剂

(4) 慢性心功能不全最常见的诱因是(　　　)

A. 呼吸道感染

B. 快速心律失常

C. 过度体力劳动

D. 摄钠及补液过多

E. 贫血或大出血

A2 型题(每题是以一个小案例出现的,其下有 A、B、C、D、E 5 个备选答案,从中选择一个最佳答案)

(1) 某男,80 岁,因慢性心衰Ⅳ级入院。经治疗护理,心功能恢复至Ⅱ级,责任护士可逐渐增加其活动量,而患者主观认为还需要长期卧床,护士应告诉患者长期卧床的危害,下列不妥的是(　　)

A. 导致肌肉萎缩

B. 下肢静脉血栓形成

C. 易发生褥疮

D. 消化功能减退

E. 易导致截瘫

(2) 某男,86 岁,因冠心病全心衰竭入院。神清,呼吸频率 25 次/min,半卧位,心界向两侧扩大。心率 110 次/min,两肺可闻湿性啰音,以肺底多,肝肋下三指,双下肢可凹性水肿。患者在家中已 2 天未解大便,家属急切询问该患者排便应注意事项。下列责任护士的回答不妥的是(　　)

A. 需训练床上排便习惯

B. 饮食中增加精纤维

C. 排便时不可过度用力,必要时可用润肠剂

D. 住院期间养成按时排便习惯

E. 可多在室内活动,以促进排便

(3) 黄某,男,冠心病患者,日常活动即心悸、气急。应指导其(　　)

A. 绝对卧床休息

B. 活动不受限制

C. 活动照常,增加午休

D. 起床稍事活动,增加间歇休息

E. 限制活动,多卧床休息

A3 型题：提供一个案例，下设若干道考题。在每一道考题下面的 A、B、C、D、E 5 个备选答案中选择一个最佳答案。

王某，女，39 岁，心脏病史 8 年，因急性胃肠炎输液后出现气促、咳嗽、咳白色泡沫痰，查体：心率 120 次/min，两肺底湿性啰音，诊断为左心衰竭，心功能Ⅲ级。

(1) 此患者静脉输液最适宜的速度是（　　　）

A. 10～20 滴/min

B. 20～30 滴/min

C. 30～40 滴/min

D. 40～50 滴/min

E. ＞50 滴/min

(2) 患者此时最适宜的体位是（　　　）

A. 半卧位　　　　B. 平卧位　　　　C. 侧卧位　　　　D. 俯卧位

E. 头低脚高位

(3) 护理措施不妥的是（　　　）

A. 给氧吸入

B. 注意保暖

C. 保持大便通畅

D. 记录液体出入量

E. 给予高热量饮食

B 型题

以下提供若干组考题，每组考题共同使用在考题前的 A、B、C、D、E 5 个备选答案，请从中选择一个与关系密切的答案。每个备选答案可能被选择一次，多次或选择。

A. 心室复极波

B. 心室除极和复极全过程

C. 心房除极波

D. 心室除极波

E. 心房复极波

(1) 心电图上 P 波为（　　　）

（2）心电图上 QRS 波为（　　　）

（3）心电图上 T 波为（　　　）

（4）心电图上 QT 间期为（　　　）

X 型题

（1）以下为内科患者的心理特点的是（　　　）

A. 坏，病变进展缓慢

B. 因病情复杂或长期诊断不明使用思想负担增加

C. 因某些病无特效治疗使患者产生恐惧、疑虑、烦恼

D. 进展迅速

E. 长，经久不愈，涉及升学，就业，心理矛盾更加突出

（2）内科疾病分期护理要点，正确的有（　　　）

A. 慢性病期配合抢救

B. 急性病期培养自我保健意识

C. 老年病期保持适当社会活动，维护生理功能

D. 康复期指导功能锤炼

E. 危重病期指导增强体质

（3）严重缺氧时患者会出现（　　　）

A. 发绀　　　　　　B. 昏迷　　　　　　C. 三征

D. 休克　　　　　　E. 烦躁不安

（4）慢性心力衰竭患者应用扩血管药物的护理事项包括（　　　）

A. 监测血压变化，根据血压调节滴速

B. 血压下降超过原有血压的 20% 或心率增加 20 次/min 应停药

C. 嘱患者起床和改变体位时，动作要慢，以防发生低血压反应

D. 预防低钾血症发生

E. 预防诱发洋地黄中毒

（5）慢性心力衰竭发生时，患者的饮食原则应选用（　　　）

A. 低热量饮食可降低代谢率

B. 以少盐、易消化、清淡饮食为宜

C. 选择富有维生素、钾和适量纤维素的食品

D. 避免食用产气物，致呼吸困难加重

E. 选用刺激性食物，以增加食欲

二、病例医嘱单

1. 慢性充血性心力衰竭加重并急性肺水肿病例临时医嘱单

表 9‑18　慢性充血性心力衰竭病例临时医嘱单

××医院医嘱单

科别：心内科

姓名：李××　性别：男　年龄：65y　床号：12床　住院号：×××××

| 开　　始 | | | | 临　时　医　嘱 | 执行时间 | | 执行者姓名 |
日期	时间	医生姓名	护士姓名		日期	时间	
				床旁 ECG, st!			
				血常规＋BG			
				凝血四项			
				心肌 5 酶测定			
				硝酸甘油片 0.6 mg,舌下含服,st!			
				尿常规			
				粪常规			
				肝功能十项			
				电解质、肾功能十项			
				血脂 5 项			
				心脏三位片			
				告病危			
				心电监护 24 h			
				50％酒精湿化呼吸面罩加压给氧(6 L/min)			
				0.9％ NS 20 ml ⎫ 呋塞米 160 mg ⎭ iv st!			
				0.9％ NS 20 ml ⎫ 吗啡 5 mg ⎭ iv slow, st!			
				0.9％ NS 48 ml ⎫ 微泵泵入,st!, 硝普钠 50 mg ⎭ 5 ml/h 起,据 BP 调整滴速			

2. 慢性充血性心力衰竭加重并急性肺水肿病例长期医嘱单

表9-19 慢性充血性心力衰竭病例长期医嘱单

××医院医嘱单

科别：心内科

姓名：郭×× 性别：男 年龄：65y 床号：1床 住院号：××××××

开 始				长 期 医 嘱	停 止			
日期	时间	医生姓名	护士姓名		日期	时间	医生姓名	护士姓名
				内科护理常规				
				Ⅰ级护理				
				低盐低脂饮食				
				吸氧(2～3 L/min)				
				测 P、BP，q4h				
				告病重				
				记录 24 h 液体出入量				
				5%GS 50 ml / 输液泵泵入，2 mg/h 起，据				
				硝酸异山梨酯 50 mg / Bp 调整滴速				
				5%GS 100 ml / iv drip，qd				
				舒血宁注射液 20 mg /				
				硝苯地平片 30 mg，qd				
				卡维地洛片 3.125 mg，bid				
				阿司匹林片 100 mg，qd				
				氯沙坦钾氢氯噻嗪片 62.5 mg，qd				
				曲美他嗪片 20 mg，tid				
				螺内酯片 20 mg，tid				

三、病例背景知识

(一) 病例治疗相关药物知识(以下为医院常用药)

表 9‐20　病例治疗相关药物知识

商品名	药理名	药物类别	药理作用、适应证、禁忌证及不良反应(该栏为用药护理的重要内容,请复习并在执行医嘱时表述)
拜心同	硝苯地平控释片	钙通道阻滞剂	
络活喜	氨氯地平控释片	钙通道阻滞剂	
波依定	非洛地平控释片	钙通道阻滞剂	
合心爽	盐酸地尔硫䓬	钙通道阻滞剂	
开搏通	卡托普利	ACEI 类	
洛汀新	贝那普利	ACEI 类	
悦宁定	依那普利	ACEI 类	
蒙诺	福辛普利	ACEI 类	
雅施达	培多普利	ACEI 类	
一平苏	西那普利	ACEI 类	
代文	缬沙坦	ARB 类,Ang II (AT$_1$)受体拮抗剂	
海捷亚	氯沙坦＋氢氯噻嗪	ARB 类,Ang II (AT$_1$)受体拮抗剂	
科素亚	氯沙坦钾	ARB 类,Ang II (AT$_1$)受体拮抗剂	
美卡素	替米沙坦	ARB 类,Ang II (AT$_1$)受体拮抗剂	
异舒吉	硝酸异山梨酯	硝酸酯类	
依姆多	单硝酸异山梨酯	硝酸酯类	
络德	卡维地洛	α_1 受体及非选择性 β_1 受体阻滞剂	
倍他洛克	酒石酸美托洛尔	选择性 β_1 受体阻滞剂	

（续表）

商品名	药理名	药物类别	药理作用、适应证、禁忌证及不良反应（该栏为用药护理的重要内容，请复习并在执行医嘱时表述）
纳催离	吲哒帕胺	磺胺类利尿剂	利尿，降压
万爽力	盐酸曲美他嗪	细胞能量剂	维持缺血缺氧状态时的心脏能量代谢
都可喜	阿米三嗪	细胞能量剂	增加动脉血氧含量，改善缺氧导致的各种症状

（二）心内科常用输液技术操作

1. 输液泵操作要点
（1）将输液泵通过托架固定于输液架上或平置在床旁桌上。

（2）接通电源，打开背后的电源开关。

（3）液体排气。

（4）打开泵门，将输液管放入输液泵的管道槽中，拉直，关闭泵门。

（5）按医嘱设定每毫升滴数、每小时入量及输液总量。

（6）确认输液泵设置无误后，按开始/停止键，启动输液。

（7）需要中止输液时，再次按压开始/停止键，输液停止。

（8）打开泵门，取出输液管。

（9）当输液泵报警时，察看显示的原因，做出相应的处理，如气泡、阻塞、输完。

2. 微泵操作要点
（1）使用大小合适的注射器，遵医嘱配好药液。

（2）接上输液延长管，先排尽空气，或者接上微泵后再排。

（3）注射器安装好后，遵医嘱设定每小时入量，按 start/stop 键，开始输液。

（4）要排气，先按"start/stop"键，再按快速键。

四、项目任务教师用活页(学生用活页反馈)

项目：慢性充血性心力衰竭并急性肺水肿患者的救护

学习领域(课程)：内科护理

学习子领域：xx2 循环系统疾病患者的护理

学习情境：jq2.1 慢性充血性心力衰竭并急性肺水肿患者的救护

(一) 资讯

1. 布置任务,让学生了解项目,并采集信息(资讯),完成背景知识问答

2. 收集信息(资讯)

> **答案**
>
> **A1 型题**
>
> (1) B (2) D (3) E (4) A
>
> **A2 型题**
>
> (1) E (2) E (3) D
>
> **A3 型题**
>
> (1) B (2) A (3) E
>
> **B 型题**
>
> (1) C (2) D (3) A (4) E
>
> **X 型题**
>
> (1) BCE (2) CD (3) ABCDE (4) ABC (5) ABCD

(二) 计划(工具/用物计划)

1. 相关治疗药品

(1)病房常规抢救药品：肾上腺素、去甲肾上腺素、异丙肾上腺素、毛花苷丙、维拉帕米、多巴胺、氨茶碱、阿托品、利多卡因、地塞米松、呋塞米、50%GS。

(2)原发病治疗药品：扩冠药物(临床一线扩冠药物：硝酸酯类、β_1—受体阻滞剂、ACEI 和(或)ARBs、CCB 类)；抗凝(阿司匹林、抗血小板聚集药)和其他改善冠脉循环药物；抗心衰药物(利尿剂、硝酸酯类及其他血管扩张剂、强心苷类)；左心衰常规抢救药品(吗啡、呋塞米、硝普钠、毛花苷丙等)。

2. 相关护理技术

心电监护、血氧饱和度(SpO_2)监测、口服给药技术、动静脉血标本采集技术、静脉注射技术、输液泵输液技术、微量输液泵注射技术、鼻导管给氧/面罩加压给氧技术、心电图检查。

(三) 决策

体现在"学生用活页"的"实施"中。

(四) 实施

1. 提出对该患者主要的护理问题(医护合作性问题/护理诊断)

(1) 疼痛:与心肌缺血坏死有关。

(2) 气体交换受损:与左心功能不全有关。

(3) 活动无耐力:与氧的供需失调有关。

(4) 潜在并发症:急性肺水肿、心肌梗死。

2. 护理计划及措施

(1) 体位:高枕半卧位。

(2) 稳定情绪、做好心理护理。嘱患者目前应绝对卧床休息,并保证充足睡眠。

(3) 给氧:目前予中流量吸氧($2\sim4$ L/min)。

(4) 洁净、舒适、安静和空气新鲜的环境;避免探视。

(5) 迅速建立静脉通道,连接心电监护。

(6) 作好生命体征与病情观察,密切监测心电图动态变化。

(7) 遵医嘱予抗心衰药物:①利尿剂用药中观察呼吸困难症状有无缓解,抽血化验血生化监测,防治低钾、高糖、高尿酸血症等;②血管扩张剂的使用过程中应警惕低血压反应,若有晕厥、恶心应平卧,取头低足高位,避免体位突然改变。

(8) 遵医嘱给予扩冠、抗凝药物,观察胸闷、胸痛有无缓解及心电图变化。

(9) 记录 24 h 液体出入量,保持体液平衡。

(10) 控制输液速度(<30 滴/min),血管扩张剂治疗予输液泵泵入,使用中检查输液泵管道是否通畅。

(11) 积极防治肺部感染:①嘱患者多变换体位;②避免上呼吸道感染、注意保暖、戒烟、避免辛辣刺激性食物等。

(12) 保持大便通畅,防止一切可能加重患者心肌氧耗和血管负荷的因素。

(13) 根据患者心功能恢复情况制定患者活动计划,增强患者活动耐力。

（14）生活护理：指导患者以及家属识别潜在的危险因素，如避免加速运动，迅速改变体位，活动场所；避免光线阴暗，病房内有障碍物，地面湿，厕所无扶手等；必要时用床挡。

（15）饮食护理：限盐、低脂、富含维生素与纤维素的清淡饮食。

3. 健康教育提纲

（1）告诉患者及家属应避免心衰急性加重的诱因如呼吸道感染、过劳、情绪剧烈变化、饮食不当等。

（2）限盐、低脂、富含维生素与纤维素的清淡饮食，保持大便通畅。

（3）合理安排活动与休息。

（4）遵医嘱用药。

（5）教育家属对患者给予积极支持，增强其战胜疾病的信心。

（6）教育患者避免冠心病发病的危险因素及心绞痛发作的诱因。

（7）告诫患者遵医嘱服药的重要性。

（8）定期门诊随访，嘱病情稳定时定期来院复查；病情发作时随诊。

（五）评估（评价）

1. 工作任务执行过程总体评价

1）项目任务主讲教师评价反馈之一

优点：

（1）准备认真、参与积极。

（2）成员们大胆、主动、自信，整体仪态端庄大方。

（3）为完成救护任务，组间、组员之间配合认真，从具体工作任务衔接与成员配合来看，对基础护理、临床疾病护理知识和技术综合运用的整体护理实践体验好。

缺点：

（1）护理操作时应时时注意技术规范。

（2）与患者交谈时时需先作自我介绍，如"××先生您好，我是××护士……有事请按床头铃，我也会时常来看您。"

（3）要研习医疗病历，工作完成后应实时记录护理文书。

第 1 小组：

（1）临床病例患者病史资料采集时，现病史七大要素要牢记（医护通用）：

① 起病情况——时间、缓急、前驱症状、病因或诱因；

② 主要症状的特点——部位、性质、持续时间、程度等；该患者的主要症状为

胸痛、心悸、气促，且气促为新发症状，应重点关注！

③ 病情发展与演变；

④ 伴随症状：时间、特点、演变过程；

⑤ 与鉴别诊断有关的阴性资料：本患者应注意和其他引起心绞痛的疾病如心脏神经官能症等进行鉴别；

⑥ 诊疗经过：何时、何处、何法诊疗及效果；

⑦ 病后一般情况：食、便、神、力、眠情况。

（2）在采集患者既往病史资料时发现其有"高血压病"时应进一步详细询问，"高血压病"病史多少年，平素都服用哪些降压药物，血压最高时达多少等并作记录（可参考《临床情景模拟教程》第五章：情景模拟病例资料，第 77 页）。

（3）第 1 小组有人问诊现病史，有人问诊既往史，有人通知医生有新患者来诊，有人记录，工作有序，组员之间协调配合好。

（4）护患沟通时可适当作眼神交流，增加亲和力。

（5）问诊患者时要简洁、清楚、组织语言的条理性。

第 2 小组：

（1）体检较从容、有序，关注到患者的生命体征、神志，并实时汇报结果；但专科情况的检查汇报无条理，用语不够规范。该患者是冠心病慢性心力衰竭失代偿期的患者，结合主要症状（第 1 小组病史问诊情况），专科检查主要关注心脏的听诊检查 5 个瓣膜区心音的特点（心率、节律、心音强度、有无杂音、额外心音及心包摩擦音）。肺脏听诊重点关注肺泡呼吸音强度、有无病理性呼吸音及呼吸音以外的附加音（本病例模拟人听诊可听到相应的病理心音与呼吸音），将健康评估身体检查内容应用于救护实践中，并按医疗病历书写规范汇报（参照《临床情景模拟教程》第五章：情景模拟病例资料，第 77 页。）。该患者的首次病程记录，可参考对体征的描述方法，在有限的体检时间内应聚集于病变脏器的查体重点。

（2）体检时应站在患者的右侧。为患者体检时应注意只暴露体检部位，保护隐私并及时为患者保暖。

（3）与患者沟通较好，当患者询问能否服用自带药时态度随和自然，解释清楚。

（4）体检护士对于患者的问题"我心慌是什么原因？"避而不答，易导致患者不信任，需耐心解答，注重沟通。

（5）体征汇报前组员之间沟通不够，有人说患者"有肝肿大"，有人说"没有肝肿大"，较混乱，要依据体检结果实时记录进行汇报。

（6）护士在体检中能及时宽慰患者，把心理护理融会贯通到护理活动中。

第 3 小组：

能正确提出该患者目前存在的主要护理问题并说出依据。但护理诊断应严谨求实，在研习医疗病历、做好症状询问和护理体查的事实依据下提出。

第 4 小组：

（1）小组均应在其他小组活动时认真观摩、思考，为项目活动评价做准备。

（2）小组工作问题较多：对医嘱不熟悉，部分同学看不懂医嘱，也不与医生沟通。核对、执行医嘱应果断；部分护理技术操作不熟练，如微泵、输液泵操作；药疗作用的解释不到位；对蓝、紫、黑、绿、红 5 种颜色的采血管适用项目不熟悉，采集标本不戴手套，不拿采血管，不核对化验单。

（3）未及时将心理护理与健康教育穿插在治疗护理过程中。

（4）缺乏对患者的病情观察意识。

第 5 小组：

（1）医师在发现患者病情变化在临时医嘱"告病危"时，护士未到病床巡视患者生命征与病情变化，未观察到患者此时需要重新开放静脉通道，抢救时需要开放双通道。

（2）执行口头医嘱时要重复一遍，确认无误时执行。执行完操作后应及时提醒医生补充医嘱并签名。医生在医嘱单上"告病重"或"告病危"的患者，应将护理记录单换为危重患者护理记录单并实时记录。

（3）抢救时对医生"50％酒精湿化面罩加压给氧"的医嘱，应将湿化瓶中的蒸馏水换为 50％的酒精，双腔鼻导管更换为面罩，氧流量调整为高流量。小组反应不及时，在教师反复提醒下仍未进行更换湿化瓶的操作。

（4）对抢救车药品不熟悉，病情变化的解释不到位。

（5）当患者家属诉患者口鼻有液体分泌物时，护士应立即检查并通知医师到场，该病例是慢性心力衰竭患者，应警惕急性左心衰竭并发症。教师反复提醒，护士未及时认识病情变化的发生；当为患者清除口鼻分泌物前没有调整体位的意识（急性左心衰患者的抢救应先调整患者体位于坐位，若口鼻有液体分泌物需立即将头偏向一侧）；清除口鼻分泌物不是用纱布简单擦口角，而应该做好一切防窒息的护理措施。

（6）"硝普钠"微泵过程中应全程密切观察患者的血压和心率，根据患者反应及时调控好微泵流量、滴速，血压较低时及时向医生汇报。输液护士对该药物的临床应用及注意事项认识不足。

（7）整体护理过程中缺乏病情观察意识！心电监护仪的参数变化应随时观察、实时记录；予患者用药后应询问其主观感觉是否有改善，及时复查生命体征，对患者及家属交代各类注意事项等。当患者医嘱"告病危"时,对患者的病情观察应全程进行,医嘱中注明"根据血压调整滴速"的扩血管药物需实时关注患者循环状况的变化,保证生命体征的稳定!

总之,课前熟悉病例资料,理解疾病背景知识,做好相关护理技术操作练习,实践中勤于演练、及时回顾性思考并归纳总结知识点,模拟救护项目任务实践演练的收获将变成你的工作技能与临床经验。

2) 项目任务主讲教师评价反馈之二

第 1 小组:

(1) 与患者沟通时亲切、真诚,能介绍自己。

(2) 询问了主症情况,问及患者气促时,进一步询问有无尿少、水肿等心衰失代偿表现,以推断心功能不全的急缓程度及有无合并右心功能不全,提问注重目的性和系统性,有意识地训练诊断思维。病史采集规范、疾病背景知识掌握较好。

第 2 小组:

(1) 护患交流较充分,在与患者沟通时应声音明晰清楚,体现自信。

(2) 听诊检查时应安静,以免干扰听诊结果判断。

(3) 当患者询问血压测压结果而自己对测量结果不确定时,请注意护患沟通应婉转,可有礼貌地回应"我再给您测一次"。

第 3 小组:

(1) 医嘱能双人核对,护理问题正确,护患沟通较充分,给氧能按流程操作,但口腔黏膜检查的方法欠妥,应遵循体检方法与原则,全面、有序、规范、轻柔,注意左、右及相邻部位的对照检查。输氧卡应在挂在供氧装置上。

(2) 执行临时医嘱时较忙乱,小组成员应避免在同一时间跟患者沟通不同的内容,容易引起患者反感,并且达不到宣教效果。应注意既要分工,又要协作,工作做到有条不紊。

(3) 实验室化验检查的标本采集工作有较多错误:

① 尿标本试管拿错;大便标本盒未拿或未教患者留置粪标本的正确方法;各色抽血试管各有分工,如肝、肾、生化检查用绿色管,血常规用紫色管,若某项检查缺少相应试管,是用物准备不充分导致,应及时补救,而非用其他试管替代造成混乱!

② 抽血化验可在静脉留置针置入后再取血,避免多次穿刺血管增加患者痛苦。

③ 抽血解释不合理,血气分析是动脉采血,当时患者问及采集目的,回答"查SpO_2 情况"的解释不通俗,应该使用患者理解的语言告知标本采集的目的及意义。

④ 血常规、肝肾功能、血生化是入院常规化验,可向患者说明。

(4) 第 3 小组有同学去执行第 5 小组的医嘱,核对医嘱应仔细,看清楚医嘱的时间,若有疑问应即时询问医生,不可盲目执行,避免不该发生的差错!

(5) 未做饮食宣教及交代休息,减少活动和避免氧耗加重的其他因素。

第 4 小组:

(1) "三查七对"较到位,护理诊断正确,各类治疗卡准备齐全,填写正确,双人核对医嘱时认真誊抄了,很好。

(2) 每日分次的口服给药不可一次性交给患者,每种药物的临床作用应分开解释。

(3) 用药护理中药物作用的解释不合理:

① 有组员把所有扩血管口服药全部解释为"降压药",对病例背景知识理解欠缺! 医生的长期医嘱中,"螺内酯片"是利尿剂,通过利尿缓解患者肺淤血的状态;"氯沙坦钾和硝苯地平片"是扩血管药物,可通过扩张外周血管减少回心血量,减轻肺循环淤血(左心衰竭),硝苯地平除扩张外周血管还增加冠脉供血,改善心肌缺血缺氧。"阿司匹林"是抗血小板药,可降低血黏度;同静脉滴注的"舒血宁"为辅助药物;"卡维地洛片"属 β_1 受体阻滞剂,除降低心率减少心肌氧耗外,还有较弱的强心作用,常用于治疗冠心病导致的慢性心衰;"曲美他嗪"仅为增加细胞能量代谢的药物,为辅药。这些药品的分类、药理作用在项目包背景知识中均有详细说明,认真学习,需在理解基础上加以记忆,并在救护实践中应用,致力于将知识变为自身技能。

② 有组员解释静滴药"硝酸异山梨酯"作用用语太过书面化,对患者解释应通俗易懂,避免专业术语,如"降低血管张力、舒张血管平滑肌"等过于专业化,不易被非医学人士所理解。

(4) 患者已连接心电监护仪时,测量血压可向血压袖袋打气时即自动测量后显示在监护仪面板上。

(5) 在记录患者液体出入量时应说明其必要性,并指示量杯放置的位置,教会患者如何记录,以使记录结果准确。

(6) 宜将饮食宣教、休息与活动指导,以及避免加重氧耗加重的其他因素等护理实践贯穿于整体护理全过程中。

第 5 小组:

(1) 面对突然变化的病情,应沉着应对,忙而不乱。

(2) 抢救患者时应牢牢把握"先急后缓、先重后轻"的优先顺序原则,最大限度避免延误抢救时机。该患者家属称患者"排便后神志模糊,颜面出较多汗",护士应判断出患者有效循环不足,应立即给患者加大氧流量;该患者病情突发时已开放了两条静脉通道,应立即询问医生是否停用正在输注的药物或换药,而不是站在一旁等医嘱;患者当时出现了粉红色泡沫痰从口角溢出,本组护士立即遵医嘱给患者吸痰,有保持气道通畅的意识,很好!但该患者的休克是因急性肺水肿引发,而应帮助患者坐位而非休克体位,双下肢下垂或轮扎以减少回心血量,这是急性肺水肿的抢救要点,组员应非常明确患者的突出状况是急性肺水肿的发生,医生在抢救现场也作了反复提示。

(3)医生判断"患者发生了急性肺水肿",护士在加大氧流量的同时湿化瓶内蒸馏水应改为35%的酒精。

(4)抢救药物中"吗啡"给药较快,"呋塞米"推注应立即跟上,开放静脉双通道时遵医嘱尽早给"硝普钠"微泵用药;对抢救现场判断的应变需加强,比如应仔细核对医嘱,给药方式是使用输液泵或微泵,同时密切观察患者的血压情况;"硝普钠"给药应避光,不仅仅是注射器避光,还应包括输液管和延长管,故应使用棕色管。

(5)家属干扰医护人员时能及时劝避,以使抢救专注、高效。抢救时医护配合默契。

(6)小组协作较好,有专人观察、记录生命体征和患者意识,病情观察到位。患者病情平稳后应立即补充临时医嘱签名和执行时间。

3)项目任务辅助教师评价反馈

护理工作到位:有低盐低脂的饮食护理,第5小组的同学配合较好抢救及时。

需要改进的地方:

(1)轮到每个小组执行任务时,组长应安排好每位组员的任务,且控制好时间。第4小组基本没有完成相应的任务。

(2)大部分同学缺乏病情观察的意识。病情观察应实时进行且有汇报和护理记录,病情判断时应注重动态变化,重视实时性,前后对比,有意识地训练临床思维。此病例生命体征可通过心电监护观察。

(3)医嘱处理的优先顺序问题。待医生开出医嘱后,护士应根据患者的病情,先给氧和执行"舌下含服硝酸甘油"的医嘱。再执行其他医嘱,例如饮食、级别护理和临时医嘱(各种标本的采集)。

(4)宣教一般包括饮食宣教、疾病相关知识的宣教和药物的宣教。接诊护士应针对患者病情讲解注意事项,如保持情绪平稳、卧床休息减少活动、不用力排便、不能随意调滴速等。"硝普钠"是特殊药,应避光,且观察血压的变化。另外,宣教应通俗化,便于患者的理解。

(5)操作:请同学们注意提高各项操作的熟练程度。

（6）护理文书：调流量和滴数后在输氧卡和输液卡上应有记录，微泵的单位是"ml/h"。此患者需记录 24 h 出入量，也应向患者及家属宣教。

（7）查对：操作前应双人查对，操作前中后应"三查七对"。口头医嘱应重复，执行前双人查对，执行后留空安瓿。

（8）与患者及家属的沟通比较生硬，表达清晰、逻辑有序及亲切自然的仪态有利于治疗与护理工作的顺利进行。护士应加强疾病背景知识的学习。

（9）注意心理护理。

（六）考核

参照"第八章：项目考核→第二节：考核指标与评分细则"给学生组评分。

附表：慢性充血性心力衰竭加重并急性肺水肿病例护理记录单

表9-21 慢性充血性心力衰竭加重并急性肺水肿病例护理记录单(心血管专科)

姓名：郭×× 性别：男 年龄：65岁 科室：心内科 床号：1床 诊断：慢性充血性心力衰竭加重并急性肺水肿 住院号/ID号：×××××× 入院日期：2012-3-8 8:00am

日期	时间	体温/℃	脉搏/(次/min)	呼吸/(次/min)	血压/mmHg	血氧饱和度/%	意识	入 项目	入 量/ml	出 项目	出 量/ml	咳嗽	呼吸困难	水肿体位	消化道症状 恶心	消化道症状 食欲缺乏	吸氧(L/min)	特殊情况记录	签名
2012-3-8	8:00	36.4	128	25	140/98	98	清醒						夜间阵发性呼吸困难	半卧				按医嘱予硝酸甘油片0.6mg舌下含服,床旁心电图示:ST段缺血性下移	××
	10:30	36.4	84	22	113/64	98	清醒	液体	150	尿	100	偶见	端坐呼吸	半卧			3	按医嘱予鼻导管吸氧3L/min,指导患者低盐低脂饮食。5% GS 50ml+硝酸异山梨酯50mg,输液泵泵入,2mg/h,据BP调整滴速	××
2012-3-8	11:00	36.2	130	39	92/58	90	清醒	液体	40	尿	320	剧烈	端坐呼吸	端坐			6	咳粉红色泡沫痰10ml,实施有效排痰护理.30%酒精湿化呼吸面罩加压给氧。按医嘱予0.9% NS 20ml+呋塞米160mg iv,0.9% NS 20ml+吗啡5mg iv,0.9% NS 48ml+硝普钠针50mg经微泵泵入,5ml/h起,根据BP调整滴速	××
	11:30		110	22	102/62	92	清醒						端坐呼吸	端坐			6	实施跌倒安全护理,防压疮护理	××

第六节 不稳定型心绞痛并心搏骤停患者的救护

一、项目任务学生用活页

收集信息(资讯)：以下题目均选自全国执业护士资格考试全真模拟题或历年真题标准化资格认证考试题库。

A1 型题(每题有 A、B、C、D、E 5 个备选答案,从中选择一个最佳答案)

(1) 冠心病临床分型中下列不正确的是(　　)

A. 猝死型

B. 隐匿型

C. 心绞痛型、心肌梗死型

D. 心力衰竭和心肌梗死型

E. 心肌缺血、缺氧型

(2) 心绞痛胸痛特点不包括(　　)

A. 疼痛位于胸骨后

B. 一般持续数分钟

C. 常有明显诱因

D. 呈针刺样疼痛

E. 休息后可缓解

(3) 心绞痛发作时,首要处理是(　　)

A. 舌下含化硝酸甘油

B. 饮糖水少许

C. 口服止痛片

D. 立即让患者停止活动,安静坐下或半卧位

E. 静脉输液

(4) 心绞痛的错误护理是(　　)

A. 发作时休息

B. 注意保暖,室温不能过低

C. 高热量,室温不宜过低

D. 少食多餐,不宜过饱

E. 戒绝吸烟

(5) 对电复律后患者的护理措施中,下列不妥的是(　　)

A. 绝对卧床休息 24 小时,严密观察心律、心率、呼吸、血压

B. 观察神志、肢体活动

C. 遵医嘱给予抗心律失常药物

D. 观察电击皮肤有无灼伤

E. 植入侧的手臂、肩部应制动

A2 型题(每题是以一个小案例出现的,其下有 A、B、C、D、E 5 个备选答案,从中选择一个最佳答案)

(1) 某男,男,冠心病患者,日常活动即心悸、气急。应指导其(　　)

A. 绝对卧床休息

B. 活动不受限制

C. 活动照常,增加午休

D. 起床稍事活动,增加间歇休息

E. 限制活动,多卧床休息

(2) 某女,60 岁,患高血压病 10 年,3 个月来间断胸骨后或心前区疼痛,持续 1～2 min,经入院检查确诊为冠心心绞痛,医生嘱用硝酸甘油,责任护士指导用药注意事项。下列不妥的是(　　)

A. 嘱患者舌下含服硝酸甘油

B. 含该药后应平卧,以防止低血压

C. 该药可扩张冠脉,增加血流,且扩张外周血管,减轻心脏负担

D. 该药不良反应有头胀、面红、头晕、心悸

E. 出现不良反应需立即停药,不可再服用

A3 型题(提供一个案例,下设若干道考题。在每一道考题下面的 A、B、C、D、E 5 个备选答案,从中选择一个最佳答案)

某女,65 岁,高血压病 20 年,血脂高 5 年,冠心病心绞痛 3 年,近半个月胸痛发作频繁,休息或含服硝酸甘油效果欠佳,轻咳少量白痰,1 天来与家人争吵后,胸痛 20 分钟不缓解,伴大汗,送急诊。

(1) 急诊护士对患者评估后,认为道位护理诊断是(　　)

A. 气体交换受损

B. 活动无耐力

C. 疼痛

D. 体液不足

E. 有感染的危险

（2）急诊护士给予患者的处理，下列不妥的是（　　）

A. 呕吐立即平卧

B. 开放静脉

C. 测血压、脉搏，做心电图检查

D. 吸氧

E. 准备气管插管用品

（3）责任护士通过病史护理评估后，应考虑患者可能的重要病情变化是（　　）

A. 顽固性心绞痛

B. 急性心肌梗死

C. 高血压心脏病

D. 伴气管炎

E. 长期用硝酸甘油可能产生耐药

（4）该患者经静滴硝酸甘油、吸氧、胸痛已缓解，心电图仍为供血不足，责任护士向患者讲述避免心绞痛发作的诱因中，下列不妥的是（　　）

A. 避免过度体力劳累及情绪波动

B. 避免饱餐、受凉

C. 积极治疗高血压、高血脂

D. 不可吸烟，有心悸要随诊

E. 可多饮酒以达活血目的

B型题（提供若干组考题，每组考题共用在考题前列出的 **A、B、C、D、E 5 个备选答案**，从中选择一个与问题关系最密切的答案。某个备选答案可补充选择一次、多次或不选择）

A. 抑制血小板聚集的药物

B. 通过抑制钙离子进入冠脉，周围血管平滑肌细胞内而扩张冠脉及周围血管

C. 减慢心率、降低心肌收缩力、减少心肌氧耗

D. 扩张冠脉及外周血管，减轻心脏负担

E. 改善心肌营养与代谢的药物

（1）硝酸酯类药物作用机制是（　　）

（2）β₁ 受体阻滞剂作用原理是（　　）

（3）阿司匹林作用原理是（　　）

（4）CCB 类（钙通道阻滞剂）作用原理是（　　）

X 型题（多选题，在每题给出的 A、B、C、D、E 5 个备选答案中，至少有一项是符合要求的，多选或不选均不得分）

典型心绞痛发作的特点是（　　）

A. 发作性胸骨后或心前区疼痛

B. 休息或含服硝酸甘油后 1～5 min 缓解

C. 疼痛性质为压迫性、紧缩或烧灼感

D. 心电图出现病理性 Q 波常出现心力衰竭

简答题：（以下题目参考《临床情境模拟教程》——知识拓展）

（1）从病理本质、发病特点、ECG 变化三个方面比较不稳定型心绞痛与普通型心绞痛的异同点。

（2）冠心病不稳定型心绞痛患者推荐行何种检查，以进一步对病变的冠脉定位及直观判断冠脉狭窄程度？

（3）冠心病心绞痛与心肌梗死的病变冠脉在病理特点上有何不同？

（4）冠心病心绞痛与心肌梗死的病变心肌在病理特点上有何不同？

（5）与稳定型心绞痛相比，冠心病不稳定型心绞痛对患者的危害通常是哪些？如何防治？

（6）谈谈冠心病不稳定型心绞痛发作不及时采取介入治疗的危险性。

（7）对冠心病不稳定型心绞痛患者的病情监护措施有哪些？

（8）增加冠脉供血的一线扩冠药物有哪些？简述熟悉扩冠、抗凝和其他改善冠脉循环药物的代表药物、药理作用、适应证、禁忌证、用药方法与不良反应。

（9）请说出基础生命支持（BCLS）的医疗救护要点。

（10）请说出高级生命支持（ACLS）的医疗救护要点

（11）说出 ACLS 的救治药物（肾上腺素、胺碘酮、利多卡因、异丙肾上腺素、阿托品、多巴胺、多巴酚丁胺、利多卡因、氯化钙、硝酸甘油、盐酸普鲁卡因胺、肾上腺糖皮质激素等）的选择及剂量、给药途径与方法。

二、病例记录单

1. 不稳定性心绞痛并心搏骤停患者病例临时医嘱单

表 9-22　不稳定性心绞痛并心搏骤停患者病例临时医嘱单

××医院医嘱单

科别：心内科

姓名：黄××　性别：男　年龄：55y　床号：2床　住院号：××××××

开 始				临 时 医 嘱	执行时间		执行者姓名
日期	时间	医生姓名	护士姓名		日期	时间	
				床旁 ECG，st!			
				硝酸甘油片 0.6 mg 舌下含服，st!			
				血常规＋BG			
				凝血 4 项			
				心肌 5 酶测定			
				心梗二项			
				尿常规			
				粪常规			
				肝功能十项			
				电解质、肾功能十项			
				血脂 6 项			
				肠溶阿司匹林片 300 mg po，st!			
				告病危			
				球囊人工通气（持续）			
				人工胸外心脏按压（持续）			
				非同步直流电除颤一次（200 J），st!			
				建立静脉通道，st!			
				气管插管			
				有创机械通气			
				持续心电监护			

（续表）

开 始				临 时 医 嘱	执行时间		执行者姓名
日期	时间	医生姓名	护士姓名		日期	时间	
				NS 10 ml / iv, st! 肾上腺素 1 mg			
				非同步直流电复律(360 J)			
				0.9%NS 50 ml / iv, st!, 10 min 内推完 胺碘酮针 150 mg			
				5% GS 250 ml / iv drip, st!, 调整滴速至 胺碘酮 450 mg / 1 mg/min(33 ml/h)			
				留置导尿管接床边尿袋			
				记录 24 h 液体出入量			
				测 T、P、R、BP, q10min			

2. 不稳定性心绞痛并心搏骤停患者病例长期医嘱单

表 9-23　不稳定性心绞痛并心搏骤停患者病例长期医嘱单
××医院医嘱单

科别：心内科

姓名：黄×× 　性别：男　 年龄：55y　 床号：2 床　 住院号：×××××

开　始				长　期　医　嘱	停　止			
日期	时间	医生姓名	护士姓名		日期	时间	医生姓名	护士姓名
				内科护理常规				
				Ⅰ级护理				
				低盐低脂饮食				
				吸氧(2～3 L/min)				
				测 P、BP，q4h				
				告病重				
				达肝素针 7 800 iu，bid				
				5%GS 48 ml　　　微泵泵入 5 ml/h，据 单硝酸异山梨酯 40 mg　BP 调整滴速				
				5%GS 100 ml　　　iv drip，qd 葛根素注射液 200 mg				
				美托洛尔 50 mg　 bid				
				阿司匹林片 100 mg，qd(明日起)				
				噻氯匹定片 0.25 g，qd				
				阿托伐他汀片 20 mg，qn				

三、病例背景知识

（一）病例治疗相关药物知识（以下为医院常用药）

表 9-24　不稳定型心绞痛（ACS）病例治疗相关药物知识（以下为医院常用药）

商品名	药理名	药物类别	药理作用、适应证、禁忌证及不良反应
合心爽,恬尔心	盐酸地尔硫䓬片	钙通道阻滞剂	
拜心同	硝苯地平控释片	钙通道阻滞剂	
络活喜	氨氯地平控释片	钙通道阻滞剂	
波依定	非洛地平控释片	钙通道阻滞剂	
异舒吉	硝酸异山梨酯	硝酸酯类	
鲁南欣康片/针	单硝酸异山梨酯	硝酸酯类	
依姆多片	单硝酸异山梨酯	硝酸酯类	
倍他洛克	酒石酸美托洛尔	选择性 β_1 受体阻滞剂	
法安明	达肝素,那屈肝素	低分子肝素（LMWH）	
依诺肝素	依诺肝素	低分子肝素（LMWH）	
波立维	氯吡格雷	抗血小板聚集药物（Ⅱb/Ⅲa 拮抗剂）	
抵克力得,力抗栓	噻氯匹定,氯苄噻唑啶	抗血小板聚集药物（Ⅱb/Ⅲa 拮抗剂）	

表 9-25　不稳定型心绞痛（ACS）病例治疗其他辅药

商品名	药理名	药物类别	药理作用、适应证、禁忌证及不良反应
普乐林	葛根素	扩血管、活血化瘀、改善微循环	
舒血宁	银杏叶总贰	扩血管、抗凝、改善循环	同上
立普妥,普拉固	普伐他汀钠	他汀类降脂药	主要降胆固醇
舒降之	辛伐他汀	他汀类降脂药	主要降胆固醇

（续表）

商品名	药理名	药物类别	药理作用、适应证、禁忌证及不良反应
来适可	氟伐他汀	他汀类降脂药	主要降胆固醇
立平脂	非诺贝特	贝特类降脂药	主要降甘油三酯
安妥明	氯贝丁脂	贝特类降脂药	主要降甘油三酯

（二）心源性猝死临床救治进展

1. 心源性猝死背景知识

（1）最新调查结果显示，在我国，若以 13 亿人计算，心源性猝死（sudden cardiac death，SCD）的发生率为 54.4 万/年，基中男性高于女性。

（2）81％心源性猝死的主要原因为冠心病，常见的病理改变多为广泛、多支的冠状动脉粥样硬化。缺血性心脏病 SCD 最常见原因是具有血流动力学障碍的室速或室颤，其次为缓慢心律失常或心跳停搏（占 10％～30％），其他少见的如电-机械分离、心脏破裂、心脏压塞、血流急性机械性阻塞和大血管的急性破裂或穿孔等。

（3）冠心病 SCD 60％～80％为室颤，但室颤很快会转为心脏静止，从而对除颤失效。而且每延迟 1 min，心肺复苏的成功率就会降低 8％～10％。

2. 缺血性心脏病 SCD 处理原则

（1）尽快对 SCD 患者实施电除颤是心肺复苏的关键。心肺复苏后多数患者仍会有不同程度的心律失常，约 10％～20％的患者会复发室颤。因此，所有复苏后患者应进入 ICU 对心电活动及血流动力学进行持续监护，积极纠正电解质，尤其是钾、镁的异常。

（2）电除颤选用非同步直流电来复律，电流选择的原则：单相波 360 J，双相波则 200 J。目前，新型电除颤仪多为双相波电流。

（3）对心性猝死患者的药物复律，2005 年心脏病治疗指南不推荐使用利多卡因。

3. 冠心病 SCD 的一级预防

（1）临床实验及研究表明，选择性应用 β 受体阻滞剂、ACEI 及他汀类降脂药物可减少 SCD 的发生。在抗心律失常药中，CAST 试验已证明 I_c 类心律失常药可增加心源性猝死的发生率。

（2）及时介入治疗（PCI）有助于降低冠心病患者 SCD 的风险。

（3）高危 SCD 患者可从植入性心脏复律除颤器（ICD）治疗中获益。

四、项目任务教师用活页(学生用活页反馈)

项目：不稳定型心绞痛并心搏骤停患者的救护
学习领域(课程)：内科护理
学习子领域：xx2 循环系统疾病患者的护理
学习情境：jq2.2 不稳定型心绞痛并心搏骤停患者的救护

(一) 资讯

1. 布置任务,让学生了解项目,并采集信息(资讯),完成背景知识问答
2. 收集信息(资讯)

答案

A1 型题

(1) E (2) D (3) D (4) C (5) E

A2 型题

(1) D (2) E

A3 型题

(1) C (2) E (3) B (4) E

B 型题

(1) D (2) C (3) A (4) B

X 型题

(1) ABC

简答题：

(1) 从病理本质、发病特点、ECG 变化 3 个方面比较不稳定型心绞痛与普通型心绞痛的异同点。

答：见表 9 - 26。

(2) 冠心病不稳定型心绞痛患者推荐行何种检查,以进一步对病变的冠脉定位及直观判断冠脉狭窄程度?

答：冠状动脉造影(CAG)检查。

(3) 冠心病心绞痛的病变冠脉与心肌梗死的病变冠脉在病理特点上有何不同?

表 9 - 26　不稳定型心绞痛与普通型心绞痛的异同点

	稳定型心绞痛	不稳定型心绞痛
病理特点	冠状动脉粥样硬化性斑块相对较稳定	冠状动脉粥样硬化性斑块不稳定,易破溃、出血、脱落,冠脉易发生痉挛
临床表现特点	心绞痛多由劳累或情绪激动后诱发(劳累性心绞痛)	恶化型心绞痛,各种自发性心绞痛(卧位型、变异型、ACS、梗死后心绞痛)
ECG	发作时 ST 段缺血性压低达 0.1 mV 或以上	变异型心绞痛发作时缺血心肌对应的相应导联 ST 段抬高

答:CAG 检查通常显示,稳定型心绞痛患者的冠状动脉粥样硬化性狭窄,其程度常达 75% 以上;AMI 时 90% 以上冠脉腔内为急性血栓形成;少部分为冠脉痉挛,出现病变冠脉急性闭塞而导致其所供血的心肌出现缺血性梗死。

(4) 冠心病心绞痛的病变心肌与心肌梗死的病变心肌在病理特点上有何不同?

答:冠心病心绞痛的病变心肌处于缺血、缺氧、损伤状态,AMI 的病变心肌出现缺血型坏死。

(5) 与稳定型心绞痛相比,冠心病不稳定型心绞痛对患者的危害性通常是哪些? 如何防治?

答:冠心病不稳定型心绞痛患者的危害:病变冠脉容易因血栓形成或痉挛发生急性闭塞而出现心肌梗死、致命性快速性心律失常等。

(6) 谈谈冠心病不稳定型心绞痛发作不及时采取介入治疗的危险性。

答:临床上高度怀疑或确诊为冠心病不稳定型心绞痛时,应尽早行 PCI 手术再灌注心肌,积极防治心肌梗死的发生。

(7) 对冠心病不稳定型心绞痛患者的病情监护措施有哪些?

答:对冠心病不稳定型心绞痛患者的病情监护措施:告病重,密切观察心电图的动态变化,行持续心电监护,静脉使用硝酸酯类扩冠药并钙通道阻滞剂合用,积极抗凝,并尽早作好 PCI 术前准备。

(8) 增加冠脉供血的一线扩冠药物有哪些? 熟悉扩冠、抗凝和其他改善冠脉循环药物的代表药物、药理作用、适应证、禁忌证、用药方法与不良反应。

答:增加冠脉供血的一线扩冠药物:硝酸酯类、钙通道阻滞剂、ACEI和(或)ARB 类。

(9) 请说出基础生命支持(BCLS)的医疗救护要点。

答：病理解剖发现,81%心源性猝死的主要病因是冠心病,多为广泛的多支冠状动脉硬化,急性冠脉内血栓形成。心脏骤停时基础生命支持(BCLS)的医疗救护要点:①心电监护下若心电波显示为停搏,患者无脉搏,可行捶击复律(若为室速波则不可捶击复律!)。电除颤仪未能利用之前,行持续心肺复苏(CPR术)直至施行除颤(单相波360 J,双相波则200 J)。若除颤成功,患者恢复自主心律,则维持生命体征稳定,做好气道和呼吸维持呼吸和循环稳定。若除颤不成功,持续心肺复苏,尽早气管插管,肾上腺素1 mg静脉注射,可每3～5 min重复使用,电除颤与药物除颤(药物除颤可选用利多卡因1～1.5 mg/kg静脉注射,3～5 min重复至最大负荷量3 mg/kg;溴苄胺5 mg/kg静脉注射,5 min重复10 mg/kg;难治性室颤常选胺碘酮150 mg静脉注射,5～10 min内推完,后改300～450 mg加入液体中静脉滴注;或硫酸镁1～2 g静脉滴注,或普鲁卡因胺20 mg/min静脉滴注,最大总量17 mg/kg)交替,直至患者恢复循环。②若心电监护为无脉性电活动,持续心肺复苏,立即气管插管,针对病因处理,肾上腺素1 mg静脉注射,可每3～5 min重复使用,若心电监护显示心动过缓,则使用阿托品(阿托品1 mg静脉注射,每3～5 min重复直至总量0.04 mg/kg体重)或异丙肾上腺素(可异丙肾上腺素0.1～0.2 mg加入5%GS 100 ml中静脉滴注)。③若心电监护为心搏停顿或严重心动过缓,持续心肺复苏,立即气管插管,针对病因处理,行紧急经胸壁心脏起搏,肾上腺素1 mg静脉注射,可每3～5 min重复使用,阿托品(阿托品1 mg静脉注射,每3～5 min重复直至总量0.04 mg/kg体重)。以上3种情况在患者自主循环恢复前,可考虑静注碳酸氢钠1 mmol/kg体重,积极防治酸中毒。

(10) 请说出高级生命支持(ACLS)的医疗救护要点。

答：当基础生命支持(BCLS)成功,继续心肺复苏后的监护,即为高级生命支持(ACLS)。此时患者应送入ICU病房进行特护。监护重点:①防治缺氧性脑水肿,通常方法为:降温、人工冬眠、脱水(甘露醇＋呋塞米＋白蛋白,或地塞米松静滴)、脑代谢增强剂、高压氧治疗等。②酌情选用血管活性药物维持循环稳定。③防治ARF:留置尿管、监测尿量、维持循环、根据患者病情酌情选用扩张肾血管的药物等。

(11) 熟悉ACLS的救治药物(肾上腺素、胺碘酮、利多卡因、异丙肾上腺素、阿托品、多巴胺、多巴酚丁胺、利多卡因、氯化钙、硝酸甘油、盐酸普鲁卡因胺、肾上腺糖皮质激素等)的正确选择及剂量、给药途径与方法。

(二) 计划(工具/用物计划)

1. 相关治疗药品

原发病治疗药品：扩冠药物(临床一线扩冠药物：硝酸酯类、$β_1$ 受体阻滞剂、ACEI 和/或 ARB、CCB 类)，抗凝和其他改善冠脉循环药物，抗心律失常药等。

2. 相关护理技术

心电监护、血氧饱和度(SpO_2)监测、口服给药技术、动静脉血标本采集技术、静脉注射技术、皮下注射技术、输液泵输液技术、微量输液泵注射技术、鼻导管给氧/面罩加压给氧技术、心电图检查、非同步直流电复律技术、负压吸引器机械吸痰技术、呼吸囊的使用(复苏球的使用技术)、人工胸外按压操作、气管插管操作的辅助、机械通气的护理技术。

(三) 决策

体现在"学生用活页"的"实施"中。

(四) 实施

1. 提出对该患者主要的护理问题(医护合作性问题/护理诊断)

(1) 疼痛：与心肌缺血、缺氧有关。

(2) 潜在并发症：心肌梗死、快速性心律失常，与冠状动脉粥样硬化性斑块不稳定，易破溃、出血、脱落，冠脉易发生痉挛而易导致病变冠脉闭塞、心脏传导系统功能失常有关。

2. 护理计划及措施

(1) 按心内科一级护理常规护理：疼痛时绝对卧床，环境安静，限制探视。保证患者充分休息和充足的睡眠，减少活动以减轻体力消耗，保持大便通畅等。采取一切可降低心肌氧耗的护理措施。

(2) 给氧：间断或持续吸氧。

(3) 镇静与心理护理：疼痛剧烈时尽量保持有一名护士陪伴，接受患者的行为反应如呻吟、易激怒等。介绍 CCU 环境、监护仪的作用等，帮助树立战胜疾病的信心。医护人员应以有条不紊的方式工作，不要表现出慌张、忙乱，更不要在患者面前讨论其病情。

(4) 遵医嘱使用止痛及扩冠药物：遵医嘱给予硝酸甘油或硝酸异山梨酯扩冠、止痛，观察症状有无减轻，并在用药中监测心率、血压状况。

（5）抗凝治疗的护理：遵医嘱抗凝治疗，使用抗凝药前询问近期有无禁忌证；抗凝前先检查血常规、血小板、出凝血时间和血型，配血备用；用药后观察疗效及不良反应，并定时描记心电图、抽血查心肌酶，询问患者胸痛有无缓解。

（6）24 h动态心电图监测及心电监护，并作好生命体征与病情观察。发现频发的、多源性的、成对的、呈"R on T"现象的室性期前收缩或室速时，立即通知医师，警惕室颤或心脏停搏的发生。监测电解质和酸碱平衡状况，准备好急救药物和抢救设备如除颤器、起搏器等，随时准备抢救。

（7）低盐、低脂、易消化饮食。

（8）做好疾病知识、生活护理、安全防护及用药指导。

3. 健康教育提纲

（1）教育患者避免冠心病发病的危险因素及心绞痛发作的诱因。

（2）告诫患者遵医嘱服药的重要性，增强患者对药物治疗的依从性。

（3）调整生活方式：注意饮食，戒烟酒，保持乐观、平和的心情，避免饱餐，防止便秘，坚持服药，定期复查等。告诉家属要积极配合与支持，给患者创造一个良好的身心休养环境。

（4）指导患者遵医嘱服用 β_1 受体阻滞剂、血管扩张剂、钙通道阻滞剂、降血脂药及抗血小板药物等。

（5）建议出院后继续康复门诊随访，进行康复治疗。病情稳定时定期来院复查，病情发作时随诊。

（五）评估（评价）

1. 工作任务执行过程总体评价

1）项目任务主讲教师评价反馈之一

第1小组：

（1）小组分工细致，工作有条不紊。

（2）护患沟通好，与患者交谈能作自我介绍，能向患者介绍病房环境，介绍患者主管医生；采集病史过程中能回答患者问题，解释病情。

（3）问诊抓住重点，内容详尽，症状特点询问较详细，主诉汇报正确。

第2小组：

（1）护理体检前能作自我介绍并对体检的必要性做出解释。

（2）护理体检分工合作好，由大家配合完成。并主动跟患者沟通，向患者说明检查结果。

（3）体征汇报规范，包括了生命征、一般状况及心脏专科情况检查所见，汇报使用语言为医疗病历规范用语。

第1、2小组在常规完成本组护理工作任务时,应重视患者的诉求,优先处理患者的不适,护理工作是"以患者为中心"。

第3小组:

(1)护理诊断及依据准确。

(2)本组工作程序应为:先观察患者,继而研习医疗病历,关注医生对该患者的医疗诊断,熟悉患者病情后再对模拟患者进行护理诊断。不可照本宣科,而应结合患者的实际情况,具体问题具体分析。

第4小组:

(1)能按照项目要求基本完成整体护理任务。医嘱核对程序正确,但对医嘱的执行有遗漏,应同时关注临时医嘱及长期医嘱。

(2)护理措施实施基本到位,如鼻导管给氧操作时动作较规范,对患者实施给氧护理后能及时挂治疗卡,但对于氧气使用中的"四防"工作解释不够。

(3)注意医嘱执行的优先顺序:"st!"的医嘱应立即执行!对"硝酸甘油0.6 mg舌下含服,st!"的医生临时医嘱未及时执行,在医师提示下给药时,对患者"这个药我以前吃过,最近吃它都没用的,干嘛还用这个药?"的问题回答不好,应加强对疾病背景知识的学习和硝酸酯类扩冠药物药理作用的理解。

(4)用药护理遗漏较多,"达肝素针"皮下注射未执行,"阿司匹林""美托洛尔""噻氯匹啶""阿托伐他汀"口服用药未执行;化验检查仅执行了尿、粪常规检查,抽血化验包括血常规+BG、凝血4项、肝肾功能、血脂化验均未执行。

(5)看错医嘱:将"床旁心电图,st!"的医嘱看成了心电监护,应加强医嘱核对及医、护沟通。"慎独"的医疗精神离不开认真细致的医疗实践,模拟救护中应有意识地训练严谨求实的工作素质。

(6)输液护理操作不规范,课前应加强单项技术操作练习。

第5小组:

(1)在医生在场指挥的情况下,基本能完成整个救护任务,但病情观察意识与病情判断能力欠缺:该组执行护理任务时未及时观察患者神志,也不观察患者当时心电监护仪面板显示的心电波与生命体征参数,也未询问患者原症状有无好转或加重,盲目执行医嘱;家属惊呼患者突发呼之不应的紧急情况时,护士面对突如其来的变化能及时通知医生,但没有在现场立即观察患者神志、呼吸、心跳与心电波的情况,并作好抢救准备。

(2)现场医护人员共同抢救:在执行医师口头医嘱时应重复一遍,确保无误。

(3)该患者因突发室速,继而演变为室颤、心搏骤停,本组护士仍然缺乏观察心电监护仪的意识,对心电波图形的变化亦不熟悉,不能正确判断心律失常的类型,救护过程盲从、盲目,应加强观察、病情分析与判断病情的临床思维能力。

（4）患者呼吸停止时护士未立即进行维持呼吸道通畅的救护措施。

（5）患者心脏骤停后,开放气道使用简易呼吸囊(复苏球)的操作不熟练,气管插管的辅助配合不熟悉;气管插管时护士应备用人工呼吸机并试机正常后,方可按医嘱要求连接患者;循环维持时应持续进行,循环功能不能建立可直接导致复苏失败!

（6）非同步直流电复律操作:电除颤准备很及时,但操作时较忙乱,有组员除颤前患者接触电极板的皮肤未涂导电糊或覆盖盐水纱布,或充电未满即进行除颤操作。应事先熟悉操作步骤并根据患者心律失常类型(心电监护仪及除颤仪面板提示)作相应选择,迅速妥当,有条不紊有序进行。

（7）整体护理的救护过程中对患者病情的动态观察能力有待加强。

2）项目任务主讲教师评价反馈之二

第1小组:

（1）学生对现病史的询问有较多遗漏。患者诉胸闷、胸痛,曾诊断为"冠心病",则该患者此次入院的主诉应为"胸痛",应对疼痛的部位、性质、强度、持续时间、诱发、加重和缓解因素、有无放射痛等详细询问,并详细询问病情发展和诊治经过。

（2）对于此次入院前后患者的饮食、精神、睡眠和二便情况进行了询问,关注患者目前的主要病情,到位。

（3）既往史询问得知患者有"血脂高"的病史,该患者有冠状动脉粥样硬化病基础病史,还应详细询问有无"高血压病""糖尿病"史;同时按问诊原则询问患者有无"肝炎""结核"史和外伤手术史和预防接种史。

（4）每一项护理工作均应记住"三查七对"原则。

第2小组:

（1）心肺检查时有爱护伤员、保护患者隐私的意识,很好。检查手法规范,结果汇报规范(涵盖了呼吸音和心音听诊的内容)。但该患者因不稳定型心绞痛发作、乳头肌缺血至功能不全,心尖区有早期收缩期杂音,小组听诊对阳性体征的辨识力需加强。

（2）测量生命征时站在方便操作的位置,根据患者体型等选择简单便捷的合理方式。

第3小组:

（1）对心电监护仪的使用不熟悉,对心电图的检查应注意的事项不够明确。

（2）尿、粪常规宜在抽血后进行。并且交代患者的尿、粪空杯应帮助患者放在指定位置。

（3）给药护理顺序不当。该患者为不稳定型心绞痛发作,应即时先服用"硝酸甘油"以增加冠脉血流，"阿司匹林首剂顿服"是溶栓前的常规抗凝准备。

（4）血标本采集时站位应在患者尾侧，面对患者的头部，从远心端向近心端抽血。一支标本试管贴一张化验单，"三查七对"，取得标本后及时送检。

第4小组：

（1）护患沟通时有礼貌，执行护理操作时应根据病情注意主次，首先进行疾病专科护理。

（2）氧疗操作较熟练、规范，对给氧的目的与作用解释通俗易懂，悬挂输氧治疗卡，并及时记录操作完成时间。

（3）输液前应常规交代患者排空小便，并询问有无进食。

（4）对长期医嘱"达肝素"皮下注射和"葛根素"静脉注射的用药目的解释得当。并能够对使用微泵的患者交代不要能擅自调整滴速。但"单硝酸异山梨酯"微泵注射的解释不当，短效硝酸酯类药物静脉给药严格限制滴速的原因是尽可能避免因短时间内输注较大剂量而引发明显的低血压、头痛、面红等不适反应，应对患者说明，尤其应交代患者注意变换体位的注意事项以防止体位性低血压反应。

（5）对医生的"告病重"医嘱，未及时与患者及家属说明情况。

（6）健康宣教较好，交代了宜清淡饮食，并告诫了患者减少活动。

（7）护士执行医嘱后，要按照医疗护理文书书写规范要求实时签名并记录签名时间。

第5小组：

（1）虽然本小组工作是病情突变时的抢救，但任何时候都不能忘记，对患者的救护原则是先观察后救护，判断病性后作相应处理。

（2）再次提醒和强调，应加强病情观察的意识，对病危的患者应密切观察生命体征，本病例医嘱每10 min监测一次生命体征。

（3）对该患者的抢救医生是现场口头医嘱，护士应重复其口头医嘱并经医师确认后执行，并待患者病情稳定时提醒医生及时补开临时抢救医嘱。

（4）小组成员在患者出现危险的室速心律失常时，"胺碘酮"静注备药太慢。但当患者室速演变为室颤时电除颤的操作麻利，除颤有效。小组用盐水纱布代替导电糊，但准备不当，应准备比电极板稍大面积的两块盐水纱布。放电后完成一次除颤要立即观察监护仪心电波有无转复为窦性，转复则提示除颤成功。室速时患者脑部血液循环中断，大脑迅速出现缺氧，小组成员能正确并迅速执行"面罩加压给氧"医嘱（改给氧方式并给高流量氧）。患者出现心脏骤停，小组成员执行呼吸囊给氧操作动作快，但手法不正确，给氧频率医生指示12次/min，但实际操作时动作不规范，每次挤压球表速度不均匀。胸外按压时执行快，但忙乱中未给患者加垫硬木板，并要注意按压时双手双肘关节垂直，双肩位于双手正上方。心肺复苏时对药物的口头医嘱应听清药物剂量与给药途径,经医生重复确认后执行。

3) 项目任务辅助教师评价反馈

(1) 由于前期模拟救护经验的积累,5 个小组明显的进步,组间配合好,整个救护过程流畅顺利,患者的救护成功,非常棒的成绩!

(2) 整体护理过程中的有自我介绍,护患沟通的积极主动体现专业素养,比如"有需要找我",体现了护士的服务意识,亦可拉近护患的距离。

(3) 患者及家属的问题能及时回答并解释到位,护士对案例相关知识做出充分准备。

需要改进的地方:

(1) 一定要亲自评估患者的情况后,做出真实客观的病情诊断,出色的护士要具有敏锐的病情观察的能力,养成认真严谨的职业习惯,这种能力的培养除了要有扎实的理论基础,还需要在临床工作中学习、实践并总结、分析、提炼,形成清晰、有条理的逻辑主线,不断努力强化自己的临床思维。

(2) 第 4 小组不能完成医生的全部医嘱,对医嘱处理的顺序不熟悉(依轻重缓急的原则),这需要对患者的病情做出准确判断。对于新入院的患者,组长可安排部分同学执行长期医嘱,部分同学执行临时医嘱。长期医嘱里一般包括护理级别、饮食、口服药和其他治疗;临时医嘱一般包括各种标本的采集和医生根据患者病情开出的治疗,需优先执行。尤其是"st!",应马上执行。另外,任何时候执行医嘱均应严格做好"三查七对"。

(3) 该病例出现室速、心脏骤停等情况,属于临床常见的危重情况。护士应熟练掌握抢救的理论知识和操作技能才能具备抢救能力。第 5 小组在患者出现室速需要抢救时,部分同学动作拖拉,不树立争分夺秒的抢救意识,会延缓抢救的速度从而直接影响抢救的结果。抢救,时间就是生命。珍惜生命-关爱患者是我们护理工作者一种自然质朴的工作态度。

(4) 小组长应加强组内统筹安排任务和决策的能力。模拟救护对于小组长的角色赋予了护理骨干的职责,对患者的病情要清楚明晰,并把握好整个治疗处理,安排好各组员的任务。

(5) 护理文书尽量避免多处涂改,应规范填写。

4) 项目任务兼职教师评价反馈

(1) 心搏骤停是临床上各科室都可能遇到的情形,冠心病的基础疾患在心内科都很常见,训练对此类患者的救护能力对于大家以后的临床工作有很大帮助。

(2) 总体来说完成了任务,各小组的工作相比上一个项目而言都有了明显的进步。

(3) 第 5 小组的抢救注意事项。

① 心脏骤停的判断：应双手摇晃患者双肩，观察患者的神志反应。若呼之不应，应立刻判断呼吸与心跳。

② 抢救时应立即开放静脉双通道，迅速准备好抢救用物。现临床上为了静脉通道开放的方便，通常都对住院患者留置静脉针，基础护理可增加静脉留置针操作的训练。

③ 开放静脉通道时：应将患者头偏向一侧，立即清除口腔分泌物。医院条件下最好用负压吸引器吸除效果好。

④ 应迅速判断心跳骤停：五大指标，无呼吸、无大动脉搏动、无心跳、无意识、皮肤黏膜发绀。

⑤ 呼吸囊应先挤压两次，在接氧管前应持续挤压。

⑥ 患者突出病情危重时作为护士应请家属回避，有利于排除干扰，以便抢救工作顺利进行。

⑦ 抢救时一定要准确记录抢救步骤、时间，精确到分钟，待患者病情平稳时及时记录到护理记录单上。

⑧ 对患者进行抽血是临床护士常做项目，操作时一定要规范，要戴手套，注意保护自己，针头放置要稳妥，避免沾染患者血液的针头刺伤自己的皮肤。

(六) 考核

参照"第八章：项目考核→第二节：考核指标与评分细则"给学生组评分。

附表：不稳定型心绞痛并心搏骤停病例护理记录单

表 9-27 不稳定型心绞痛并心搏骤停病例护理记录单

姓名：黄×× 性别：男 年龄：55岁 病区：心内科1区 床号：2床 住院号：×××××× 入院日期：2018-03-12 8:00am

时间	入量 种类	入量 量/ml	出量 种类	出量 量/ml	血氧饱和度/%	神志	体温/℃	脉搏/(次/min)	呼吸/(次/min)	血压/mmHg	病情、护理措施、效果及签名
2018-3-12 8:20	输液	150 ml	尿	0	92%	清	36.5	108	28	108/64	2018-3-12 患者于2018年3月12日8:00急诊车床送入院。主诉：反复胸闷,心前区疼痛2年。入院时T 36.5，P 108次/min，R 28次/min，BP 108/64 mmHg。神志清。强迫体位。入院处置：予吸氧(2~3 L/min)。予硝酸甘油片0.6 mg舌下含服 st,予5%GS 48 ml加单硝酸异山梨酯40 mg,微泵静推注5 ml/h(据BP调节滴数)、5%GS 100 ml加葡萄糖酐200 mg,iv drip qd。及口服美托洛尔片50 mg bid,阿司匹林片10 mg qd,氯吡格雷片0.25 qd,阿托伐他汀片20 mg,qn。按心内科护理常规实施一级护理,指导患者卧床休息,协助床上大小便,保持情绪稳定,低盐低脂饮食,予心电监护。9:05患者自行起床后突然倒地,失去知觉。当时查患者口唇,颜面发绀,呼之不应,瞳孔对光反射消失,颈动脉搏动消失,呼吸停止。心电监护参数显示：心率0次/min,呼吸0次/分,BP 38/18 mmHg。示波：室颤波。立即行心肺复苏,遵医嘱立即给予200 J非同步直流电除颤,患者心电波无反应。9:07分遵医嘱予给予肾上腺素1 mg静注。同时360 J重复除颤,心电波显示室律恢复,除颤成功。9:10给予胺碘酮150 mg静推后,再予胺碘酮300 ml静脉滴注。遵医嘱留置导尿管接床边尿袋,观察患者24 h液体出入量。10:05分时患者意识恢复,心电波示：P 105次/min,R：10次/min,BP 149/86 mmHg,SpO₂为93%。本班尿量为0。交下班注意观察患者体温,呼吸,脉搏,血压,意识,血氧饱和度,尿量等情况。 签名：×××
2018-3-12 9:05					80%			0	0	38/18 mmHg	
2018-3-12 10:05					93%			105?	10	149/86?	

第七节　急性广泛前壁心肌梗死并心源性休克患者的救护

一、项目任务学生用活页

　　收集信息(资讯)：以下题目均选自全国执业护士资格考试全真模拟题或历年真题标准化资格认证考试题库。

A1 型题(每题有 A、B、C、D、E 5 个备选答案,从中选择一个最佳答案)

(1) 急性心肌梗死患者最早出现、最突出的症状是(　　)

A. 心源性休克　　B. 心律失常　　　C. 疼痛　　　　D. 心力衰竭

E. 胃肠道症状

(2) 急性心肌梗死患者出现阵发性室性心动过速,预示即将发生(　　)

A. 心房颤动　　　　　　　　　B. 心室颤动

C. 心室停顿　　　　　　　　　D. 不完全性房室传导阻滞

E. 完全性房室传导阻滞

(3) 急性心肌梗死心律失常发生率最高的时间为急性心肌梗死后(　　)

A. 头 24 h 内　　B. 2～3 天　　　C. 4～5 天　　　D. 1 周

E. 2 周

(4) 急性前壁心肌梗死易发生的心律失常类型为(　　)

A. 快速室性心律失常　　　　　B. 房室传导阻滞

C. 房性期前收缩　　　　　　　D. 心房颤动

E. 室上性心动过速

(5) 急性心肌梗死患者应绝对卧床休息至少达(　　)

A. 24 h　　　　　B. 48 h　　　　　C. 1 周　　　　D. 2 周

E. 3～5 周

(6) 急性心肌梗死在监护时发现心律失常应作紧急处理的是(　　)

A. 偶发室性早搏

B. 室性早搏落在前一搏动的 T 波上(R on T)

C. 心房颤动　　　D. 窦性心律不齐　　　E. 一度房室传导阻滞

(7) 急性心肌梗死患者病后第 1 周护理,错误的是( )

A. 日常生活均应由护理人员帮助照料

B. 半量清淡流质或半流质饮食　　　C. 限制新友探望

D. 鼓励在床上做伸展四肢活动　　　E. 避免不必要翻身

A2 型题(每题是以一个小案例出现的,其下有 A、B、C、D、E 5 个备选答案,从中选择一个最佳答案)

(1) 某急性心肌梗死患者发病 48 h 后,要求到厕所大便,护士应该( )

A. 嘱家人陪往　　　　　　　　　B. 肛塞开塞露后,再允许前往

C. 先给予缓泻剂,再允许前往　　　D. 如无便秘史,应允许前往

E. 坚持制止,指导床上使用便盆

(2) 某急性心肌梗死患者牛某,男,患冠心病 10 年,半月来频繁发作心前区不适,含服硝酸甘油无效,疑为急性心肌梗死。最具诊断意义的检查是( )

A. 血常规　　　　B. 尿常规　　　　C. 血沉　　　　D. 超声波

E. 心电图

A3 型题(提供一个案例,下设若干道考题。在每一道考题下面的 A、B、C、D、E 5 个备选答案,从中选择一个最佳答案)

秦某,女,60 岁,3 h 前胸骨后压榨样疼痛发作,伴呕吐、冷汗及濒死感而入院。护理体检:神清,合作,心率 112 次/min,律齐,交替脉。心电图检查显示有急性广泛前壁心肌梗死。

(1) 秦某存在的最主要护理问题是( )

A. 活动无耐力　　　　　　　　　B. 心输出量减少

C. 体液量过多　　　　　　　　　D. 潜在心律失常

E. 潜在感染

(2) 对秦某第 1 周的护理措施正确的是( )

A. 高热量、高蛋白饮食

B. 协助患者翻身、进食　　　　　　C. 协助患者入厕

D. 低流量持续吸氧　　　　　　　E. 指导患者床上活动

（3）在监护过程中护士发现秦某烦躁不安，面色苍白，皮肤湿冷，脉细速，尿量减少，应警惕发生（　　　）

    A. 严重心律失常

    B. 急性左心衰竭

    C. 心源性休克

    D. 并发感染

    E. 紧张、恐惧

X 型题(多选题，在每题给出的 A、B、C、D、E 5 个备选答案中，至少有一项是符合要求的，多选或不选均不得分)

急性心肌梗死的并发症包括（　　　）

    A. 心室膨胀瘤   B. 心脏破裂

    C. 乳头肌功能不全   D. 心肌梗死后综合征

    E. 心源性休克

简答题：(以下题目参考《临床情景模拟教程》第 31 页——知识拓展)

（1）急性心肌梗死发作时患者生命体征的变化与 ECG、血清酶学的动态变化。

（2）发生急性广泛前壁心肌梗死时通常是冠状动脉何分支发生病变？

（3）急性心肌梗死(AMI)时冠脉与心肌的病理本质是什么？

（4）临床上急性心肌梗死通常容易发生在哪些部位？

（5）急性广泛前壁心肌梗死与急性前间壁、局限前壁心肌梗死患者在病变的冠脉部位、临床表现、预后方面有何异同？

（6）简谈急性心肌梗死时不及时采取溶栓干预与介入治疗的危险性。

（7）冠心病急性心肌梗死的首选救治方法是什么？

（8）内科再灌注心肌治疗时溶栓治疗知识(溶栓药物治疗的最佳时间窗？药物的选择与使用溶栓药物的作用机理、禁忌证及用药护理)。

（9）增加冠脉供血治疗的临床一线扩冠药物有哪些？

（10）急性广泛前壁心肌梗死并发心源性休克抢救成功的关键(抢救原则与具体措施)？

二、病例医嘱单

1. 急性广泛前壁心肌梗死并心源性休克病例临时医嘱单

表 9-28 急性广泛前壁心肌梗死并心源性休克病例临时医嘱单

××医院医嘱单

科别：心内科

姓名：赵×× 性别：男 年龄：65 岁 床号：3 床 住院号：××××××

开 始				临 时 医 嘱	执行时间		执行者姓名
日期	时间	医生姓名	护士姓名		日期	时间	
				床旁 ECG,st!			
				速效救心丸两粒,舌下含服,st!			
				血常规＋BG, st!			
				交叉配血试验,st!			
				凝血 4 项,st!			
				心肌 5 酶测定,st!			
				心梗 2 项			
				尿、粪常规			
				肝功能十项,电解质、肾功能十项			
				血脂 6 项			
				告病危			
				持续心电监护			
				哌替啶 50 mg, im			
				阿司匹林 300 mg, po, st!			
				氯吡格雷 300 mg, po, st!			
				5％GS 100 ml ╱ iv drip 肝素 5 000 U			
				NS 10 ml ╱ iv st! 阿替普酶 15 mg			
				5％GS 100 ml ╱ 输液泵泵入,30 min 内滴完 阿替普酶 50 mg			

（续表）

开 始				临 时 医 嘱	执行时间		执行者姓名
日期	时间	医生姓名	护士姓名		日期	时间	
				5%GS 100 ml 阿替普酶 35 mg ／输液泵泵入,60 min 内滴完			
				5%GS 250 ml 肝素 20 000 u ／输液泵泵入,11 ml/h,24 h 维持			
				5%GS 48 ml,微泵泵入			
				多巴胺 200 mg,6 ml/h,据 Bp 调整滴速			
				0.9% NS 50 ml 胺碘酮 150 mg ／iv st!,10 min 内推完			
				5% GS 250 ml 胺碘酮 450 mg ／输液泵泵入 st!,调整滴速至 1 mg/min(33 ml/h)			

2. 急性广泛前壁心肌梗死并心源性休克病例长期医嘱单

表 9-29 急性广泛前壁心肌梗死并心源性休克病例长期医嘱单

×× 医院医嘱单

科别：心内科

姓名：赵××　性别：男　年龄：65y　床号：3 床　住院号：×××××××

开　始				长 期 医 嘱	停　止			
日期	时间	医生姓名	护士姓名		日期	时间	医生姓名	护士姓名
				CCU 护理常规				
				特级护理				
				低盐低脂半流质饮食				
				吸氧（3～4 L/min）				
				测 P、R、BP，q2h				
				告病危				
				记录 24 h 液体出入量				
				5%GS 48 ml　　　　　微泵泵入 单硝酸异山梨酯 40 mg　5 ml/h，据 BP 调整滴速				
				5%GS 100 ml　　iv drip, qd FDP 10 g				
				美托洛尔片 50 mg，bid				
				阿司匹林片 300 mg，qd				
				氯吡格雷 75 mg，qd（次日起）				
				曲美他嗪片 10 mg，tid				
				贝那普利片 10 mg，qd（次日起）				
				辛伐他汀片 20 mg，qn（次日起）				

三、病例背景知识

(一) 病例治疗相关药物知识(以下为医院常用药)

表 9-30 病例治疗相关药物知识

商品名	药理名	药物类别	药理作用、适应证、禁忌证及不良反应
拜阿斯匹林	阿司匹林	抗血小板聚集药物	
波立维	氯吡格雷	抗血小板聚集药物(GP Ⅱb/Ⅲa 拮抗剂)	
抵克力得,力抗栓	噻氯匹定,氯苄噻唑啶	抗血小板聚集药物(GP Ⅱb/Ⅲa 拮抗剂)	
普通肝素	肝素	抗凝剂	
法安明	达肝素,那屈肝素	低分子肝素(LMWH),抗凝剂	
依诺肝素	依诺肝素	低分子肝素(LMWH),抗凝剂	
艾通立	重组织型纤溶酶原激活剂,rt-PA	纤溶剂	激活血栓中溶酶原,使转变为纤维蛋白溶酶而溶解冠脉内的血栓
尿激酶	尿激酶	纤溶剂	
链激酶	链激酶	纤溶剂	
异舒吉针	硝酸异山梨酯	硝酸酯类扩冠剂	
鲁南欣康片/针	单硝酸异山梨酯	硝酸酯类扩冠剂	
倍他洛克	酒石酸美托洛尔	选择性 β_1 受体阻滞剂	
络德	卡维地洛	α_1 受体及非选择性 β_1 受体阻滞剂	
合心爽,恬尔心	盐酸地尔硫䓬	钙通道阻滞剂	
拜心同	硝苯地平控释片	钙通道阻滞剂	
络活喜	氨氯地平控释片	钙通道阻滞剂	
波依定	非洛地平控释片	钙通道阻滞剂	
开搏通	卡托普利	ACEI 类	
洛汀新	贝那普利	ACEI 类	
悦宁定	依那普利	ACEI 类	

（续表）

商品名	药理名	药物类别	药理作用、适应证、禁忌证及不良反应
蒙诺	福辛普利	ACEI 类	
雅施达	培多普利	ACEI 类	
一平苏	西那普利	ACEI 类	
代文	缬沙坦	ARB 类，Ang Ⅱ（AT$_1$）受体拮抗剂	
海捷亚	氯沙坦＋氢氯噻嗪	ARB 类，Ang Ⅱ（AT$_1$）受体拮抗剂	
科素亚	氯沙坦钾	ARB 类，Ang Ⅱ（AT$_1$）受体拮抗剂	
美卡素	替米沙坦	ARB 类，Ang Ⅱ（AT$_1$）受体拮抗剂	
FDP	1,6 二磷酸果糖	促进心肌能量代谢剂	维持缺血缺氧状态时的心脏能量代谢
万爽力	盐酸曲美他嗪	细胞能量剂	同上
都可喜	阿米三嗪	细胞能量剂	增加动脉血氧含量,改善缺氧导致的各种症状
立普妥,普拉固	普伐他汀钠	他汀类降脂药	主要降胆固醇
舒降之	辛伐他汀	他汀类降脂药	主要降胆固醇
来适可	氟伐他汀	他汀类降脂药	主要降胆固醇
立平脂	非诺贝特	贝特类降脂药	主要降甘油三酯
普乐林	葛根素	扩血管、活血化瘀、改善微循环	
舒血宁	银杏叶总甙	扩血管、抗凝、改善循环	

(二) 心肌再灌注治疗策略

治疗 ST 段抬高的急性心肌梗死（STEMI）的关键是早期、完全和持续的开通梗死相关动脉（IRA）！未实施再灌注治疗或延迟进行再灌注患者死亡和心力衰竭等不良事件的发生率增加！

心肌再灌注治疗策略的选择：

由于在中国,仍有相当一部分医院还不具备数字减影（DSA）技术下行心脏介入治疗的医疗条件,根据大型临床多中心试验的结果,根据发病时间和转运时间选择对 AMI 患者行心肌再灌注治疗的方法对救治成功有益(见表 9 - 31)。

表 9 - 31　根据发病时间和转运时间选择再灌注策略

转运时间	发 病 时 间	
	<3 h	>3 h
<30 min	急诊 PCI 和 GP Ⅱb/Ⅲa 拮抗剂	急诊 PCI 和 GP Ⅱb/Ⅲa 拮抗剂
30~60 min	溶栓和氯吡格雷	急诊 PCI 和 GP Ⅱb/Ⅲa 拮抗剂
>60 min	溶栓和氯吡格雷	溶栓和氯吡格雷,或急诊 PCI 和 GP Ⅱb/Ⅲa 拮抗剂

(三) 常用静脉溶栓疗法及步骤

(1) 一旦急性心肌梗死诊断确立,第一时间立即给予阿斯匹林平联用 GP Ⅱb/Ⅲa 拮抗剂(氯吡格雷或噻氯匹定)负荷量口服。

(2) 溶栓前应确定患者溶栓禁忌证(医生和护士应在溶栓前询问近期有无溶栓禁忌证)。

(3) 溶栓前检查血常规+BG,并作好交叉配血试验,配血备用。

(4) 溶栓前检查凝血四项:全血凝固时间(CT)、出血时间(BT)、血浆凝血酶原时间(PT)、激活的部分凝血活酶时间(APTT)。在心梗病例中,若凝血四项(可 1~4 项不等)异常,则为溶栓疗法禁忌。

(5) 溶栓药物的选择:rt-PA 具选择性溶栓作用,半衰期短(4~6 min),不激活全身纤溶系统,有利于补救性 PTCA 或冠脉旁路手术,为溶栓首选。

(6) rt-PA 的使用方法:rt-PA 需肝素或低分子肝素辅助抗凝治疗。故在 rt-PA 用药前,常规剂量及用法——100 mg 在 90 min 内静脉给予。具体方法:先予肝素 5 000 U 静注后,立即予 rt-PA 15 mg iv,继而用 50 mg 于 30 min 内静脉滴注,其后 60 min 内再滴注 35 mg。之后以肝素每小时 7 000~10 000 U 静脉滴注 48 h,或复查 APTT 值延长至 60~80 s(APTT 正常参考值为 37±3 s)后,改为皮下注射 7 500 U,q12h×3~4 d。

(7) 溶栓过程中观察溶栓效果:观察患者症状、体征的变化、持续心电监护、动态心电图描记、心肌酶动态监测。

(8) 溶栓后判断溶栓是否成功指标:①胸痛 2 h 内基本消失;②抬高的 ST 段于 2 h 内回降>50%;③2 h 内出现再灌注性心律失常;④血清 CK - MB 峰值提前出现(14 h 以内),或根据冠状动脉造影直接判断冠脉是否再通。

(9) 若出现出血不良反应应立即处理。

四、项目任务教师用活页(学生用活页反馈)

项目：急性广泛前壁心肌梗死并心源性休克患者的救护

学习领域(课程)：内科护理

学习子领域：xx2 循环系统疾病患者的护理

学习情境：jq2.3 急性广泛前壁心肌梗死并心源性休克患者的救护

(一) 资讯

1. 布置任务,让学生了解项目,并采集信息(资讯),完成背景知识问答

2. 收集信息(资讯)

> **答案**
>
> **A1 型题**
>
> (1) C (2) B (3) D (4) A (5) C (6) B (7) D
>
> **A2 型题**
>
> (1) E (2) E
>
> **A3 型题**
>
> (1) B (2) B (3) C
>
> **X 型题**
>
> ABCDE
>
> **简答题:**
>
> (1) 急性心肌梗死发作时患者生命体征的变化与 ECG、血清酶学的动态变化。
>
> 答：见表 9 - 32
>
> 表 9 - 32 急性心肌梗死发作时患者生命体征的变化与 ECG、血清酶学的动态变化
>
> | | 生命体征 | 一般状况 | ECG | 血清酶学 | | | |
> | --- | --- | --- | --- | --- | --- | --- | --- |
> | 急性心梗发作时 | P、HR、RR加快,BP常降低 | 急性痛苦病容,强迫体位,表情焦虑、额头出汗,可有烦躁 | 损伤性 ST 段抬高与其后的 T 波形成一弓背向上抬高的单相曲线,当心肌出现坏死时 ECG 显示坏死性 Q 波 | 心肌酶 | 起病后开始升高 | 高峰 | 恢复 |
> | | | | | CK、CK - MB | 6 h | 24 h | 3～4 d |
> | | | | | LDH1 | 8～10 h | 2～3 d | 1～2 周 |

（2）发生急性广泛前壁心肌梗死时通常是冠状动脉何分支发生病变？

答：急性广泛前壁心肌梗死时通常是左冠状动脉前降支闭塞。

（3）急性心肌梗死（AMI）时冠脉与心肌的病理本质是什么？

答：急性心肌梗死（AMI）时 90% 以上患者的病变冠脉有急性血栓形成，少部分患者因病变冠脉痉挛而发生急性闭塞；心肌的病理本质为缺血性梗死。

（4）临床上，急性心肌梗死通常容易发生在哪些部位？

答：临床上，急性心肌梗死通常容易发生在以下部位：左心室的前壁、下壁、左心室膈面（发生在下壁、左心室膈面的心梗可累及传导系统的窦房结及房室结）、侧壁、二尖瓣乳头肌、室间隔、左房以及右心室。

（5）急性广泛前壁心肌梗死与急性前间壁、局限前壁心肌梗死患者在病变的冠脉部位、临床表现、预后方面有何异同？

答：急性广泛前壁心肌梗死病变冠脉多为左冠状动脉前降支（LAD）主干闭塞，而前间壁、局限前壁心肌梗死闭塞冠脉通常为 LAD 的分支。急性广泛前壁心肌梗死患者因左室梗死心肌面积大，易致左心泵功能障碍，而导致患者临床上出现左心衰竭、心源性休克，传导系统功能紊乱引发心律失常（通常为快速性室性心律失常），若救治不力则预后较差。急性前间壁、局限前壁心肌梗死因左室梗死面积相对较小，临床症状及体征往往较广泛前壁梗死患者轻些，预后相对较好。

（6）简谈急性心肌梗死时不及时采取溶栓干预与介入治疗的危险性。

答：急性心肌梗死时及早（起病 3～6 h 内为治疗的最佳时间窗）进行心肌再灌注治疗对于挽救患者生命至关重要。可根据医院条件及患者情况，采取溶栓干预或介入治疗。若不及时进行心肌再灌注，则病死率及各类并发症的发生率高。

（7）冠心病急性心肌梗死的首选救治方法是什么？

答：心肌再灌注治疗：溶栓干预或介入治疗，其中 PCI 手术为首选。

（8）内科溶栓再灌注心肌治疗治疗知识（溶栓药物治疗的最佳时间窗？药物的选择与使用溶栓药物的作用机制、禁忌证及用药护理）。

答：内科溶栓再灌注心肌治疗应注意以下方面（见表 9-33）。

表9-33　内科溶栓再灌注心肌治疗知识

治疗时间窗	溶栓药物的选择			溶栓治疗的用药护理
	序号	作用机理	禁忌证	
AMI时溶栓治疗要点　3～6h内	① 重组织型纤溶酶原激活剂(rt-PA)② 尿激酶③ 链激酶	激活血栓中溶酶原,使转变为纤维蛋白溶酶而溶解冠脉内的血栓	严重高血压、近期内有活动性出血、活动性溃疡脑血管意外、凝血功能障碍等禁用	① 迅速建立静脉通道,心肌梗死6h内,遵医嘱溶栓治疗;询问近期有无溶栓禁忌证;② 溶栓前先检查血常规、血小板、出凝血时间和血型,配血备用;③ 准确、迅速地配制并输注溶栓药物;④ 用药后观察不良反应,并定时描记心电图、抽血查心肌酶,询问患者胸痛有无缓解;⑤ 溶栓后判断溶栓是否成功指标:⑥ 胸痛2h内基本消失;抬高的ST段于2h内回降>50%;2h内出现再灌注性心律失常;血清CK-MB酶峰值提前出现(14h以内),或根据冠状动脉造影直接判断冠脉是否再通

(9) 增加冠脉供血治疗的临床一线扩冠药物有哪些?

答:增加冠脉供血的一线扩冠药物:硝酸酯类、钙通道阻滞剂、ACEI和(或)ARB类。

(10) 急性广泛前壁心肌梗死并发心源性休克抢救成功的关键(抢救原则与具体措施)?

答:急性广泛前壁心肌梗死并发心源性休克时,立即做好抗休克的处理:积极补充血容量、使用升压药(多巴胺、间羟胺、多巴酚丁胺等)、血管扩张剂的使用、纠酸、保证脑灌注、保护肾功能等。有条件的情况下用主动脉内球囊反搏术辅助循环,施行坏死心肌切除和主动脉冠状动脉旁路移植手术,维持心脏功能,挽救濒死心肌,防止梗死范围扩大。

(二) 计划(工具/用物计划)

相关治疗药品

原发病治疗药品:扩冠药物(临床一线扩冠药物:硝酸酯类、β_1 受体阻滞剂、ACEI 和(或)ARB、CCB 类),抗凝和其他改善冠脉循环药物,抗心律失常药等。溶栓药物:rt-PA、尿激酶、链激酶等。

（三）决策

体现在"学生用活页"的"实施"中。

（四）实施

1. 提出对该患者主要的护理问题（医护合作性问题/护理诊断）

（1）疼痛：与心肌缺血坏死有关。

（2）活动无耐力：与氧的供需失调有关。

（3）有便秘的危险：与进食少、活动少、不习惯床上排便有关。

（4）潜在并发症：心律失常、心力衰竭、心源性休克等。

2. 护理计划及措施

（1）休息——第1周绝对卧床，环境安静，限制探视，指导床上大小便，保证充足睡眠，避免情绪烦躁、饱餐、用力排便等可加重心脏负担的因素。

（2）给氧：间断或持续吸氧。

（3）心理护理：陪伴、安抚患者，鼓励患者表达出内心感受，接受患者的行为反应如呻吟、易激怒等。介绍 CCU 环境、监护仪的作用等，帮助树立战胜疾病的信心。

（4）止痛治疗的护理：遵医嘱给吗啡或哌替啶止痛，给予硝酸甘油或硝酸异山梨酯，随时监测血压、脉搏和心率情况。

（5）溶栓治疗的护理：迅速建立静脉通道，心肌梗死 6 h 内，遵医嘱溶栓治疗；询问近期有无溶栓禁忌证；溶栓前先检查血常规、血小板、出凝血时间和血型，配血备用；准确、迅速地配制并输注溶栓药物；用药后观察不良反应，并定时描记心电图、抽血查心肌酶，询问患者胸痛有无缓解。

溶栓后判断溶栓是否成功指标：①胸痛 2 h 内基本消失；②抬高的 ST 段于 2 h 内回降＞50％；③2 h 内出现再灌注性心律失常；④血清 CK - MB 酶峰值提前出现（14 h 以内），或根据冠状动脉造影直接判断冠脉是否再通。

（6）指导患者低盐、低脂、易消化、高纤维素、半流质饮食，进食应少量。

（7）保持患者大便通畅：评估排便状况、便次、大便性状、排便难易程度，有无习惯性便秘，是否已服通便药物。）指导患者采取通便措施：如蜂蜜润肠、适当饮水、腹部按摩等。

（8）加强以下几方面的护理，积极治疗心律失常、心源性休克、急性心力衰竭等并发症；持续心电监护，发现频发，多源性的、成对的、呈"R on T"现象的室性期前收缩或严重的房室传导阻滞时，立即通知医师，遵医嘱使用利多卡因等警惕室颤或心脏停搏的发生；监测电解质和酸碱平衡状况；严密观察患者有无心力衰竭征兆。

(五) 评估(评价)

1. 工作任务执行过程总体评价

1) 项目任务主讲教师评价反馈之一

第1小组：

(1) 病史采集较全面、详细；心前区疼痛的主症特点问诊不全面，遗漏了疼痛的强度、有无放射、缓解方式；药物治疗经过等。

(2) 患者有"高血压病"史7年，组员询问了患者平时的血压情况及用药史，很好。

(3) 护士问诊需作自我介绍，体现礼貌。离开病床时交代床头铃的使用，体现人文关怀。

(4) 症状评估前应常规再次询问和核对患者姓名、床号。这是护士该具备的基本的职业意识。

(5) 从小组对主诉的汇报——"胸闷胸痛5~6年，今早突然发作2 h，伴高血压7年"来看，主诉归纳不规范、有错误。病历书写对主诉的要求要认真学习、复习《健康评估》——病历书写的内容。每个模拟救护项目在"《临床情境模拟教程》第五章：情境模拟病例资料"中有详细的首次病程记录，宜在课前熟悉病史资料采集与书写的规范要求。

第2小组：

(1) 对生命体征的测量规范、正确。

(2) 应加强对患者一般状态的观察和记录，如患者的病容、体位、步态。汇报时此项遗漏较多。

(3) 心肺检查时有爱护伤员、保护患者隐私的意识，很好。心脏检查手法较规范，但肺脏检查应体现双侧对比的原则。结果汇报基本正确，但该患者心尖区没有收缩期杂音，而有舒张早期奔马律，应加强对心脏异常体征特点的学习。

(4) 对于神清患者在临床上一般不需进行瞳孔对光反射的检查，除非是神经内科专科需要。

第3小组：

(1) 对"床旁ECG检查st！"的临时医嘱不理解，错误执行为进行心电监护。心电监护仪的操作正确(周美芬)，但患者接心电监护后应常规观察监护仪面板数值并作记录。医疗仪器与设备的操作使用是方便病情观察与监护而不是机械性完成操作任务。

（2）本病例患者拟诊"急性心肌梗死"收住入院，对临时医嘱"速效救心丸 2 粒 po st!"与"阿司匹林 300 mg po st!"的解释不好，态度犹豫不定，患者多问几句后告知患者"再去问问医生"，护患沟通不妥当，容易引发患者对医护人员的不信任感。用药护理应在理解药物作用、清楚药物可能的不良反应的基础上用通俗的言语向患者交代清楚。速效救心丸是在短时间内增加冠脉血流，阿司匹林首剂顿服是溶栓前的常规抗凝准备。

（3）尿、粪常规检查的交代和解释较好，语言表达得当；血标本采集操作较规范，但应注意一支标本试管贴一张化验单，"三查七对"后按要求放置并通知送检。注明"st!"的要马上送检。

（4）静脉注射的医嘱执行有较多错误。医生对该患者进行的药物溶栓治疗，"肝素"是溶栓前的抗凝准备，医嘱给药方式是静滴而非静推；"肝素"给药后输液瓶治疗卡未写药物名称；溶栓剂给药医嘱注明是"阿替普酶 15 mg iv"后改"阿替普酶 50 mg 加入 5%GS 100 ml"输液泵 30 min 内泵完及"阿替普酶 35 mg 加入 5%GS 100 ml"输液泵 60 min 内泵完，应依次执行。

（5）输液常规均应交代患者进食及排空小便（除非禁食患者），整体护理时护患沟通要亲切、自信。

第 4 小组：

（1）医嘱"记录 24 h 液体出入量"应清楚"出量"和"入量"分别是哪些，再向患者说明，要记录准确。

（2）患者诉饥饿，询问可否进食，护士不能回避患者问题。

（3）整体护理过程中的护患沟通应根据患者文化程度的差异个性化进行。本病例患者大学文化，公务员，询问入院后血压低是什么原因，护士解释应体现专业知识素养。患者以"急性心肌梗死"拟诊入院，入院护理级别为"CCU 常规护理"并且"告病危"，应引起护士的高度重视并慎重与患者及家属交代病情及注意事项。心绞痛持续不缓解伴血压低、心电监护相应导联出现明显的心肌缺血，医师已考虑为心肌梗死，患者既往有"高血压病"史，此次入院未服降压药但血压明显低于平时数值，护士的解释应科学、合理，既不致引起患者恐慌，又不该隐瞒病情，同时做好心理护理。

（4）长嘱"单硝酸异山梨酯"微泵注射的解释应强调勿擅自调整滴速。短效硝酸酯类药物静脉给药严格限制滴速的原因是尽可能避免因短时间内输注较大剂量而引发明显的低血压、头痛、面红等不适反应，应对患者予以详细说明，尤其应交代患者注意变换体位的注意事项，以防止直立性低血压反应。

（5）健康宣教较好，遵医嘱交代了饮食注意事项。

（6）给氧操作正确、规范；口服给药护理执行不好，对药物名称、剂量、药物作用和可能出现的不良反应均未作交代。

第 5 小组：

（1）本病例患者的抢救是医师现场口头医嘱，护士应重复其口头医嘱并经医师确认后执行，并待患者病情稳定时提醒医生及时补开临时抢救医嘱。

（2）"胺碘酮 150 mg iv"的口头医嘱执行不力，耽误了患者的抢救。

（3）患者为广泛前壁心肌梗死合并室速并迅速出现心源性休克，抢救患者时至少保持两条静脉通道的开放。血管活性药物"多巴胺"是抢救休克的重要药物，微泵泵入可直接撤"单硝酸异山梨酯"针剂换药，最大限度节省给药时间。护士应提高抢救效率。

（4）患者病情危急时应保持清醒的头脑，配合抢救忙而不乱，井然有序。当患者监护仪出现室颤心电波，执行医师"非同步直流电除颤"操作时，除颤仪不充电，电极板安放位置错误，有可能是紧张造成的。要清醒、镇定、应变。医师嘱现场护士通知麻醉医生气管插管时护士反应不及时；电除颤无效时，医师的口头医嘱"肾上腺素 1 mg, iv st!"的医嘱护士反应不及时。

（5）患者出现室颤时小组成员及时改面罩给氧，抢救意识好。但当患者继而发生呼吸异常甚至呼吸停止时，医生口头医嘱示"呼吸囊给氧"，复苏球给氧操作不熟练。应在课前提前学习并反复练习。

2）项目任务主讲教师评价反馈之二

护理操作的自我评价经过思考并充分准备，在护理患者的工作中有观察并记录监护仪数值的意识，并及时向医生汇报。病例 5 个小组的护理工作是随机抽签决定，从各组的模拟救护情况来看，关注整体护理全过程并做到小组间配合。操作需要改进的细节如下。

（1）同学们在进行护理用物准备时应该细致些，把不需要用到的药品放入治疗车，如挂在输液架上的模拟血制品。

（2）药瓶贴输液治疗卡是在核对医嘱之后进行，患者的姓名、床号基本信息要反复核对无误，用药护理严格遵循"三查七对"原则。

重点总结一下治疗护理两个小组的护理工作。

第 4 小组：

（1）溶栓护理忽视了以下问题：

① 患者在入院时即已作了溶栓前的准备，口服过大剂量抗凝药，抽血化验了凝血 4 项。第 4 小组在临时医嘱上看到医生开了溶栓药物，说明医生已判断患者无溶栓绝对禁忌。但溶栓前护士仍应常规询问患者近期有无呕血、便血，皮肤黏膜

出血等溶栓禁忌史,并向患者交代溶栓的必要性、溶栓对患者有何治疗作用,可能出现哪些情况等。该患者既往是有"高血压病"病史的,是溶栓剂的相对禁忌,应加强溶栓药物的用药前询问、用药中和用药后的护理观察。

② 溶栓过程中应随时询问患者胸痛有无缓解,判断溶栓的疗效;溶栓过程中及溶栓后应注意观察患者皮肤、黏膜有无出血,积极防治溶栓出血的并发症。

③ 还应加强溶栓前、后对患者病情的对比观察,做好患者溶栓前、后生命体征、症状转归的护理记录。

④ 护士们在执行溶栓给药的医嘱较混乱,经典的溶栓用药的方法是:口服全效剂量抗凝药("阿司匹林+氯吡格雷"),溶栓用药前,先"肝素化"——常规体重可静滴 5 000 U 的肝素,再静推"阿替普酶",30 min 内静滴完 50 mg,剩余的 35 mg 在后面的 60 min 内滴完。然后 20 000 U 肝素 24 h 静滴维持。在执行医嘱时应注意药物的先后顺序,清晰、明确、无误地进行,对医嘱有疑问及时与医师沟通。

(2) 静脉输注的药物滴速要精确计算。

(3) 健康教育贯穿于整体护理中,给患者做护理时即可穿插健康宣教。

第 5 小组:

(1) 在医生在场指挥的情况下,基本能完成整个救护任务。

(2) 患者病情突发加重,组员巡视病房时及时发现患者病情变化,生命征不稳定,心电监护仪数值观察到血压下降,并迅速做出反应。结合患者病史,本病例是急性心梗病例,既往无 COPD 病史,可短期内给高流量氧以帮助迅速提高血氧分压,疾病背景知识能使护士在现场救护中及时调整最佳的氧疗方式。同时尽早开放两条开放静脉通道,调整休克体位,暂停正在输注的药物(需与医师沟通确定),并做好血管活性药物的准备。该患者在第 4 小组工作时就开放了两条静脉通道,因此小组成员应询问医师是否立即停用正在静滴的药物(护士的第一反应)!

(3) 第 5 小组护理的重点是心源性休克的抢救,用药护理重点是观察、保持循环状况稳定和心电稳定,尽早使用血管活性药物。急性广泛前壁心肌梗死并心源性休克抢救的首选措施建议主动脉球囊反搏术,护理重点仍然是保持血流动力学监测的稳定与心电稳定,要动态观察心电监护仪的数值与心电波。

(4) 护士在交代病情变化时应镇定,安抚患者,避免一切可能增加心肌氧耗的不利因素,做好心理护理。

(5) 在进行心源性休克的抢救时,"多巴胺"静脉滴注一般先快后慢,尽快提升血压至稳定保障心、脑、肾等重要脏器供血后,再用输液泵调控好滴速维持循环稳定。

(6) 抢救患者时对监护仪心率、血压数值的观察做得很到位,能及时发现问题,并能随时询问患者的主观症状。休克前、后及抢救中患者的意识状态、生命体征和症状、体征的变化注意按危重病护理文书记录要求及时记录到"危重患者护理记录单"。

3）项目任务辅助教师评价反馈之一

第1小组：

（1）超时。

（2）组长布置任务详细具体，安排得当。

（3）患者诉说"近2h病情加重"时，护士应详细询问患者加重是否具有诱因、加重的表现和伴随症状等。

第2小组：

（1）超时。

（2）测量生命体征时没有与患者沟通，其他护理沟通也很生硬，不利于建立良好的护患关系。

第3小组：

（1）执行长期医嘱时，没有行饮食宣教和记录24h出入量的宣教。

（2）不能有效回答患者及家属的提问，疾病背景知识缺乏。

（3）组长没有发挥好统筹安排的作用，整个实施过程显混乱。

第4小组：

（1）第4小组执行的任务场景是患者溶栓护理及心源性休克的配合抢救，从执行医嘱的情况可看出：同学们对于溶栓的用药和护理不熟悉；在处理休克医嘱时，应询问医生意见及时把前面的医嘱暂停，如"单硝酸异山梨酯"静脉滴注维持的医嘱。

（2）应熟知抢救车内的药品、物品。

第5小组：

（1）在患者发生病情变化时，护士没有向患者家属解释病情变化，也没有劝家属离开救护现场。不能有效回答患者家属的提问，疾病背景知识缺乏。

（2）医嘱首次胺碘酮的给药方法是静脉注射，不是微泵静注。要核对清楚医嘱。护士谨记：执行操作时，应先查对医嘱，根据患者病情及医嘱的顺序来执行，不应有遗漏，否则可能造成患者救护失当，引发医疗事故。

4）项目任务辅助教师评价反馈之二

第1小组：

询问病史全过程无序、不完整。应根据患者的病情重点提问：现病史（此刻的身体情况、诱因或加重的因素、用药否）、既往史、家族史、过敏史、饮食、排泄、生活习惯等。采集病史是对患者身体状态的评估，是诊断和治疗的基础，因此对于患者的提问应做出肯定有力的回答，且安慰患者及家属，消除焦虑紧张情绪。

第 2 小组：

经过患者对自身情况的主观描述,我们将对患者做客观的身体评估。除了生命体征的测量,还有对相关系统和器官的重点评估,即听诊心音。为了提高工作效率,建议该组同学应提高团体协作意识,T、P、R、BP 的测量可由几位同学同时进行,并提高操作技术水平和速度。

第 3 小组：

能较顺利完成临时医嘱中的部分操作,组员间的配合较好,速度相对较快。

同学对"舌下含服救心丸"的用药解释比较到位。

使用心电监护等医疗设备时,应确认能源开关是否打开,是否需要接线板,并熟悉操作规程。

第 4 小组：

能基本完成长期医嘱,但没有告知患者及家属"告病危"。

缺乏的是观察病情的意识。当患者接上心电监护后,可直接从心电监护仪上读取生命体征数据,病情变化时作及时地记录与汇报。

当患者及家属因病情变化而焦虑紧张时,没有适当解释病情及安慰。

Tid 的口服药不应 3 次都给患者,而是分餐次发放。

对医嘱有疑问时(单硝酸异山梨酯的使用),能先与医生讨论再决定是否执行,医护沟通到位。

心电监护仪数值的缩写分别代表的是：

SpO_2——血氧饱和度；   PAP——肺动脉压；

T——体温；   ABP——血压；

CVP——中心静脉压；   HR——心率。

自评反馈建议：

(1) 认真倾听与观察其他小组的护理工作,并记下操作组同学的优缺点,思考改进建议与方法。

(2) 工作任务执行中的操作小组汇报小组工作时应概括要领,条理清晰,促进组间融合的参与度,激发回顾与思考。

(3) 操作组应把握好资讯计划时的时间安排,不要超时。

(4) 应加强疾病背景知识,知道疾病发展与变化的指标,以及治疗和护理措施背后的意义,护理工作不仅仅是护理操作,护理的内涵是促进疾病康复,护理是促进人的健康的活动。

5) 项目任务兼职教师评价反馈之一

整体职业形象好,模拟救护的护理工作能力有了提高。

应注意的问题：

（1）每个单项护理技术操作应遵循基础护理的原则与评分标准要求。

（2）第4小组执行长期医嘱不熟练,漏了很多整体护理的内容:如健康教育和饮食教育都没做;该患者为急性心肌梗死患者,饮食护理很重要,应遵医嘱教育患者进食低脂低盐易消化饮食;用药护理工作不到位:给患者发药不能一次性将1天内所有药全部给患者,也不能将三餐的药一齐给患者,这样做容易造成患者不能按医嘱正确服药。临床上,口服药物的发放是分次发放的,哪种药物叫什么名称,应如何服用,有何作用,服用后应注意哪些事项,应一一向患者解释。还应督促患者按时按量服药。

（3）强调抢救患者时护士应尽早地开放至少两条静脉通道,而不必等医生的医嘱,这是护理工作应具备的意识。

（4）护士对溶栓疗法的护理不熟悉。遵医嘱给患者使用静脉溶栓药前应询问患者有无溶栓禁忌的病史如近期的活动性出血、活动性消化性溃疡病史、血液系统疾病等。

（5）抽血化验的解释不到位。解释内容应包括抽血的必要性、检查何项目、有何意义等,加强护患沟通,消除患者的疑虑。

（6）救护过程中突发状况的处理:护士在进行静脉穿刺的过程中不小心打翻了碘酊消毒液,护士进行清理操作时应及时向患者道歉并解释,消除护患隔阂。

6）项目任务兼职教师评价反馈之二

优点:

（1）团队配合默契,整体救护效果好,未超时。

（2）应急能力强,对待患者的突发情况反应及时。

（3）各项护理操作熟练。

缺点:向患者解释药物的作用不够准确。

第1小组:

（1）问诊详细、条理清晰,但未问及关键主诉,在第一位护士接诊后就应及时通知医生。

（2）入院宣教的内容要有选择性,如介绍一些避免诱因的方法、卧床休息的重要性、防意外的注意事项等。

第2小组:

（1）收集生命体征时间安排合理,未注意保暖;听诊要注意保护隐私,关爱患者。

（2）患者诉胸闷,能够解释发生原因并提供护理措施建议。

(3) 评估皮肤的情况,应观察四肢末端、口唇、口腔黏膜有无发绀。

第 3 小组:

(1) 查对患者姓名时应询问患者而不是直呼。

(2) 什么操作是可同时进行的要事先安排好。

(3) 向患者解释防止氧耗增加的诱发因素时,对于避免便秘的必要性解释用词欠恰当。

(4) 医嘱"床旁 ECG 检查",不是心电监护。

(5) 在询问是否心绞痛和给救心丸时,患者质疑,护士解释不好,只推说找医生,不利于建立良好的护患关系。

(6) 静脉采血、静脉注射、留置针基本操作步骤正确,但采血时未戴口罩,静脉留置针时未扎止血带。

(7) 口服药的作用解释不完善。

(8) 静脉注射可在留置针处进行,填写输液卡不规范,肝素解释欠佳。

(9) 一次性输液管排气塞掉了应及时更换输液管,要注意基础护理操作的细节问题。

第 4 小组:

(1) 口服药解释较好,应变能力强。

(2) 鲁南欣康的药用解释不好,溶栓顺序不对。

(3) 记录 24 h 出入量不准确,吸氧未挂吸氧治疗卡。

第 5 小组:

(1) 静脉注射胺碘酮,未消毒肝素帽插入针头。

(2) 多巴胺、多巴酚丁胺解释欠佳,输液巡视卡填写规范。

(3) 抢救时,未密切监测生命体征。

(六) 考核

参照"第八章:项目考核→第二节:考核指标与评分细则"给学生组评分。

附表：急性广泛前壁心肌梗死并心源性休克病例护理记录单

表9-34 急性广泛前壁心肌梗死并心源性休克病例护理记录单

姓名：赵×× 性别：男 年龄：45岁 病区：心内科1区 床号 3床 住院号×××××× 入院时间：2018-03-21 8:00 am

日期 时间	入量		出量		血氧 饱和 度/%	神志	体温 /℃	脉搏 (次/ min)	呼吸 (次/ min)	血压 /mmHg	病情、护理措施、效果及签名
	种类	量 /ml	种类	量/ml							
2018 -3- 21 8:50 9:10 9:28	输液	1 900	尿								8:50时患者诉心前区疼痛未缓解，遵医嘱子哌替啶50 mg im后疼痛有所改善。改面罩加压吸氧5 L/min，症状缓解，持续心电监护。遵医嘱子阿司匹林、氯吡格雷负荷量各300 mg口服，再子阿替普酶5 000 U静滴后，5%NS10 ml加阿替普酶15 mg静脉注射，再子阿替普酶50 mg静脉点滴。观察患者皮肤黏膜未见出血点。9:10患者诉眼化头晕无力。查生命体征P 97次/min，R 28次/min，BP 79/45 mmHg，报告医生后，暂停单硝酸异山梨酯，5%GS 250 ml+多巴衡液500 ml，706代血浆500 ml快速静滴，多巴胺40 mg+多巴酚丁胺40 mg微泵静注(6 ml/h)。9:20分时复查生命体征P 97次/min，R 28次/min，BP回升至92 mmHg/57 mmHg。9:28患者因用力大便后突然晕倒在地。当时查血压意识不清。室速。心电波：室速。通知医生后，遵医嘱将面罩给氧给复律节律。遵医嘱改胺碘酮150 mg iv后，心电监护示波显示恢复度调至6～7 L/min，胺碘酮450 mg加入5%GS 250 ml静滴(33 ml/h)。复查P 97次/min，R 20次/min，BP 96 mmHg/60 mmHg。本班液体入量1 900 ml，患者尿量 ml。交下班观察患者生命体征，一般状况，症状体征的变化及24 h出入量。 ××××

第八节　上消化道大出血并失血性休克患者的救护

一、项目任务学生用活页

收集信息(资讯)：以下题目均选自全国执业护士资格考试全真模拟题或历年真题标准化资格认证考试题库。

A1 型题(每题有 A、B、C、D、E 5 个备选答案,从中选择一个最佳答案)

(1) 上消化道大量出血是指数小时内失血量超过(　　)

A. 200 ml　　　　B. 400 ml　　　　C. 600 ml　　　　D. 800 ml

E. 1 000 ml

(2) 上消化道出血最常见的病因是(　　)

A. 肝硬化　　　　　　　　　　B. 胰腺癌

C. 胃癌　　　　　　　　　　　D. 消化性溃疡

E. 食管癌

(3) 患者上消化道出血量达 800 ml 时,护士应采取及时有效的处理是(　　)

A. 卧床吸氧　　　　　　　　　B. 建立静脉通路

C. 准备纤维内镜检查　　　　　D. 准备三腔二囊管待用

E. 禁食、胃肠减压

(4) 三腔二囊管压迫止血适用于(　　)

A. 肝硬化食道胃底静脉曲张破裂出血

B. 静脉滴注西咪替丁　　　　　C. 胃癌引起的上消化道出血

D. 消化性溃疡并发出血　　　　E. 下消化道出血

(5) 粪便隐血试验检查前应指导患者(　　)

A. 服用铁剂 3 天　　　　　　　B. 避免服用动物血 3 天

C. 服用肝类 3 天　　　　　　　D. 服用瘦肉 3 天

E. 低蛋白饮食

---

(6) 大便隐血试验阳性,提示每日出血量为(　　)

A. 1 ml　　　　　B. 2 ml　　　　　C. 3 ml　　　　　D. 4 ml

E. 5 ml

(7) 肝硬化上消化道出血最常见的原因是(　　)

A. 食管下段和胃底静脉曲张破裂　　B. 胃肠道炎症糜烂出血

C. 并发消化性溃疡　　　　　　　　D. 脾功能亢进

E. 合并胃癌

A2 型题(每题是以一个小案例出现的,其下有 A、B、C、D、E 5 个备选答案,从中选择一个最佳答案)

(1) 上消化道出血患者,血压 75/45 mmHg,脉搏 130 次/min,面色苍白,神志恍惚,四肢厥冷,无尿,估计出血量约(　　)

A. 300 ml 以下　　　　　　　　B. 300～500 ml

C. 500～1 000 ml　　　　　　　D. 1 000～1 500 ml

E. 1 500 ml 以上

(2) 某消化性溃疡患者,因上腹疼痛、返酸入院,治疗期间由于饮食不当并发大出血,此时不会出现(　　)

A. 呕吐　　　　　B. 黑便　　　　　C. 晕厥　　　　　D. 休克

E. 上腹痛加重

(3) 某患者,23 岁,黑便和少量呕血近 3 个月,今日突然呕血量增加,能反映其血容量变化的观察项目是(　　)

A. 神志　　　　　B. 瞳孔　　　　　C. 呼吸　　　　　D. 面色

E. 脉搏

(4) 某患者,患十二指肠溃疡 8 年,多次住院治疗,现并发幽门梗阻,护士应了解患者不宜服用(　　)

A. 氧化镁　　　　B. 硫糖铝　　　　C. 溴丙胺太林　　D. 三硅酸镁

E. 氢氧化铝凝胶

(5) 纪先生,患胃溃疡 6 年,入院当日,因饮酒后突然出现呕血,伴神志恍惚,四肢阙冷,无尿,脉搏 126 次/min,血压 75/50 mmHg,判断其出血量为(　　)

A. 300～500 ml　　　　　　　　B. 500～800 ml

C. 800～1 000 ml　　　　　　　D. 1 000～1 500 ml

E. >1 500 ml

B 型题(以下提供若干组考题,每组考题共同使用在考题前的 A、B、C、D、E 5 个备选答案,请从中选择一个与关系密切的答案,并在答题卡将相应题号的相应字母的方框涂黑,每个备选答案可能被选择一次、多次或不选择)

(1)~(3)题共用备选答案:

A. 常表现为黑便   B. 呕血、黑便常兼有

C. 暗红色或鲜红色   D. 新鲜血附着于成形粪便表面

E. 脓血便

(1) 幽门以上出血(　　　)

(2) 幽门以下出血(　　　)

(3) 上消化道出血量大,血液在肠内推进较快,粪便呈(　　　)

(4)~(5)题共用备选答案:

A. 胃、十二指肠出血   B. 急性出血性坏死性肠炎出血

C. 食管胃底曲张静脉破裂出血   D. 肠结核出血

E. 直肠癌出血

(4) 气囊压迫止血适用于(　　　)

(5) 胃内灌注去甲肾上腺素适用于(　　　)

X 型题(以下每一道考题下面有 A、B、C、D、E 5 个答案,请从中选择正确答案)

(1) 引起上消化道大出血的病因有(　　　)

A. 食道、胃底静脉曲张破裂   B. 肠结核

C. 消化性溃疡   D. 肠套叠

E. 胃癌

(2) 下列各项中,提示上消化道出血仍在继续的是(　　　)

A. 黑便变成暗红色   B. 血红蛋白量下降

C. 血压下降   D. 大便隐血试验转阴性

E. 呕血为鲜红色

(3) 引起上消化道大出血的病因有(　　　)

A. 食管、胃底静脉曲张破裂   B. 肠结核

C. 消化性溃疡   D. 肠套叠

E. 胃癌

（4）上消化道大出血常见的护理措施诊断有（　　）

A. 体液过多　　　　　　　　　B. 组织灌注量改变

C. 活动无耐力　　　　　　　　D. 潜在并发症为休克

E. 有窒息的危险

（5）上消化道大出血常见的护理措施正确的有（　　）

A. 立即取半卧位

B. 呕血时头偏向一侧

C. 输液开始时速度宜慢

D. 大出血伴恶心呕吐者应禁食

E. 每30 min测量一次生命体征

（6）气囊压迫止血的护理错误的是（　　）

A. 留置三腔管期间，应定时测气囊内压力

B. 定时自胃管内抽吸，以观察出血是否停止

C. 三腔管放置72 h后应放气观察出血是否停止

D. 每日自鼻腔内滴液状石蜡3次

E. 气囊压迫时间以7～10天为限

简答题

（1）上消化道出血的常见病因有哪些？

（2）上消化道出血的一般临床表现有哪些？

（3）上消化道出血患者应监测哪些实验室指标，以便有助于判断出血情况。

（4）临床上观察上消化道出血患者出现哪些迹象提示活动性出血？

（5）出血是否停止的判断指标有哪些？

（6）护士应从哪些方面观察上消化道出血患者，及时判断患者出现了失血性休克？（失血性休克早期的判断指标）

（7）上消化道大出血的护理措施有哪些？

（8）对合并失血性休克的上消化道出血患者抢救成功的关键是什么？

二、病例医嘱单

1. 上消化道大出血病例临时医嘱单

表 9-35　上消化道大出血并失血性休克病例临时医嘱单

××医院医嘱单

科别：消化内科

姓名：李××　性别：男　年龄：24y　床号：5 床　住院号：××××××

开　　始				临 时 医 嘱	执行时间		执行者姓名
日期	时间	医生姓名	护士姓名		日期	时间	
				血常规＋BG，st!			
				交叉配血试验,st!			
				急诊纤维内镜检查,st!			
				内镜下止血			
				新鲜全血 400 ml, iv drip			
				心电监护,q1h			
				粪便、呕吐物隐血试验			
				动脉血气分析			
				血清电解质测定			
				肝功能十项			
				电解质、肾功能十项			
				凝血 4 项			
				乙肝两对半检测			
				尿常规			
				10%GS 100 ml $\Big/$ iv drip 奥曲肽针 100 μg			
				注射用血凝酶 1 U,iv			
				告病危			
				休克体位			
				面罩加压给氧(5～7 L/min)			
				平衡液 500 ml,iv drip, st!			

（续表）

开 始				临 时 医 嘱	执行时间		执行者姓名
日期	时间	医生姓名	护士姓名		日期	时间	
				706 代血浆,iv drip, st!			
				新鲜全血 400 ml,iv drip, st!			
				25%GS 48 ml ⎫ iv,15 min 内注完 垂体后叶素 6 U ⎭			
				NS 48 ml ⎫ 微泵泵入 5 ml/h 起,据 多巴胺 200 mg ⎭ BP 调整滴速			
				测 P、BP, q 15 min			

2. 上消化道大出血病例长期医嘱单

表9-36 上消化道大出血并失血性休克病例长期医嘱单
××医院医嘱单

科别：消化内科

姓名：李×× 性别：男 年龄：24y 床号：5床 住院号：××××××

开 始				长 期 医 嘱	停 止			
日期	时间	医生姓名	护士姓名		日期	时间	医生姓名	护士姓名
				消化内科护理常规				
				Ⅰ级护理				
				暂禁食				
				平卧位				
				吸氧 3～5 L/min，prn				
				测 P、BP，q1h				
				告病重				
				记录 24 h 液体出入量				
				留置胃管，prn				
				冰盐水洗胃 500 ml×2，prn				
				冰盐水 50 ml / 口服或胃管内 去甲肾上腺素 8 mg / 注入，q4h				
				冰盐水 50 ml / 口服或胃管内注 凝血酶 500 u / 入 q4h				
				NS 100 ml / iv drip，q12h 奥美拉唑 40 mg /				
				胶体次枸橼酸铋钾胶囊 110 mg qid,餐前服				

三、病例背景知识

输血护理技术

(1) 第一次输血患者程序：医生开输血申请单，写明病区、床号、姓名、住院号、性别、(血型)、需要血制品的种类和量等，输血知情同意书贴病例→取血标本，红色干燥试管，与输血申请单同送血库→领血和发血报告单回来→查血的有效期、质量(血袋、血液的颜色、沉淀物等)，双人查对床号、姓名、住院号、性别、血型(ABO、Rh)、血液的种类和剂量、交叉配血结果、血袋号、产品编号等→双人签名，2人核对中必须有1人系执行者(病例中个人信息、验单中的血常规的血型、血袋标签、发血报告单)。

(2) 3天内再输血患者，不用取血样；血一出血库，不能退；避免剧烈震荡；血液内不得加入其他药物。

(3) 再次核对，问患者血型，若患者说不知道，告诉患者血型→肌注异丙嗪25 mg，先滴生理盐水，倒过血袋，拧开胶塞，插输血器，有过滤网→先慢后快，20滴开始，观察15 min，改为40～60滴→前一袋血输尽后，用静脉注射生理盐水冲洗输血器，再接下一袋血继续输注。输血期间，加强巡视。

(4) 输血完毕后，盐水冲管，血袋送回输血科(血库)，至少保存1天；输血记录单(交叉配血报告单)贴在病历中。输血纪录：时间、种类、量、血型、血袋号、有无输血反应。

(5) 全血。

① 新鲜血：4℃，抗凝，1周内，用于血液患者；

② 库存血：4℃，2～3周，用于各种原因的大出血，多酸性高，大量输注容易引起高钾血症和酸中毒，WBC、PLT、凝血酶原破坏多。

(6) 成分血。

① 血浆：新鲜血浆，用于凝血因子缺乏者；保存血浆，血容量及血浆蛋白较低的患者；冰冻血浆，-30℃保存，用时37℃温水中融化。

② 红细胞：浓集红细胞，用于携氧功能缺陷和血容量正常的贫血患者；洗涤红细胞，生理盐水洗涤后，再加，免疫性溶血性贫血患者；红细胞悬液，加等量保养液，战地急救及中小手术。

③ 白细胞浓缩悬液：4℃保存，48 h有效，粒细胞缺乏伴严重感染。

④ 血小板浓缩悬液：22℃，24 h有效，血小板计数减少。

(7) 输血护理操作程序：

申请输血应由经治医师逐项填写临床输血申请单，由主治医师核准签字，连同受血者血样于预定输血日期前送交输血科(血库)备血。

决定输血治疗前,经治医师应向患者或其家属说明输同种异体血的不良反应和经血传播疾病的可能性,征得患者或家属的同意,并在输血治疗同意书上签字。输血治疗同意书入病历。无家属签字的无自主意识患者的紧急输血,应报医院职能部门或主管领导同意、备案,并记入病历。

配血合格后,由医护人员到输血科(血库)取血。

取血与发血的双方必须共同查对患者姓名、性别、病案号、门急诊/病室、床号、血型、血液有效期及配血试验结果,以及保存血的外观等,准确无误时,双方共同签字后方可发出。

凡血袋有下列情形之一的,一律不得发出:

① 标签破损、字迹不清;

② 血袋有破损、漏血;

③ 血液中有明显凝块;

④ 血浆呈乳糜状或暗灰色;

⑤ 血浆中有明显气泡、絮状物或粗大颗粒;

⑥ 未摇动时血浆层与红细胞的界面不清或交界面上出现溶血;

⑦ 红细胞层呈紫红色;

⑧ 过期或其他须查证的情况。

血液发出后,受血者和供血者的血样保存于 2～6℃ 冰箱,至少 7 天,以便对输血不良反应追查原因。

输血前由两名医护人员核对《交叉配血报告单》及血袋标签各项内容,检查血袋有无破损渗漏,血液颜色是否正常。准确无误方可输血。

输血时,由两名医护人员带病历共同到患者床旁核对患者姓名、性别、年龄、病案号、门急诊/病室、床号、血型等,确认与配血报告相符,再次核对血液后,用符合标准的输血器进行输血。

取回的血应尽快输用,不得自行储血。输用前将血袋内的成分轻轻混匀,避免剧烈震荡。血液内不得加入其他药物,如需稀释只能用静脉注射生理盐水。

输血前后用静脉注射生理盐水冲洗输血管道。连续输用不同供血者的血液时,前一袋血输尽后,用静脉注射生理盐水冲洗输血器,再接下一袋血继续输注。

输血完毕后,医护人员将输血记录单(交叉配血报告单)贴在病历中,并将血袋送回输血科(血库)至少保存 1 天。

四、项目任务教师用活页(学生用活页反馈)

项目:上消化道大出血并失血性休克患者的救护

学习领域(课程):内科护理

学习子领域:xx3 消化系统疾病患者的护理

学习情境:jq3.1 上消化道大出血并失血性休克患者的救护

(一) 资讯

1. 布置任务,让学生了解项目,并采集信息(资讯),完成背景知识问答
2. 收集信息(资讯)

答案

A1 型题

(1) E　(2) D　(3) B　(4) A　(5) B　(6) E　(7) A

A2 型题

(1) D　(2) E　(3) E　(4) C　(5) E

B 型题

(1) B　(2) A　(3) C　(4) C　(5) A

X 型题

(1) ACE　(2) ABCE　(3) BCDE　(4) BDE　(5) CE

简答题

(1) 上消化道出血的常见病因有哪些?

答:消化性溃疡、急性胃黏膜病变、肝硬化导致的食管-胃底静脉曲张破裂和(或)门脉高压性胃病、消化道肿瘤及胆道出血。

(2) 上消化道出血的一般临床表现有哪些?

答:①呕血与黑便;②失血性周围循环衰竭;③发热(24 h 内出现发热,一般<38.5℃,可持续 3~5 天);④肠源性氮质血症(BUN 升高不大,可持续 3~4 天);⑤基础病表现。

(3) 上消化道出血患者应监测哪些实验室指标,以便有助于判断出血情况?

答：①监测血象：网织红细胞(Ret)、RBC 及 Hb 的变化。②监测肾功能：UN 的变化,有无血尿素氮增高。③粪 OB 测定：定期检查大便隐血。

(4) 临床上观察上消化道出血患者出现哪些迹象提示活动性出血?

答：①呕吐物的性状与量：反复呕血,呕血量较多,甚至呕血转为鲜红色;②黑便的性状与量：大便潜血持续阳性,或黑便次数增多,粪质稀薄,黑便变成暗红色,伴有肠鸣音亢进;③周围循环不足：周围循环衰竭的表现经补液输血而血容量未见明显改善,或虽暂好转而又恶化,经快速补液输血,中心静脉压仍有波动,稍有稳定又再下降;④Ret、RBC 及 Hb 测定：出血后 3～4 h 即可出现失血性贫血(正细胞正色素性贫血),出血后 24 h 即可见 Ret 升高,如出血未止,RBC、Hb 及血细胞比容继续下降,Ret 持续升高;⑤补液与尿量足够的情况下,UN 持续或再次升高;⑥门静脉高压的患者原有脾大,在出血后常暂时缩小,如不见脾恢复肿大亦提示出血未止。

(5) 出血是否停止的判断指标有哪些?

答：①有无再呕血;②大便的色、量及次数;③血压、脉搏、肠鸣音及尿量情况;④尿素氮测定;⑤胃管监测未引流出咖啡渣样或暗红色液体。

(6) 护士应从哪些方面观察上消化道出血患者,及时判断患者出现了失血性休克(失血性休克早期的判断指标)?

答：当患者出现以下症状和体征时,要高度警惕大量出血导致失血性休克的发生：①症状：精神疲倦、烦躁不安或嗜睡、表情淡漠、头晕、心慌、出冷汗,呼吸困难、口渴、尿少;②体征：呼吸、脉率加速、脉压变小、心率变快或心律不齐、体温不升或发热、、皮肤、口唇黏膜变苍白、肢端发凉、循环不足表现时,可判断患者发生了失血性休克。

(7) 上消化道大出血的护理措施有哪些?

答：休息与体位：①大出血时患者应绝对卧床休息,取平卧位并将下肢略抬高,以保证脑部供血;②呕吐时头偏向一侧,避免误吸;③保持呼吸道通畅,给氧吸入。

治疗护理：①立即配血,建立静脉通道;②输液开始宜快;必要时测定中心静脉压(CVP)作为调整输液量和速度的依据,避免因输液、输血过多、过快而引起急性肺水肿,对老年患者尤应注意;③血管加压素可引起高血压、心律失常或心肌缺血,故滴注速度宜缓慢;对肝病患者忌用吗啡、巴比妥类药物。

密切观察生命体征、意识状态、尿量与病情变化,行心电监护:①如患者烦躁不安、面色苍白、皮肤湿冷、四肢冰凉提示微循环血液灌注不足,而皮肤逐渐转暖、出汗停止则提示血液灌注好转。②观察呕吐物和粪便的性质、颜色及量。③有休克时留置导尿管,测每小时尿量,应保持尿量>30 ml/h。

血常规、血生化监测:定期复查红细胞计数、血细胞比容、血红蛋白、网织红细胞计数,血 BUN,以判断出血是否停止;

饮食护理:①食管胃底静脉曲张破裂出血、急性大出血伴恶心、呕吐者应禁食;止血后1～2天渐进高热量、高维生素流质,限钠、限蛋白,避免粗糙、坚硬、刺激性食物,细嚼慢咽。②少量出血无呕吐者,可进温凉、清淡流质,出血停止后渐改为营养丰富、易消化、无刺激性半流质、软食,少量多餐,以后改为正常饮食。

做好安全防护与生活护理。

(8) 对合并失血性休克的上消化道出血患者抢救成功的关键是什么?

答:对合并失血性休克的上消化道出血患者抢救成功的关键有两大方面:及时抗休克、尽早静脉输注新鲜全血;同时做好止血措施,保持呼吸道的通畅。

(二) 计划(工具/用物计划)

1. 主要医疗物品、仪器与设备

病历车、治疗车、病历夹及住院病历空白资料、病历卡、输液卡、听诊器、心电监护连接装置、适合模拟人的血压袖带、SpO_2 监测皮套、氧气筒/中心给氧装置、鼻导管/氧气面罩及连接管、人工呼吸机、气管插管/气管切开设备等。吸氧用物一套、输液用物一套、心电监护(血压、SpO_2 监测皮套)、采血用物一套(手套)、输血器一套、治疗碗、尿壶/便盆、量杯、胃插管术常规用物(包括胃管、纱布、液体石蜡油、换药盘、大注射器、听诊器、生理盐水)、口服药盒、过医嘱的小纸、床头卡、饮食卡。

2. 相关治疗药品

(1) 原发病治疗药品:

制酸剂(H_2 受体阻滞剂:西咪替丁、雷尼替丁、法莫替丁;质子泵抑制剂:奥美拉唑、兰索拉唑等),胃黏膜保护剂(胶体次枸橼酸铋 CBS、硫糖铝、PGE),消灭幽门螺杆菌(*H. Pylori*)的药物(CBS＋阿莫西林＋甲硝唑),止血药(云南白药、凝血酶、酚磺乙胺、氨甲苯酸、维生素 K_1、血管加压素、如垂体后叶素、必压升

(Pitressin)、可利欣(Glypressin)。生长抑素及其类似物：思他宁(Stilamin)、善宁(Sandostatin)、血络福(Somatofalk)等。

(2) 病房备用药品：

冰盐水备用。

3. 相关护理技术操作

标本采集技术、口服给药护理、输液护理、氧疗技术(鼻导管给氧技术、面罩加压给氧技术)、心电监护技术、血氧饱和度(SpO_2)监测、胃插管技术、急诊纤维内镜检查护理、输血技术。

(三) 决策

体现在"学生用活页"的"实施"中。

(四) 实施

1. 提出该患者主要的护理问题(医护合作性问题/护理诊断)

(1) 体液不足：与上消化道大量出血有关。

(2) 有受伤的危险：窒息、误吸，与大量呕血时血液反流入气管有关。

2. 护理计划及措施

(1) 卧床休息，平卧位将下肢抬高，以保证脑部供血，呕吐时头偏向一侧防止误吸，必要时要用负压器吸引分泌物、血液，保持呼吸道通畅。

(2) 迅速建立静脉通道，立即输注晶体液和胶体液，尽快补充血容量。

(3) 交叉配血，做好输注新鲜全血准备。

(4) 镇静、心理护理。患者保暖，污染被服即时更换。

(5) 心电监护。密切观察生命体征、神志、末梢循环、尿量，记录 24 h 液体出入量。观察呕吐物和粪便的性质、颜色及量并作好记录。

(6) 病程中发现患者有头晕、心悸、出冷汗、烦躁、面色苍白、四肢冰凉表现应及时报告医师。

(7) 止血：遵医嘱使用止血药;冰盐水、凝血酶等口服或胃管灌注;患者行纤维内窥镜止血时做好纤维内窥镜止血护理，严密观察患者术中反应。

(8) 禁食。出血停止后给予温凉流质渐过渡到半流质易消化的饮食。

(9) 定期复查红细胞计数、血细胞比容、血红蛋白、网织红细胞计数，血 BUN，以判断出血是否停止。

(10) 遵医嘱使用制酸剂与胃黏膜保护剂。

（五）评估（评价）

1. 工作任务执行过程总体评价

反馈救护过程中整体护理的问题，主讲、辅助和兼职教师评价内容不一定为同一届同一班级。

1）项目任务主讲教师评价反馈

第 1 小组：

（1）小组分工要保证每一位组员的参与度，促进团队组员之间的协作。

（2）护患沟通时礼貌，语言有序，仪态好。与患者交谈能作自我介绍，能向患者介绍患者主管医生，患者入院后能及时通知医生；采集病史过程中亲切随和，体现出良好的护士人文素养。

（3）问诊有条理，能先问主症，再问既往史、个人史和家族史。患者称"排黑便并呕吐咖啡渣样胃内容物"时，能详细询问主症（呕血与黑便）的量、颜色。但对于主症的诱发原因（该患者是因进食过多引起的）、有无伴随症状、病情发展的情况及诊疗经过未作进一步询问。该患者是上消化道出血患者，呕血与黑便后有无头晕、眼花、乏力、心悸等伴随症状应详细询问，以帮助判断呕血与黑便的量及有无循环不足情况，并询问有无腹痛、腹胀、里急后重等与症状鉴别有关的重要的阴性症状，有助于和其他原因引起的消化道出血进行鉴别。而病情发展的情况及诊疗经过有助于医务人员判断患者目前的病情，选择合理的治疗方案，并对护理计划有一个整体规划。

（4）病史询问时与患者沟通要通俗易懂，少用医学术语。

（5）对患者的主诉汇报条理性差。主诉描述促使患者就诊的主要症状（或体征）及持续时间的，有时间状语的完整的句子，一般在 1～2 句，不超过 20～25 个字。医疗病历书写对主诉的要求是简明、精炼、完整。每个模拟救护项目的病历资料在"《临床情境模拟教程》第五章：情境模拟病历资料"均有规范的首次病程记录，可于课前学习、思考。

第 2 小组：

（1）护理体检前能先作自我介绍并对体检的必要性做出解释，取得患者的配合，很好。

（2）护理体检分工合作有序，充分发挥每位组员的主观能动性。小组成员体检手法基本规范。瞳孔间接对光反射检查时注意应以一手隔光遮蔽观察未接受光线照射的眼睛。

（3）体征汇报正确，汇报能使用医疗病历规范用语。但应十分熟悉一般情况包括的项目：发育、营养、神志、精神、面容、步态、体位等。患者是上消化道大量出血来诊，有"消化性溃疡"的既往病史，一般情况检查，皮肤、黏膜检查重点关注意识、生命体征和循环状况，然后对肢端末梢皮肤黏膜有无苍白、发凉、发绀等进行重点描述。

（4）护理体检时忽视了患者"头晕"的诉求。患者是上消化道活动性出血患者，应向患者解释头晕的可能原因，立刻为患者量血压并关注血压值的变化，检查循环情况。并报告医生。

（5）测量患者血压偏低应做好心理护理，安慰患者，稳定患者情绪，并报告医生。

第3小组：

（1）护理诊断及依据正确，注意重点关注患者目前存在的主要护理问题，潜在的并发症。

（2）急诊抽血的解释工作不够细致。

（3）用药护理基础较差："胶体次枸橼酸铋钾胶囊 110 mg qid，餐前服"医嘱未执行；"奥曲肽静滴、血凝酶静注"的医嘱漏执行；留置胃管后应先用冰盐水洗胃，后执行凝血酶、去甲肾上腺素胃管内灌注止血的医嘱（长期医嘱执行时间顺序），以利于药物吸收。胃管内灌注药物的解释是错误的，该患者胃管内灌注药物治疗目的是止血而不是注入营养；留置胃管目的不是胃肠营养，而是观察、治疗。

（4）医师医嘱对患者的饮食指导是禁食，应及时作饮食宣教及预防活动性出血的健康教育。

（5）能遵医嘱对患者进行药疗护理，但对静脉留置针的操作不熟悉，留置针未注明留置时间。

第4小组：

（1）第4小组的工作任务主要是输血的护理，输血前应问患者的过敏史、过往有无输过血并双人核对无误，输血前应先给输血袋稍保温（刚从血库冰箱取出的血液温度较低），以生理盐水冲管后才开始。课前要熟悉输血护理的技术，认真巩固项目背景知识。

（2）给患者使用心电监护仪时应把用物备齐，再在患者身上连接：如皮肤消毒去除油脂的医用酒精应在将治疗车推至患者床前时就应备好。

（3）应及时查看停留胃管引流物的颜色、性状和量等。

（4）执行临时医嘱时要查对清楚，对于有疑问的医嘱应询问医生，确认无误后再执行。本小组并不需要执行输注平衡液的医嘱。

（5）在处理患者的不适诉求时反应不及时：当患者表示便意时告知患者静卧

减少活动,但未及时将便盆交给患者并协助其使用。上消化道活动性出血患者便后应及时观察其颜色、量及性状,并通知医生前往查看。

第 5 小组:

(1)应加强判断病情的能力:小组接班时患者神智是清醒的,但患者家属称其因饥饿食用饼干后呕血时应立即查看呕出的胃内容物的颜色、性状和量,而不是摇动患者的头部或双肩(这是针对意识丧失的患者),同时通知医生前往。患者诉自己头晕、疲乏无力时要警惕循环不足的情况,应立刻观察血压并察看皮肤、黏膜情况,通知医生,做好记录,并作好扩容准备。

(2)对静脉留置针的操作知识不熟悉,不同药物可在紧急时或未开放其他静脉通道时经留置针的三通管注入患者静脉。

(3)执行医师口头医嘱能做到应重复一遍,确保无误。

(4)抢救时家属有干扰救护的行为,护士能及时劝解,告诫家属回避,协助医生排除干扰抢救的因素,很好。执行抢救医嘱的注意事项,应听清楚医生的口头医嘱,在患者床前观察病情,如生命体征、一般情况、症状、体征、腹部专科检查并记录,听清楚医生的抢救措施。该患者经扩容后血压仍未回升至正常,医师医嘱有血管活性药物"多巴胺"静脉泵注,但护士没有备药准备,在临床抢救时可能造成延误患者病情的严重后果,要加强急救应变的能力,对休克抢救有"争分夺秒"的意识。

2)项目任务兼职教师评价反馈

第 1 小组:

既往病史的采集不够详细。

第 2 小组:

(1)测量生命体征的用物放得太远,不利于操作,应推治疗车。

(2)病情解释不够。患者的血压属正常范围内,却告之血压偏低;患者心动过速,感到心慌,应安慰患者,适当解释病情,如:"李先生,由于您现有消化道出血,体内的总血量减少了,心脏要加快泵血的速度,才能保证其他器官的供血。请您不要紧张,我们会尽快帮您用药止血的。"

第 3 小组:

(1)患者询问吸氧的用处时,回答牵强。可以解释为:"吸氧可以提高您血液里的氧含量,有利于溃疡处的愈合。"

(2)静脉输液时,患者说不想打右手,护士立刻转到左手。该患者病情重,有活动性出血,应建立两条静脉通道。且护士在患者的右手边操作会比较便利,因此护士应在评估患者右手的情况下再做出决定。另外,消毒的手法不对。至对侧时要遵循无菌技术操作原则,保护用物不受污染;插好输液器后再挂到输液架上可减少不必要的污染。

(3) 执行长嘱时,没有先用冰盐水洗胃,再停留止血药。

(4) 根据病情,执行停留胃管操作时,可以如此像患者解释:"李先生,由于您消化道里有出血,现在我会从您的鼻子插一条管子到胃里,这样可以把里面的液体引流出来,同时利于我们观察病情。过程会有点不舒服,请您按照我的指示去做好吗?"

第4小组:

(1)"禁食"的解释应口语化,以免产生误会。

(2) 洗胃时操作要戴口罩。

第5小组:

(1) 输血前没有用盐水充管。

(2) 留置针的软套管可更好地保留静脉通道,且补液迅速,适合快速大量补液。因此,输血时可使用留置针,关键在于独占一个通道,不能与其他药物共用。

(3) 组员的配合相对薄弱,执行医嘱速度较慢,多巴胺静脉输液的执行太慢,以至于错过了最佳的救护时机。同学反映没有准备这样的药物,其实临床工作会有很多突发事件,需要快速的反应力。这门课程旨在让大家在模拟情境中训练临床意识和综合运用所学知识和技能,希望大家在日后的学习和工作中不断积累,争取更大的进步。

(六) 考核

参照"第八章:项目考核→第二节:考核指标与评分细则"给学生组评分。

附表：上消化道大出血并失血性休克病例护理记录单

表 9 - 37　上消化道大出血并失血性休克病例护理记录单

姓名：李×× 性别：男 年龄：24 岁 病区：消化内科 床号：5 床 住院号：×××××× 入院时间：2018 - 04 - 09 10:00 am

日期时间	入量		出量		血氧饱和度/%	神志	体温/℃	脉搏/(次/min)	呼吸/(次/min)	血压/mmHg	病情记录 护理措施、效果及签名
	种类	量/ml	种类	量/ml							
2018 - 4 - 9											2018 - 4 - 9 12:00
10:00	输液	200	尿	0		清楚	37.3	110	20	113/53	患者于2018年4月9日10:00急诊平车送入院。主诉：排黑便3天，伴呕吐咖啡色胃容物2次。入院体检：T 37.3℃，体检：T 37.3℃，P 110 次/min，R 16 次/min，BP 113/53 mmHg。上腹部偏右有局限性轻压痛，肠鸣音活跃。医疗诊断为：①上消化道出血；②十二指肠溃疡活动期。入院遵医嘱告病重，暂禁食、安抚情绪。予吸氧，留置胃管，经胃冰盐水洗胃，去甲肾上腺素、凝血酶注止血，制酸剂治疗，急查血常规+BG、交叉配血准备。按消化内科护理常规，实施 I 级护理，指导患者卧床休息，协助床上大小便。按住院须知内容宣教，患者及其家属均表示理解并配合。交叉配血试验回示阴性，患者为"O"型血，遵医嘱准备输注新鲜"O"型全血 400 ml。10:55 分时患者排黑色稀油大便一次，粪质稀薄，量约200 ml，已报告医生。11:15 患者因肛饿自行进食饼干数块后突诉恶心、腹胀眼花、无力，胃管内引流出暗红色液体，量约400 ml，当时测血压为 85/62 mmHg，立即报告医生，开放静脉双通道，改面罩大流量加压给氧，平衡液＋706代血浆快速扩容。25%GS 48 ml 加 6U 垂体后叶素静脉推注，速度 4 ml/h 起，输注新鲜 O 型全血 200 ml，观察患者未出现输血反应。上述处理过程中患者血压回升不明显，遵医嘱加多巴胺 200 mg 微泵采入，速度 5 ml/h 起。11:45 复查血压回升至 106/71 mmHg，患者神志清楚，一般情况好转。持续心电监护。本班液体人量 1 600 ml，出量 800 ml。交代下班观察患者生命体征，一般状况及症状，体征的变化
10:55	输液	1 400	大便	200		清楚	37.0	70	25	85/62	
11:15			胃内容物	200		模糊	37.1	90	20	106/71	
11:45				400							

附录一

本书附表

一、一般护理记录单（书写范式）

××医院一般护理记录单
急性广泛前壁心肌梗死病例一般护理记录单

姓名：赵×× 性别：男 年龄：45y 病区：心内科1区 床号：3床 住院号：×××××××

日期	时间	记录内容	签名
2018-3-19	8:20	患者于2018年3月19日8:00急诊平车送入院。主诉：反复胸闷，心前区疼痛5年，再发加重2小时。入院时，测T 36.4℃，P 88次/min，R 16次/min，BP 90 mmHg/65 mmHg，入院后按遵医嘱双管处理。于持续双腔鼻导管吸氧3~4 L/min，5%GS 48 ml加单硝酸异山梨酯补 40 mg，微泵静脉推注5 ml/h，5%GS 100 ml加FDP 10 g iv drip。速效救心丸两粒舌下含服。口服美托洛尔片50 mg，曲美他嗪10 mg。按心内科护理常规，实施特级护理，持续心电监护，告病重。指导患者绝对卧床休息，协助床上大小便，保持情绪稳定，低盐低脂饮食，按住院责任制则及住院须知内容宣教，患者及其家属均表示理解并配合。急查凝血四项，血常规，血型及交叉配血试验，遵医嘱及下班观察患者生命征，一般状况及症状，体征的变化。做好静脉溶栓准备。	×××

××医院一般护理记录单
上消化道大出血并失血性休克病例一般护理记录单

姓名：李×× 性别：男 年龄：24y 病区：消化内科 床号：5床 住院号：×××××××

日期	时间	记录内容	签名
2018-4-9	10:55	患者于2018年4月9日10:00急诊平车送入院。主诉：排黑便3天，伴呕吐咖啡色胃容物2次。入院体检：T 37.3℃，P 110次/min，R 13次/min，BP 113 mmHg/53 mmHg。上腹部偏右局限性轻压痛，肠鸣音活跃。医疗诊断为：①上消化道出血；②十二指肠溃疡活动期。入院遵医嘱行胃内灌注止血，制酸剂治疗，急查血常规+BG，凝血四项及交叉配血准备。按消化内科护理常规，实施I级护理，指导患者卧床休息，协助床上大小便。暂禁食，告病重。经胃管冰盐水洗胃，去甲肾上腺素，凝血酶上腺素。安抚情绪。于吸氧，留置胃管。院须知内容宣教，患者及其家属均表示理解并配合。交下班观察患者生命征，体征，一般状况及症状的变化。	×××

二、危重患者特级护理记录单（空白单样式）

××医院危重患者特级护理记录单

姓名　　　　性别　　　　年龄　　　　病区　　　　床号　　　　住院号

日期／时间	生命体征					呼吸系统／呼吸支持						循环系统		神志			瞳孔			
																	对光反射		大小	
	T	P	R	BP	SpO₂/%	模式	频率	潮气量 VT	FiO₂/%	PEEP/cmH₂O	吸氧方式	心律	CVP	清楚	嗜睡	昏迷	存在	消失	左	右
										管饲										
体液平衡	总入量			补液/ml	口服/ml	血/ml														
	总出量			大便	尿量/ml	胃管/ml	T管/ml	胸管/ml	双套管/ml	伤口引流/ml										

附录二

内科护理行业规范

一、岗位职责

1. 护士岗位职责

（1）在主管护师和护师的指导下进行工作。

（2）严格执行各项护理制度和技术操作规程，正确执行医嘱，准确及时完成各项护理工作，做好查对及交接班工作，防止差错事故的发生。

（3）做好患者的基础护理和心理护理，经常巡视留观患者，密切观察、记录急危重患者的病情变化，如有异常及时向医生报告。

（4）认真做好急危重患者的抢救工作及各种抢救物品、药品的准备工作。

（5）配合医师进行病情记录，正确采集患者的各种检查标本。

（6）参加本部门的护理查房、会诊和病例讨论，努力提高专业水平。

（7）自觉提高护理技术操作水平，做到准确、熟练。

（8）指导护理员、卫生员的工作。

（9）维护部门内秩序，做好消毒隔离工作。

2. 护师岗位职责

（1）在护理组长和主管护师的指导下工作。

（2）严格执行各项规章制度，正确执行医嘱及各项护理技术操作规程，独立完成各项护理工作且达到质量标准要求。

（3）担负护理工作，对患者实施健康教育程序，树立良好的心理情绪，以促早日康复。

（4）协助主管护师（或护理组长）拟订护理工作计划，参与管理工作。

（5）参加并协助主管护师组织护理查房，会诊和病例讨论。

（6）参加本部门的护理差错、事故分析，提出防范措施。

3. 主管护师岗位职责

（1）在护理组长的指导下工作。

（2）严格执行各项规章制度，独立完成各项护理工作，并且达到质量标准。

（3）负责督促检查本部门护理工作质量，发现问题及时解决，把好护理质量关。

（4）组织和指导本部门的护理查房和护理会诊，对护理业务给予具体指导。

（5）对本部门发生的护理差错、事故进行分析、鉴定，并提出防范措施。

（6）组织本部门护师（士）进行业务培训，拟定培训计划，承担授课。

（7）协助护理组长搞好部门内护理管理工作。

4. 护理组长岗位职责

（1）在主任的领导下，负责本部门的护理工作。

（2）拟定本部门护理工作计划，经主任审批后实施并检查护理工作质量，及时总结汇报。

（3）掌握部门内护理人员的学习、工作、思想、科研等基本情况，组织护士技术创新及业务学习。

（4）经常检查病房管理及临床护理质量，了解工作中存在的问题。

（5）负责落实各项规章制度，安排护理人员的工作任务。

（6）掌握部门护士的技术水平、业务能力，定期检查及考核。

（7）负责各项物品的清查、领取和保管工作。

二、执行医嘱规范

以下是对医务人员医嘱生效的要求。执行医嘱不符合规范要求时应进行医护沟通，遵照执行医嘱规范，医嘱方可生效执行。

1. 医嘱书写记录要求

（1）必须写明下达医嘱的时间、患者姓名和床号。

（2）顺序：

① 专科护理常规及分级护理；

② 重点护理（如病危、病重、绝对卧床、特殊体位等）；

③ 特别记录（如记出入量、定时测血压等）；

④ 饮食；

⑤ 治疗医嘱（根据用药种类、时间长短、用药方法等略加归纳，先后排列，以便于执行和打印）；

⑥ 检查、化验等。

（3）停止医嘱应先写"停"，其后写明所停医嘱的内容。

2. 整理医嘱

长期医嘱应及时由医师下达"重整"医嘱，主班护师负责核对，在长期医嘱单的最后一条长期医嘱下用红铅笔画一横线，然后将未停的医嘱按时间顺序依次排列。

3. 执行医嘱

（1）值班护士必须认真阅读医嘱内容，并确认患者姓名、床号、药名、剂量、次数、用法和时间再执行。

（2）执行医嘱时必须按查对要求认真核对，长期医嘱执行后在医嘱执行单上立即打蓝"√"并签字，临时医嘱执行后在医嘱单上立即签全名并注明实际执行时间。

（3）处理后的医嘱由护士确认，打印于医嘱单、医嘱执行单上，然后在医嘱本上打蓝"√"。

（4）"需要时（prn）"医嘱按长期医嘱处理，每执行一次在医嘱单上按临时医嘱记录一次。

4. 医嘱要求：

（1）常规医嘱一般在上午 10:00 前开出，要求层次分明，内容清楚。

（2）医护人员对患者的一切处置必须开写医嘱，不得口头吩咐（对患者紧急抢救时可先处理，后补开医嘱）。

（3）开写医嘱应字迹清楚、整洁，意义明确、完整，不得随意涂改，不用的医嘱用红笔写明"取消（DC）"字样以示停用，开写、执行和取消医嘱一律注明时间和签全名。

（4）书写检查、治疗、饮食、护理常规等医嘱一律用中文；通用药名、用法用中文，也可以用外文缩写。

（5）患者进行手术或转科时，术前医嘱或原科医嘱一律停止，在医嘱单上以红铅笔画一横线，以示截止，重新开写术后医嘱和转科后医嘱。

（6）医生开写特殊医嘱后，应向值班护士口头交代清楚。

（7）护士执行医嘱时须经第二人认真核对。每班核对医嘱，并签名。每周全面核对医嘱一次。

三、分级护理依据

1. 特级护理

（1）病情依据：

① 病情危重，随时需要进行抢救的患者；

② 各种复杂或新开展的大手术后的患者;

③ 严重外伤和大面积烧伤的患者;

④ 某些严重的内科疾患及精神障碍者;

⑤ 入住各类 ICU 的患者。

(2)护理要求:

① 除患者突然发生病情变化外,必须进入抢救室或监护室,根据医嘱由监护护士或特护人员专人护理;

② 严密观察病情变化,随时测量体温、脉搏、呼吸、血压,保持呼吸道及各种管道的通畅,准确记录 24 小时出入量;

③ 制定护理计划或护理重点,有完整的特护记录,详细记录患者的病情变化;

④ 重症患者的生活护理均由护理人员完成;

⑤ 备齐急救药品和器材,用物定期更换和消毒,严格执行无菌操作规程;

⑥ 观察患者情绪上的变化,做好心理护理。

2. Ⅰ级护理

(1)病情依据:

① 重症患者、各种大手术后尚需严格卧床休息以及生活不能自理患者;

② 生活一部分可以自理,但病情随时可能发生变化的患者。

(2)护理要求:

① 随时观察病情变化,根据病情,定期测量体温、脉搏、呼吸、血压;

② 加强基础护理,专科护理,防止发生并发症;

③ 定时巡视病房,随时做好各种应急准备;

④ 观察用药后反应及效果,做好各项护理记录;

⑤ 观察患者情绪上的变化,做好心理护理。

3. Ⅱ级护理

(1)病情依据:

① 急性症状消失,病情趋于稳定,仍需卧床休息的患者;

② 慢性病限制活动或生活大部分可以自理的患者。

(2)护理要求:

① 定时巡视患者,掌握患者的病情变化,按常规给患者测量体温、脉搏、呼吸、血压;

② 协助、督促、指导患者进行生活护理;

③ 按要求做好一般护理记录单的书写。

4. Ⅲ级护理

(1)病情依据:生活完全可以自理的、病情较轻或恢复期的患者。

（2）护理要求：

① 按常规为患者测体温、脉搏、呼吸、血压；

② 定期巡视患者，掌握患者的治疗效果及精神状态；

③ 进行健康教育及康复指导。

四、护理岗位工作任务执行查对规范

1. 医嘱查对规范

（1）处理长期医嘱或临时医嘱时要记录处理时间，执行者签全名，若有疑问必须问清后方可执行。各班医嘱均由当班护士两名进行查对。

（2）主管护士和夜班护士对当日医嘱要进行查对，每周定期大核对一次，并根据需要进行重整。整理医嘱后需经另一人查对，方可执行。

（3）抢救患者时，下达口头医嘱后执行者须复诵一遍，由两人核对后方可执行，并暂保留用过的空安瓿。抢救结束后及时补全医嘱，执行者签全名，执行时间为抢救当时时间。

（4）护士长每周总查对医嘱一次。

2. 服药、注射、输液查对规范

（1）服药、注射、输液前必须严格进行"三查七对"。

①三查：操作前查，操作中查，操作后查；

②七对：对床号、姓名、药名、剂量、浓度、时间用法和有效期。

（2）清点药品时和使用药品前要检查药品外观、标签、失效期和批号，如不符合要求不得使用。

（3）静脉给药要注意有无变质、瓶口松动、裂缝。同时使用多种药物时，要注意配伍禁忌。

（4）摆药后必须经第2人核对方可执行。

（5）对易致过敏的药，给药前需询问患者有无过敏史；使用毒、麻、限制药时，要经过反复核对，用后保留安瓿。

（6）发药或注射时，如患者提出疑问，应及时查清，无误并向患者解释后方可执行，必要时与医生联系。

（7）观察用药后反应，对因各种原因患者未能及时用药者应及时报告医生，根据医嘱做好处理，并在护理记录中有记载。

3. 输血查对制度

（1）根据医嘱，输血及血液制品的申请单，需经两人核对患者姓名、病案号、血型(含 Rh 因子)、肝功能,并与患者核实后方可抽血配型。

(2) 查采血日期、血液有无血凝块或溶血,并检查血袋有无破裂。

(3) 查输血单与血袋标签上供血者的姓名、血型(含 Rh 因子)及血量是否相符,交叉配血报告有无凝集。

(4) 输血前需两人核对患者床号、姓名、住院号及血型(含 Rh 因子),无误后方可输入。

(5) 输血完毕应保留血袋 24 小时,以备必要时送检。

(6) 输血单应该保留在病历中。

五、病房护士岗位职责

(1) 在护士长领导和护师指导下进行工作。

(2) 认真执行各项护理制度和技术操作规程,正确执行医嘱,准确及时地完成各项护理工作,严格执行查对及交接班制度,防止差错、事故的发生。

(3) 做好基础护理和精神护理工作。经常巡视病房,密切观察病情变化,发现异常及时报告。

(4) 认真做好危重患者的抢救工作。

(5) 协助医师进行各种诊疗工作,负责采集各种检验标本。

(6) 参加护理教学和科研,指导护生和护理员、卫生员的工作。

(7) 定期组织患者学习,宣传卫生知识和住院规则。经常征求患者意见,改进护理工作。在出院前做好卫生保健宣传工作。

(8) 办理出入院、转科、转院手续及有关登记工作。

(9) 在护士长领导下,作好病房管理、消毒隔离、物资药品材料保管等工作。

(10) 及时做好病房和病员的饮用水供应,协助配餐员做好配膳工作。

(11) 根据需要协助护送患者,领送物品,送病理、检验标本及其他外勤工作。

参考文献

［1］中华人民共和国卫生部.病历书写基本规范.卫医政发〔2010〕11 号,2010.

［2］中华人民共和国卫生部.卫生部办公厅关于在医疗机构推行表格式护理文书的通知.卫办医政发［2010］125 号),2010.

［3］中华人民共和国卫生部.中国护理事业发展规划纲要(2011—2015 年).卫医政发〔2011〕96 号,2012.

［4］广东省卫生厅.临床护理技术规范[M].广州:广东科技出版社,2007.

［5］广东省卫生厅.病历书写基本规范(2011 版),2011.

［6］石姝梅.内科护理课程网络教学平台教学资源.广东省精品课程(2009 年).

［7］上海市卫生局,中华医学会上海分会.护理常规[M].上海:上海科学技术出版社,2002.

［8］石姝梅,王政.临床情境模拟教程[M].广州:广东科技出版社,2008.

［9］李俊.临床药理学[M].北京:人民卫生出版社,2015.

［10］陈灏珠.实用内科学[M].11 版.北京:人民卫生出版社,2004.

［11］林曙光.2008 当代心脏病学最新进展[M].吉林出版集团有限责任公司,2008.

［12］邱兰萍,陈若冰.内科护理学[M].北京:中国协和医科大学出版社,2011.

［13］李丹.内科护理[M].北京:高等教育出版社,2005.

［14］成翼娟.整体护理实践[M].北京:人民卫生出版社,2002.

［15］方秀新,郝玉玲.护理临床教学[M].北京:军事医学科学出版社,2004.

［16］戴宝珍,余剑珍.临床护理教程[M].上海:复旦大学出版社,2004.

［17］詹汉英,王小东,周秋凤,等.专科护理操作技术[M].武汉:武汉大学出版社,2006.

［18］张伟英.实用重症监护护理[M].上海:上海科技出版社,2005.